Funktionelle
Anatomie

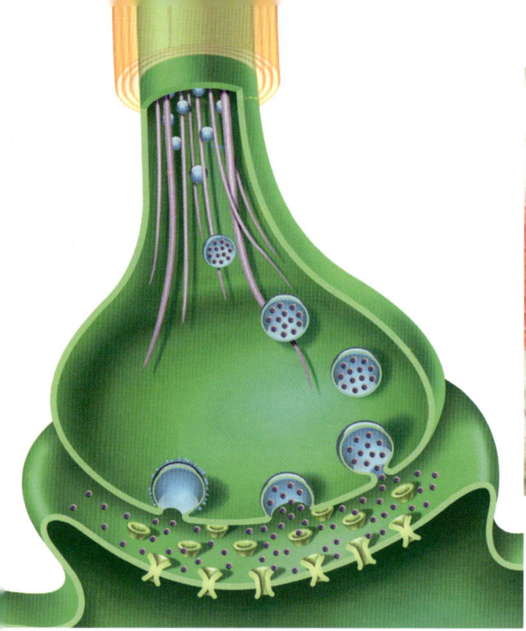

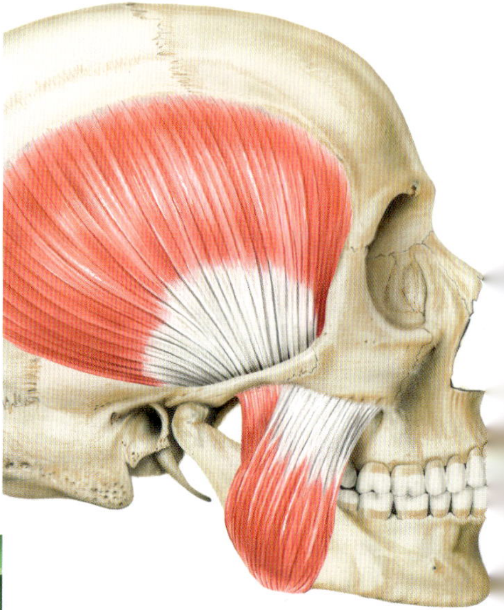

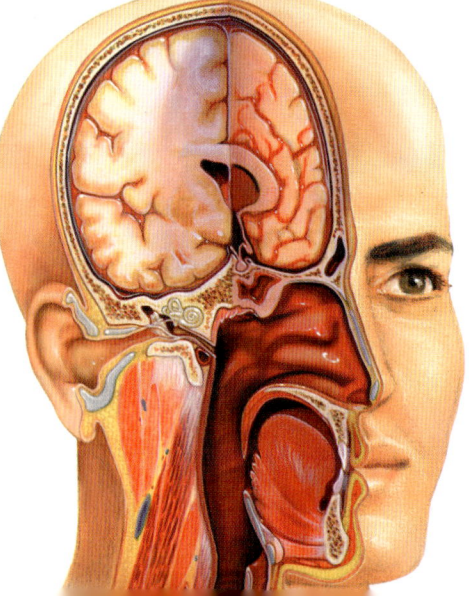
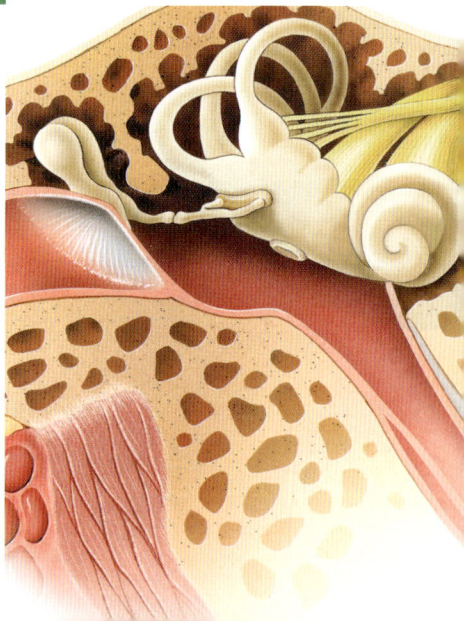

Funktionelle Anatomie

Aufbau und Arbeitsweise unseres Bewegungsapparats

Wissenschaftliche Beratung: **John Brewer**

Librero

Titel der englischen Originalausgabe:
Pocket Anatomy of the Moving Body

Copyright © 2017 Librero IBP
(für die deutschsprachige Ausgabe)
Postbus 72, 5330 AB Kerkdriel, Niederlande

© 2016 Global Book Publishing Pty Ltd

Aus dem Englischen von Markus Roduner

Lektorat & Satz: G&R Vilnius, Litauen

Gedruckt und hergestellt in China

ISBN: 978-90-8998-864-5

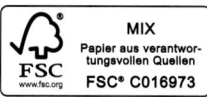

Alle Rechte vorbehalten. Nichts aus dieser Ausgabe darf ohne vorherige schriftliche Zustimmung des Verlags elektronisch oder mechanisch vervielfältigt, gespeichert, veröffentlicht, fotokopiert oder aufgenommen werden

Der Richtigkeit und Vollständigkeit der Informationen in diesem Buch wurde größte Sorgfalt gewidmet. Sollte versehentlich dennoch ein Urheber nicht angegeben sein, werden wir dies nach Kenntnisnahme in der nächsten Ausgabe berichtigen.

Auch wenn bei der Präsentation dieses Materials sehr sorgfältig vorgegangen wurde, sind die darin enthaltenen medizinischen Informationen nicht als Ersatz für professionelle ärztliche Beratung gedacht; dieses Buch sollte nicht als Leitfaden zur Selbstbehandlung oder Selbstdiagnose verwendet werden. Weder die Autoren noch der Verlag können für Schäden, die durch unsachgemäße Nutzung oder Missbrauch der Informationen aus diesem Buch entstehen, zur Verantwortung gezogen werden.

Illustrationen (Anatomie): Joanna Culley BA (Hons) RMIP, MMAA, IMI
(Medical-Artist.com)

Illustrationen (Grafiken): Robert Brand
Zusätzliche Abbildungen: David Carroll, Peter Child, Deborah Clarke, Geoff Cook, Marcus Cremonese, Beth Croce, Hans De Haas, Wendy de Paauw, Levant Efe, Mike Golding, Mike Gorman, Jeff Lang, Alex Lavroff, Ulrich Lehmann, Ruth Lindsay, Richard McKenna, Annabel Milne, Tony Pyrzakowski, Oliver Rennert, Caroline Rodrigues, Otto Schmidinger, Bob Seal, Vicky Short, Graeme Tavendale, Jonathan Tidball, Paul Tresnan, Valentin Varetsa, Glen Vause, Spike Wademan, Trevor Weekes, Paul Williams und David Wood

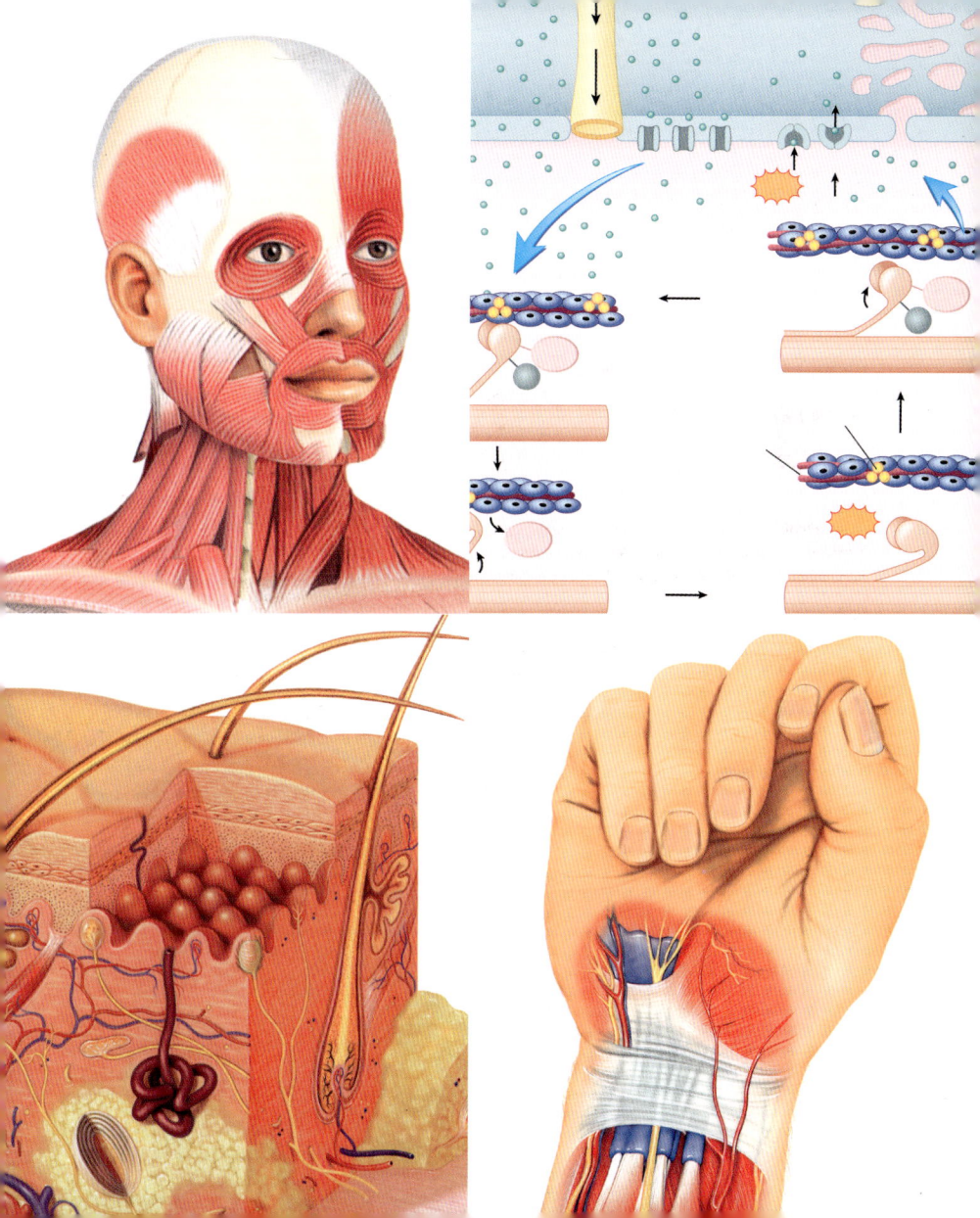

Inhalt

Einführung — 8

ERSTER TEIL:
DER STÜTZ- UND BEWEGUNGSAPPARAT DES MENSCHEN — 10

Kapitel 1: Der menschliche Bewegungsapparat — 12

Kapitel 2: Gewebetypen — 36

Kapitel 3: Gelenke — 52

Kapitel 4: Skelettmuskeln — 76

ZWEITER TEIL:
DIE NEUROLOGISCHEN GRUNDLAGEN DER BEWEGUNG — 106

Kapitel 5: Das Nervensystem — 108

Kapitel 6: Sinneswahrnehmung — 138

Kapitel 7: Supraspinale Bewegungssteuerung — 156

DRITTER TEIL:
BIOMECHANIK — 172

Kapitel 8: Prinzipien der Bewegung — 174

VIERTER TEIL:
ANATOMIE DER BEWEGUNG — 204

Kapitel 9: Schultergürtel und obere Gliedmaßen — 206

Kapitel 10: Beckengürtel und untere Gliedmaßen — 254

Kapitel 11: Die Wirbelsäule — 298

Kapitel 12: Kopf und Halswirbelsäule — 314

Kapitel 13: Brustwirbelsäule und Rippen — 342

Kapitel 14: Lendenwirbelsäule und Becken — 366

Kapitel 15: Unser Gang — 388

Normbereiche und Normwerte — 414
Index — 422
Danksagung — 432

Einführung

DER MENSCHLICHE KÖRPER IST DAZU da sich zu bewegen. Ohne Bewegung ist unser Alltag nicht zu bewältigen. Und ohne die Fähigkeit sich zu bewegen hätte unsere Spezies nicht überlebt, da die Jagd nach Essbarem ein Ding der Unmöglichkeit gewesen und der Mensch als leichte Beute anderer Arten bald ausgestorben wäre. Mit unserem modernen Lebensstil und dank all der technischen Errungenschaften führen viele von uns heute ein deutlich weniger aktives Leben als unsere Vorfahren. Dennoch ist und bleibt die Bewegung ein zentraler Bestandteil unseres Daseins.

Zu den besonderen Merkmalen von uns Menschen gehört der aufrechte Gang. Natürlich ist dies nicht die einzige Art, in der wir vorwärtskommen, und nur ein Bruchteil all jener Bewegungen, die unser Körper uns auszuführen ermöglicht. Eine Vielzahl von Bewegungen wie die beim Atmen, Blinzeln, bei der Aufrechterhaltung der Körperhaltung oder auch beim Schlagen des Herzens finden nicht oder kaum bewusst statt. Zudem haben die Erfahrung des Menschen im Laufe der Evolution sowie technischer Fortschritt dazu geführt, dass wir uns heute auf vielerlei Art bewusst fortbewegen können. Und nicht nur dies: Wir messen dabei die Zeit, zeigen unser Können und benutzen und trainieren eine Vielzahl von Gelenken und Muskeln. Radfahren und Rudern sind Musterbeispiele für menschliche Fortbewegung mithilfe von Technologie, wie sie vor der Erfindung der entsprechenden Geräte unmöglich gewesen wäre. Auch das Golfspiel, der Aufschlag beim Tennis oder das Treten eines Balls sind mit spezifischen Bewegungen verbunden, die sich im Laufe der Geschichte dieser Sportarten zu Standards entwickelt haben und für viele zu einem Teil unseres Lebens geworden sind.

Der menschliche Körper ist hochkomplex. Jede Bewegung ist das Ergebnis eines Zusammenspiels von Nervensystem, Knochen, Muskeln, Sehnen, Bändern und erfordert zudem die Energiezufuhr aus dem Atmungsprozess und aus Kraftreservoirs. Während die grundlegenden Bewegungen angeboren sind oder sich schon in frühester Kindheit entwickeln, können andere durch Training oder bewusste Ernährung verbessert werden oder durch Vernachlässigung verloren gehen. Während wir aufwachsen, entwickeln sich viele Bewegungen weiter und verfeinern sich. Dagegen erschwert der mit dem Altern verbundene unvermeidliche Verfall der Körperfunktionen viele Bewegungen, einige können auch gar nicht mehr ausgeführt werden.

Wie empfindlich und komplex Bewegung ist, können wir anhand des Nervensystems sehen, das elektrische Impulse transportiert, die ihrerseits Muskelkontraktionen auslösen. Die Schädigung auch nur eines einzigen Nervs behindert die Signalübertragung. Dies kann verheerende Auswirkungen auf die Beweglichkeit haben und das Leben des Betroffenen von Grund auf verändern.

Das vorliegende Buch ist nicht nur eine umfassende und gut verständliche Einführung in die Prinzipien menschlicher Bewegung, sondern zugleich in die damit beschäftigte wissenschaftliche Forschung. Detaillierte Beschreibungen der wichtigsten anatomischen Strukturen unseres Körpers und ihrer Funktion sowie praktische Beispiele menschlicher Bewegung – stets begleitet von anschaulichen Illustrationen – erleichtern den Zugang.

TEIL EINS:
DER STÜTZ- UND BEWEGUNGSAPPARAT DES MENSCHEN

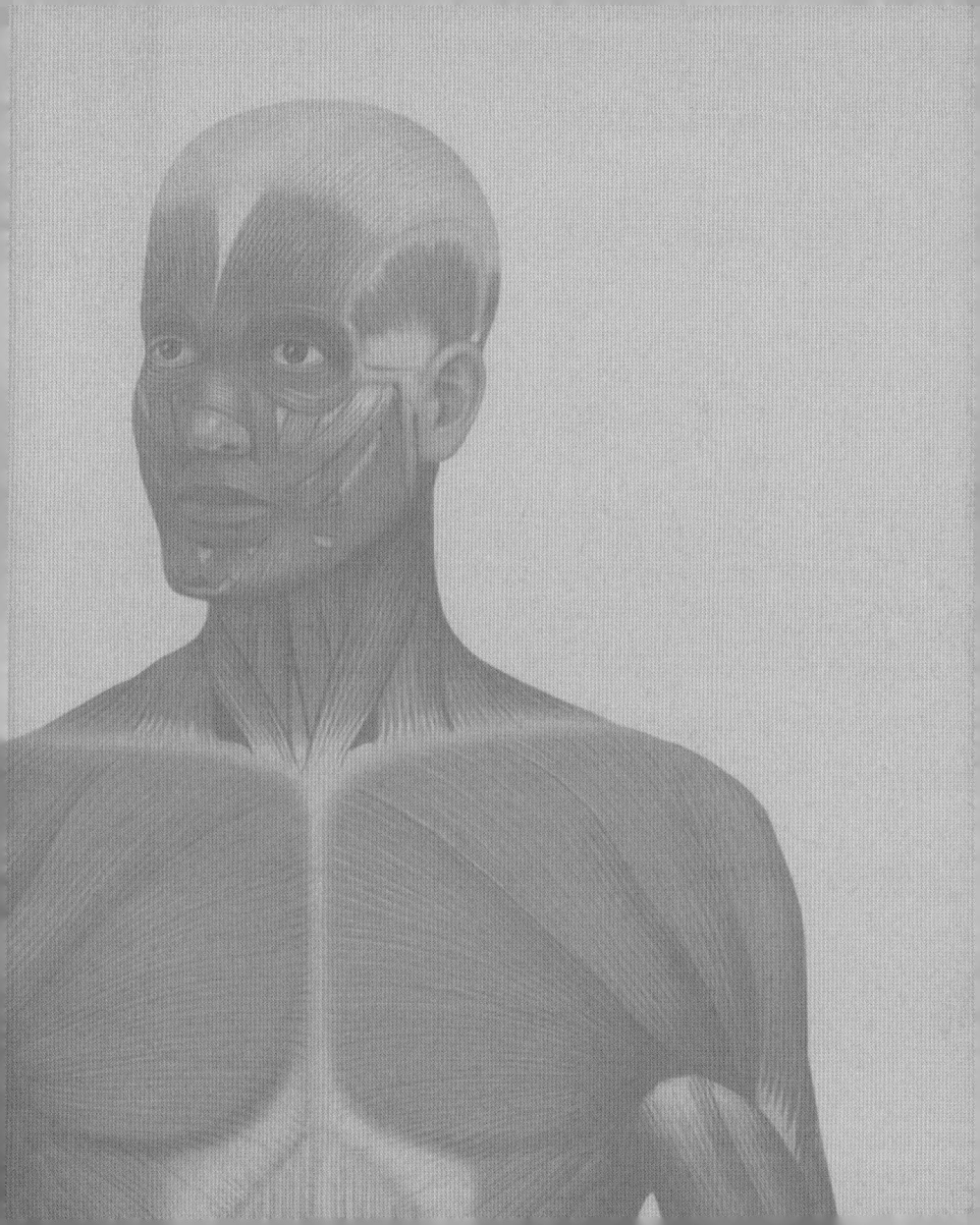

Kapitel 1:
Der menschliche Bewegungsapparat

Der menschliche Bewegungsapparat ist so aufgebaut, dass er zahlreiche Funktionen gleichzeitig ausführen kann. Dieses Kapitel beschäftigt sich mit dem Skelett, das den Körper stützt und empfindliche Gewebe und Organe schützt. Darüber hinaus wird gezeigt, dass es Ansatzpunkte für die Muskulatur bietet und im Zusammenspiel mit ihr Bewegung und Körperhaltung ermöglicht.

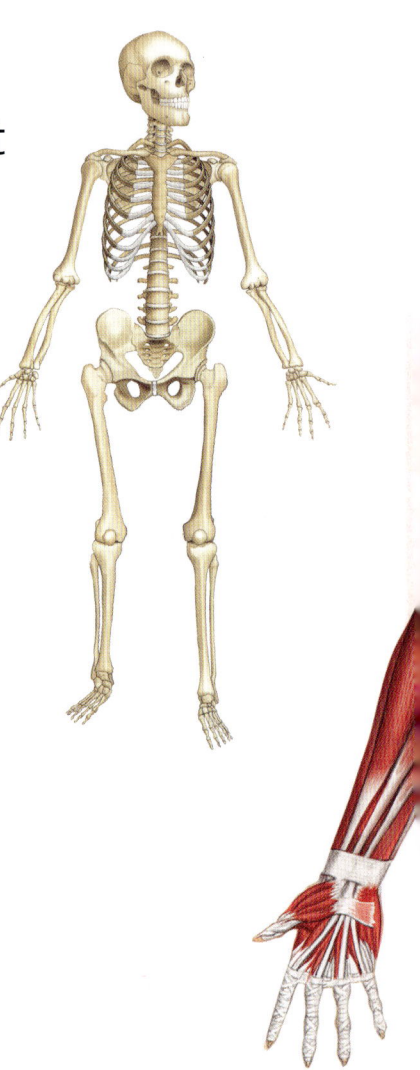

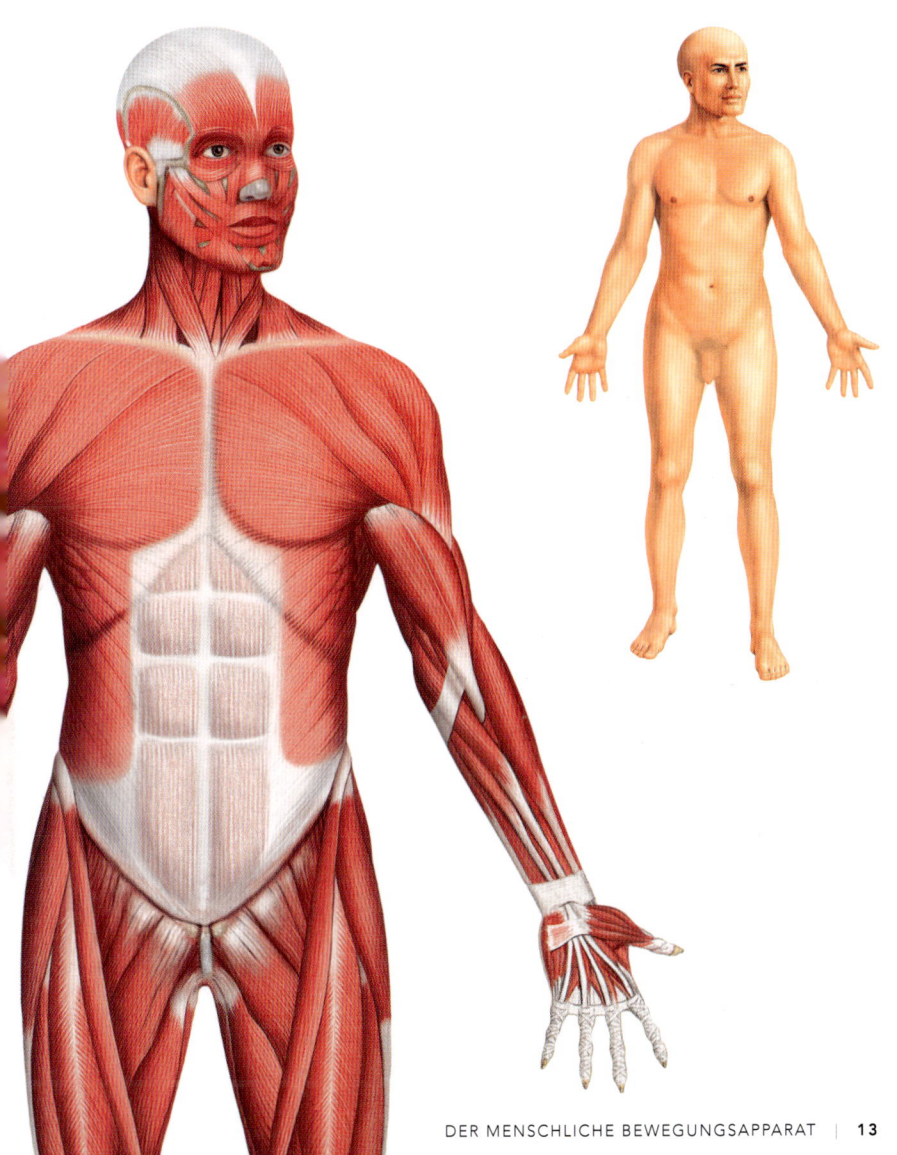

DER MENSCHLICHE BEWEGUNGSAPPARAT

Das Skelett
Die Knochen des Oberkörpers: Vorderansicht

DAS MENSCHLICHE SKELETT BESTEHT bei der Geburt aus 270 Knochen, von denen etliche später zu einem einzigen verschmelzen. Erwachsene haben noch 206 Knochen. Das menschliche Skelett wird meist in zwei Bereiche unterteilt: das axiale Skelett (Schädel, Brustkorb und Brustbein sowie Wirbelsäule) und das appendikuläre Skelett (der Rest). Das axiale Skelett verläuft entlang der Mittellinie des Körpers und bildet seine senkrechte Achse. Es schützt Gehirn, Rückenmark und die Organe in der Brusthöhle.

Der Schädel besteht aus 21 Schädel- und Gesichtsknochen, die in der Kindheit noch nicht zusammengewachsen sind, damit Schädel und Gehirn wachsen können. Im Laufe der körperlichen Entwicklung wachsen diese Knochen zusammen, sodass der Schädel im Erwachsenenalter seine Schutzfunktion besser wahrnehmen kann. Der Unterkieferknochen ist durch das einzige bewegliche Gelenk des Schädels mit dem Schläfenbein verbunden.

Der aus den Knochen des Brustkorbs, Muskeln, Bändern und Gelenken bestehende Thorax umschließt und schützt Herz, Lunge und andere Strukturen. Das Brustbein (Sternum) ist ein flacher Knochen, der in der vorderen Mitte des Brustkorbs verläuft. Daran ansetzende knorpelige Verlängerungen verbinden es mit den Rippen.

Die Rippen sind lange, flache Knochen und bilden zusammen mit dem Brustbein den Brustkorb. Am oberen Ende des Brustbeins besteht über das Schlüsselbein die einzige Verbindung des Thorax zu Schultergürtel und oberen Gliedmaßen.

▶ **RIPPEN**

Wir haben zwölf Paar Rippen. Die ersten sieben, echten Rippen setzen über Knorpelfortsätze am Brustbein an. Von den unteren fünf, den falschen Rippen sind drei über einen Knorpelfortsatz mit dem Brustbein verbunden, während die untersten zwei, freien Rippen nicht mit ihm verbunden sind.

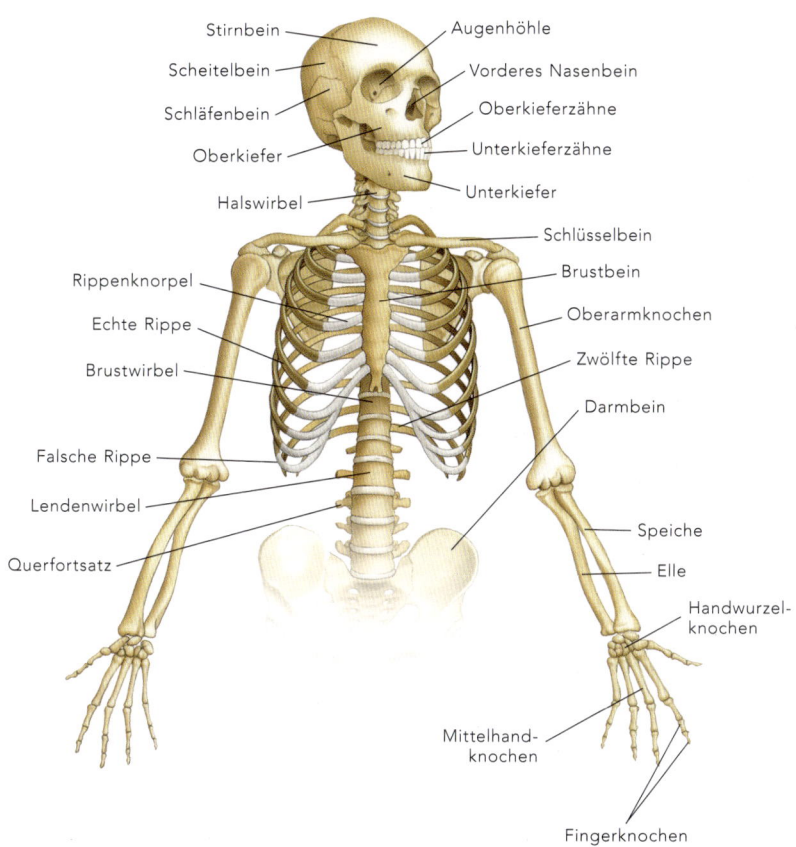

Die Knochen des Unterkörpers: Vorderansicht

DIE UNTEREN GLIEDMASSEN DES MENschen sind wie dazu geschaffen, sein Gewicht im Stehen zu tragen, den Körper in aufrechter Position zu halten und ihn zu bewegen.

Das linke und das rechte Hüftbein gehören zum Beckengürtel. Sie entstehen durch Verschmelzung von Darmbein, Sitzbein und Schambein im Bereich der Hüftgelenkpfanne, die mit dem Kopf des Oberschenkelknochens das Hüftgelenk bildet. Das Becken ermöglicht unterschiedliche Bewegungen, indem es sich drehen lässt und das Schwingen der Beine nach vorne erlaubt. Zudem schützt es die Organe im Beckengürtel.

Der Oberschenkelknochen *femur* ist der längste und stärkste des menschlichen Körpers. Sein markanter Kopf bildet ein Gelenk mit dem Becken. Weiter abwärts folgt der Knochenhals, an dem sich zwei Vorsprünge befinden. Hier setzen die Muskeln an, die Oberschenkel und Becken zusammenhalten.

Der Unterschenkel als Teil des Beins zwischen Knie und Fuß besteht aus zwei Knochen: Schienbein und Wadenbein. Das Schienbein ist dabei der weitaus dickere Knochen, während das zarte Wadenbein vor allem als Muskelansatz fungiert.

Der Fuß besteht aus der Fußwurzel mit sieben Knochen, dem Mittelfuß mit fünf Knochen und den Zehen mit ihren fünf Phalangen. Der größte Fußwurzelknochen ist das Fersenbein zwischen Sprungbein und Würfelbein.

▶ **GESCHLECHTSBEZOGENE UNTERSCHIEDE**

Männliches und weibliches Skelett unterscheiden sich in bestimmten Bereichen auffällig, etwa beim Becken. Das weibliche ist deutlich weiter als das männliche und weist ein runderes Hüftbeinloch auf.

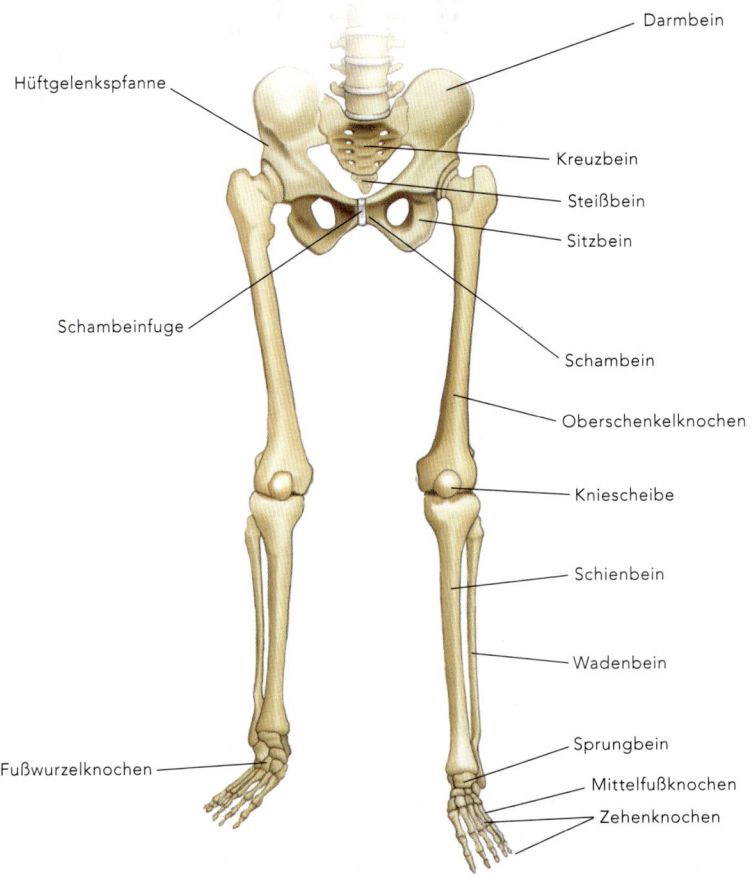

Das Skelett: Rückansicht

DIE WIRBELSÄULE SETZT SICH AUS SIEben Halswirbeln, zwölf Brustwirbeln, fünf Lendenwirbeln sowie dem Kreuz- und Steißbein mit jeweils mehreren verschmolzenen Wirbeln zusammen. Jeder Wirbel besteht dabei aus Bogen, Körper und mehreren Fortsätzen. Die Wirbelsäule besitzt mehrere Funktionen: Sie schützt das Rückenmark, dient als Ansatz für Muskeln, ermöglicht eine Vielzahl von Bewegungen und stützt Kopf und Rumpf.

Das Schulterblatt ist ein flacher, dreieckiger, auf der Rückseite des Brustkorbs liegender Knochen. Die einzige Verbindung des Schulterblatts zum axialen Skelett stellt das Schlüsselbein dar. Schulterblatt und Schlüsselbein bilden zusammen den Schultergürtel. Mehrere Muskeln halten das Schulterblatt in seiner Position, aus der heraus es viel Bewegungsfreiheit hat – was immer zu Lasten der Stabilität geht.

Die oberen Gliedmaßen des Menschen, die Arme, bestehen aus Oberarm zwischen Schulter und Ellenbogen und Unterarm zwischen Ellenbogen und Handgelenk. Der Oberarm einhält nur eine knöcherne Struktur, den Oberarmknochen, der mit dem Schulterblatt das Schultergelenk bildet. Unterhalb des Kopfes des Oberarmknochens folgen zwei Tuberkel (Höcker); an ihnen sind die Muskeln, die die Schulter bewegen und stabilisieren, befestigt. Am unteren Ende bildet der Oberarmknochen ein Gelenk mit Elle und Speiche – das Ellenbogengelenk.

Der Unterarm besteht aus Elle und Speiche, die mit den acht Handwurzelknochen das Handgelenk bilden. Die Hand enthält fünf Mittelhandknochen und fünf Fingerknochen.

▸ **ATLAS UND AXIS**
Der erste Halswirbel, der Atlas, ist ein Ring ohne Wirbelkörper. Der zweite, der Axis, dient als Achse, um die sich der erste dreht. Die Bewegung des Halses wird hauptsächlich durch diese zwei obersten Segmente ermöglicht.

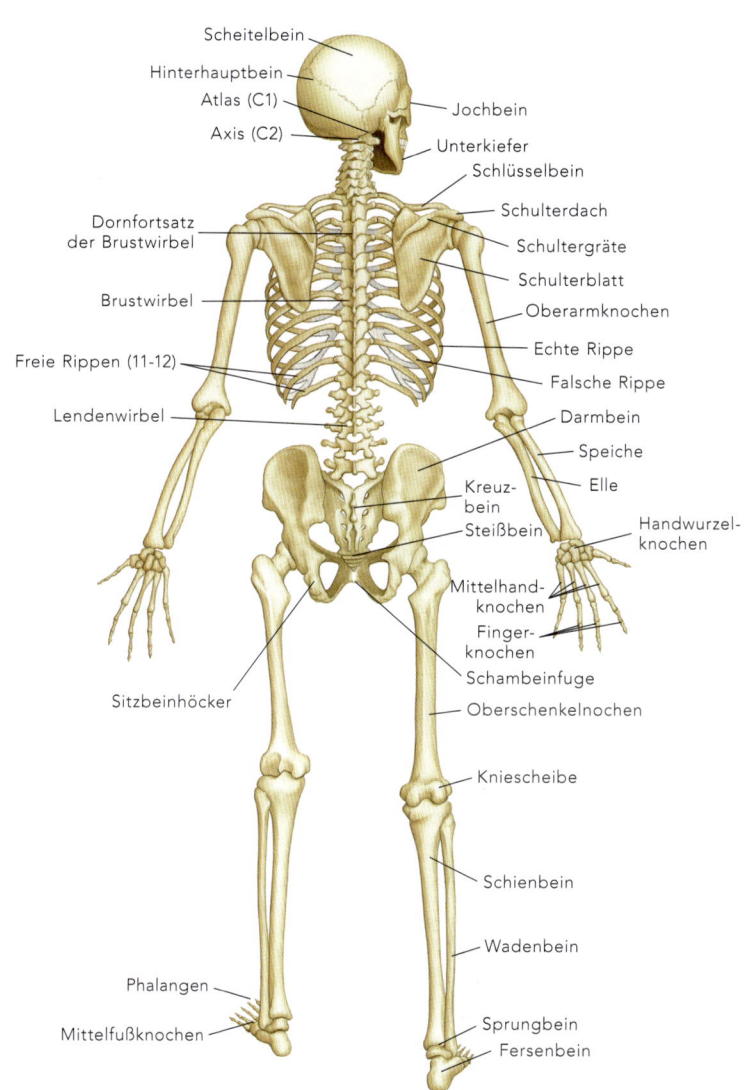

DER MENSCHLICHE BEWEGUNGSAPPARAT | 19

Das Skelett: Seitenansicht

DER SCHWERPUNKT DES MENSCHlichen Körpers befindet sich im Stehen im hinteren Hüftbereich. Die Wahrscheinlichkeit, dass der Oberkörper nach vorne gezogen wird, ist damit gering. Im Gehen wandert der Schwerpunkt nach vorne, sodass Schwung entsteht.

Wer die Wirbelsäule von der Seite betrachtet, entdeckt schnell vier Kurven. Im Brust- und Kreuzbeinbereich wölbt sich die Wirbelsäule nach hinten – diese Wölbungen sind schon im frühen Embryonalstadium vorhanden. Im Hals- und Lendenbereich wölbt sich die Wirbelsäule nach vorne. Die Verformung im Halsbereich wird erst im frühen Kleinkindalter sichtbar, wenn das Baby den Kopf zu heben beginnt, diejenige in der Lendengegend erst später, wenn es lernt, aufrecht zu sitzen und zu laufen.

Der Beckengürtel verbindet die unteren Gliedmaßen über die Wirbelsäule fest mit dem axialen Skelett. Das Iliosakralgelenk (Kreuzbein-Darmbein-Gelenk) sorgt für Stabilität und die Übertragung des Gewichts vom axialen Skelett auf die unteren Gliedmaßen.

Mithilfe von Bändern überträgt es den Großteil des Oberkörpergewichts auf die Beine. Diese Last wird an die massiven Oberschenkelknochen und von dort über den Unterschenkel an die Füße weitergereicht. Auch wenn zum Unterschenkel zwei Knochen gehören, trägt doch einer davon, das Schienbein, die Hauptlast. Das Sprunggelenk, das Schien- und Wadenbein mit dem Sprungbein verbindet, überträgt das Körpergewicht weiter auf den Fuß.

▶ **BIEGUNG**

Eine zu starke oder ungewöhnliche Biegung der Wirbelsäule lässt auf eine Wirbelsäulenerkrankung schließen. Eine Verkrümmung der Brustwirbelsäule wird als Kyphose bezeichnet, eine Verkrümmung (nach vorne) der Lendenwirbelsäule als Lordose. Die Skoliose, eine Seitenabweichung der Wirbelsäule, ist die häufigste anomale Biegung.

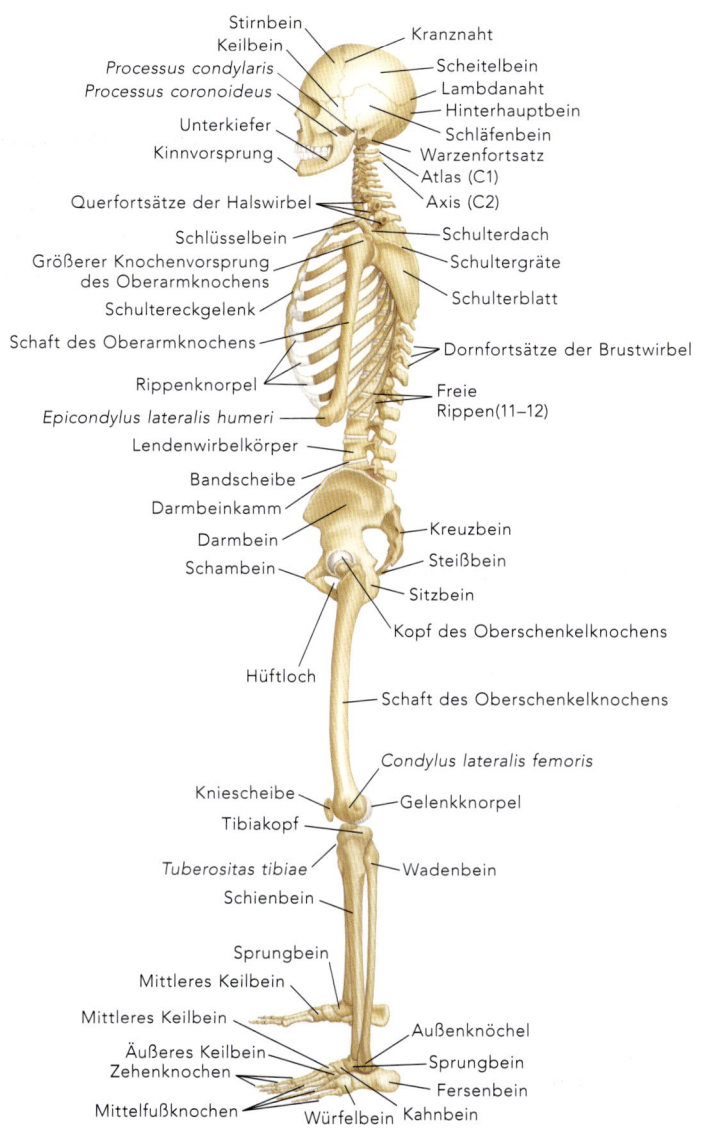

DER MENSCHLICHE BEWEGUNGSAPPARAT

Die Muskulatur
Die Muskeln des Oberkörpers: Vorderansicht

DIE MUSKULATUR WIRD FÜR JEDE UNSErer Bewegungen benötigt. Die etwa 700 Muskeln unseres Körpers setzen an den Knochen des Skeletts an und machen etwa zur Hälfte das Körpergewicht einer Person aus. Die Skelettmuskulatur ist verantwortlich für aufrechte Haltung, Bewegung und etliche weitere wichtige Funktionen wie Atmung oder Sprechen.

Die deutschen und die fachsprachlichen lateinischen Bezeichnungen der Skelettmuskeln beziehen sich auf ihre Lage im Körper (Gerader Bauchmuskel), ihren Ansatzpunkt (*musculus sternocleidomastoideus*, Kopfnicker, der *Sternum* (Brustbein) und *Clavicula* (Schlüsselbein) mit dem *Processus mastoidus* (Warzenfortsatz) des Schädels verbindet), die Anzahl der Muskelansätze (Bizeps und Trizeps), ihre Form (Deltamuskel, Rautenmuskel) oder sind nach ihrer Funktion (Aufwärtsdreher) benannt.

Die Muskeln auf der Vorderseite des Rumpfes sind für eine Reihe von Bewegungen verantwortlich: Die großen und auffälligen Brustmuskeln bewegen über das Schultergelenk die Arme. Die Muskeln der vorderen Bauchwand stützen die inneren Organe, spielen eine Rolle beim Atmen und erzeugen Bewegungen wie Beugung nach vorne und hinten oder zur Seite sowie Drehung des Rumpfes. Der wohl markanteste Muskel auf der Vorderseite des Rumpfes ist der gerade Bauchmuskel (*musculus rectus abdominus*). Einige Muskeln in diesem Bereich bestehen auch aus verschiedenen Schichten, um bestimmte Funktionen erfüllen zu können.

▸ **BAUCHMUSKELN**

Die Bauchmuskeln liegen über einer Körperregion, die nicht vom Brustkorb oder den Knochen des Beckengürtels geschützt wird. Deshalb kommt ihnen die entscheidende Rolle beim Schutz der empfindlichen Organe in der Bauchhöhle zu.

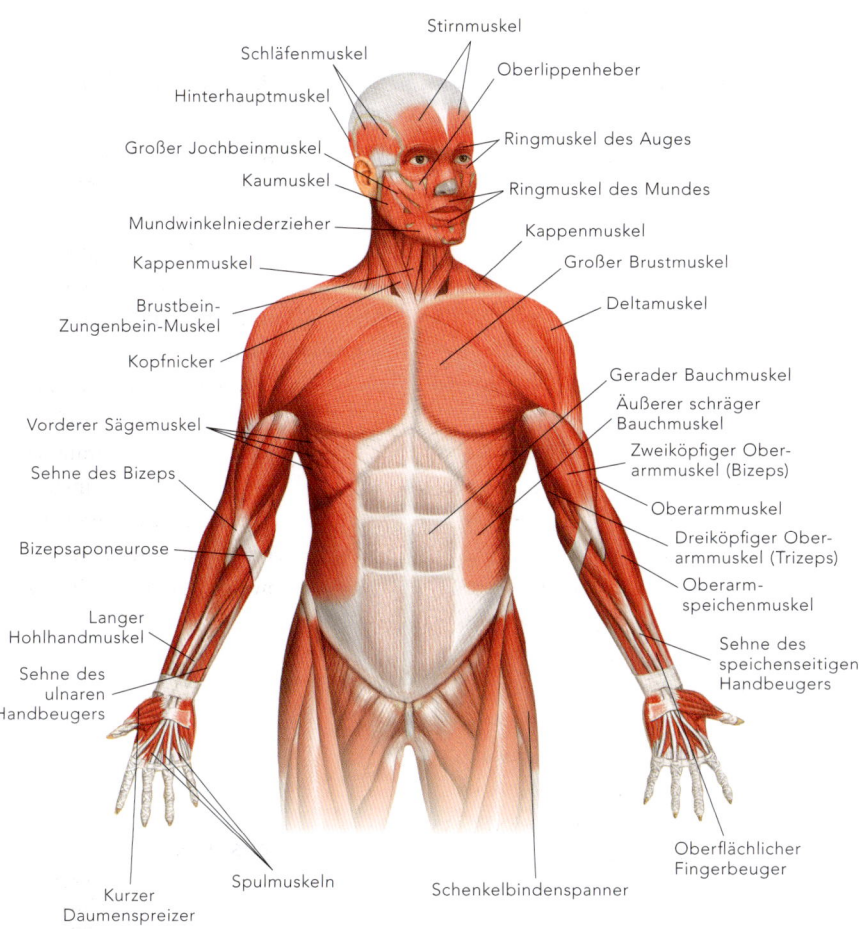

Muskeln des Unterkörpers: Vorderansicht

MEHRERE MUSKELN AUF DER VORDERseite der Hüfte führen über das Hüftgelenk hinweg und verbinden den Oberschenkel fest mit dem Becken. Die Hauptaufgabe dieser Muskeln besteht darin, das Bein zu beugen und zu drehen, doch sie spielen auch eine wichtige Rolle bei der Körperhaltung und beim Gehen. Der Schneidermuskel (*musculus sartorius*) und der gerade Schenkelmuskel (*m. rectus femoris*) queren beide sowohl das Hüft- als auch das Kniegelenk und sind von zentraler Bedeutung für die Bewegung dieser Gelenke.

Die Oberschenkelmuskulatur kann in drei Gruppen eingeteilt werden: vordere, innere und hintere. Der nach Muskelmasse größte der vorderen ist der vierköpfige Schenkelstrecker (*m. quadriceps femoris*). Dieser besteht aus vier Muskeln, nämlich dem geraden (*m. rectus femoris*), dem inneren (*m. vastus medialis*), dem äußeren (*m. vastus lateralis* sowie dem mittleren Schenkelmuskel (*m. vastus intermedius*). Diese tragen zur Stabilität des Kniegelenks bei und sorgen für die Beugung des Knies beim Gehen oder Laufen.

Auf der Rückseite des Oberschenkels befinden sich ebenfalls vier Muskeln: der vordere Schienbeinmuskel (*m. tibialis anterior*), der lange Zehenstrecker (*m. extensor digitorum longus*), der lange Großzehenstrecker (*m. extensor hallucis longus*) und der dritte Wadenbeinmuskel (*m. fibularis tertius*). Sie alle dienen dazu, den Fuß anzuheben, sodass die Zehen nach oben zeigen, und ihn am Sprunggelenk nach innen abzurollen. Der lange Zehenstrecker und der lange Großzehenstrecker strecken, wie ihr Name schon sagt, die Zehen. Sie sind von grundlegender Bedeutung zu Beginn der Schwungphase des Laufens, da sie die Zehen vor Verletzung schützen.

▶ **ADDUKTOREN**

Die Adduktoren des Oberschenkels ziehen diesen zur Körpermitte hin. Zu dieser Muskelgruppe gehören der lange (*m. adductor longus*), der kurze (*m. adductor brevis*) und der große Schenkelanzieher (*m. adductor magnus*) sowie der Kammmuskel (*m. pectineus*) und der schlanke Muskel (*m. gracilis*).

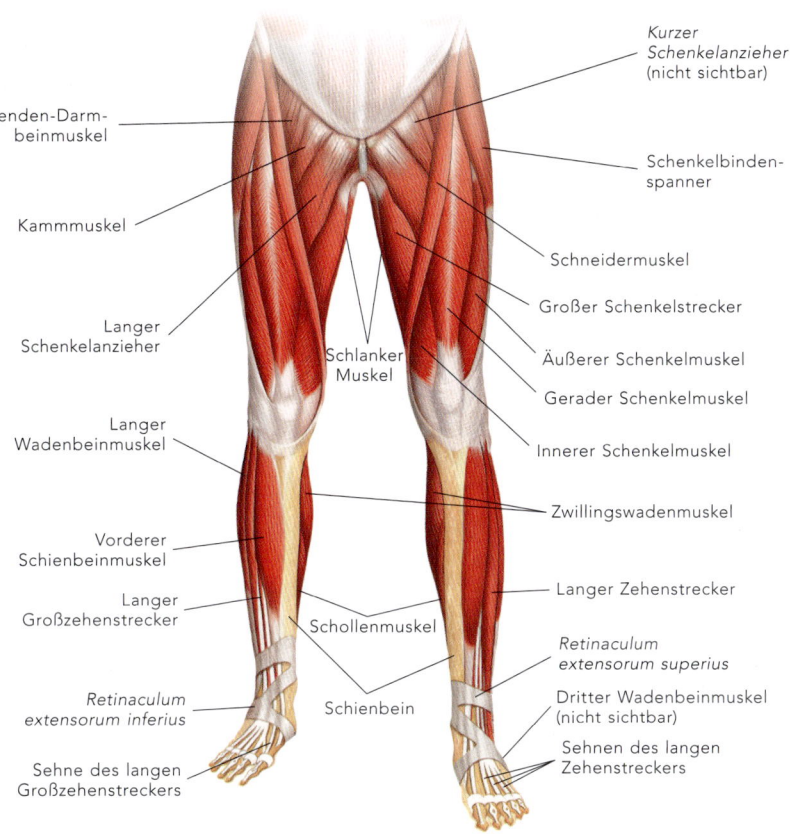

Die Muskulatur: Rückansicht

DIE RÜCKENMUSKELN STABILISIEREN und stützen die Wirbelsäule und erzeugen Dehn- und Drehbewegungen. Sie können in oberflächliche, mittlere und tief liegende Muskeln eingeteilt werden. Die oberflächlichen Muskeln erzeugen typischerweise Bewegungen der Schulter, tief liegende dagegen Bewegungen der Wirbelsäule. Die recht zahlreichen Rumpfmuskeln sorgen für die Bewegung der oberen Gliedmaßen, wobei die einen das Schulterblatt stabilisieren und bewegen, die anderen das Schultergelenk unterstützen und den Oberarm bewegen.

Den oberen Teil des Rückens bedeckt der Kappen- oder Trapezmuskel (*m. trapezius*), der mit mehreren Strängen das Schulterblatt auf- und abwärts bewegt. Der große Rückenmuskel (*m. latissimus dorsi*) befindet sich unterhalb des Kappenmuskels und ist verantwortlich für Streckung und Drehung des Arms. Unter diesen beiden Muskeln im Inneren liegen einige kleinere Muskeln, die den Schultergürtel stabilisieren und stützen, insbesondere, indem sie der Schulter viel Bewegungsfreiheit geben.

Auf der Wirbelsäule liegt die Autochthone Rückenmuskulatur (*m. erector spinae*) auf, die am mittleren Kamm des Kreuzbeins entspringt und in der Tiefe vertikal zur *Fascia thoracolumbalis* verläuft. Sie sorgt mit für aufrechte Haltung und seitliche Drehung der Wirbelsäule.

Das Gesäß besteht aus zwei Gruppen kräftiger Muskeln, die die Hüfte umschließen und stabilisieren: den tiefer gelegenen lateralen Rotatoren und den darüber gelegenen Abspreizern und Streckern. Einer davon, der Große Gesäßmuskel (*m. gluteus maximus*), der größte Muskel unseres Körpers, streckt zusammen mit der rückseitigen Oberschenkelmuskulatur über das Hüftgelenk den Oberschenkel. Auf der Rückseite des Oberschenkels befinden sich der zweiköpfige Oberschenkelmuskel (*m. biceps femoris*), der Halbsehnenmuskel (*m. semitendinosus*) und der Plattsehnenmuskel (*m. semimembranosus*), die die Hüfte dehnen und das Knie beugen, unterstützt vom oberflächlichen Zwillingswadenmuskel (*m. gastrocnemius*), der mit dem darunter im Inneren des Unterschenkels gelegenen Schollenmuskel (*m. soleus*) die Wadenmuskulatur bildet.

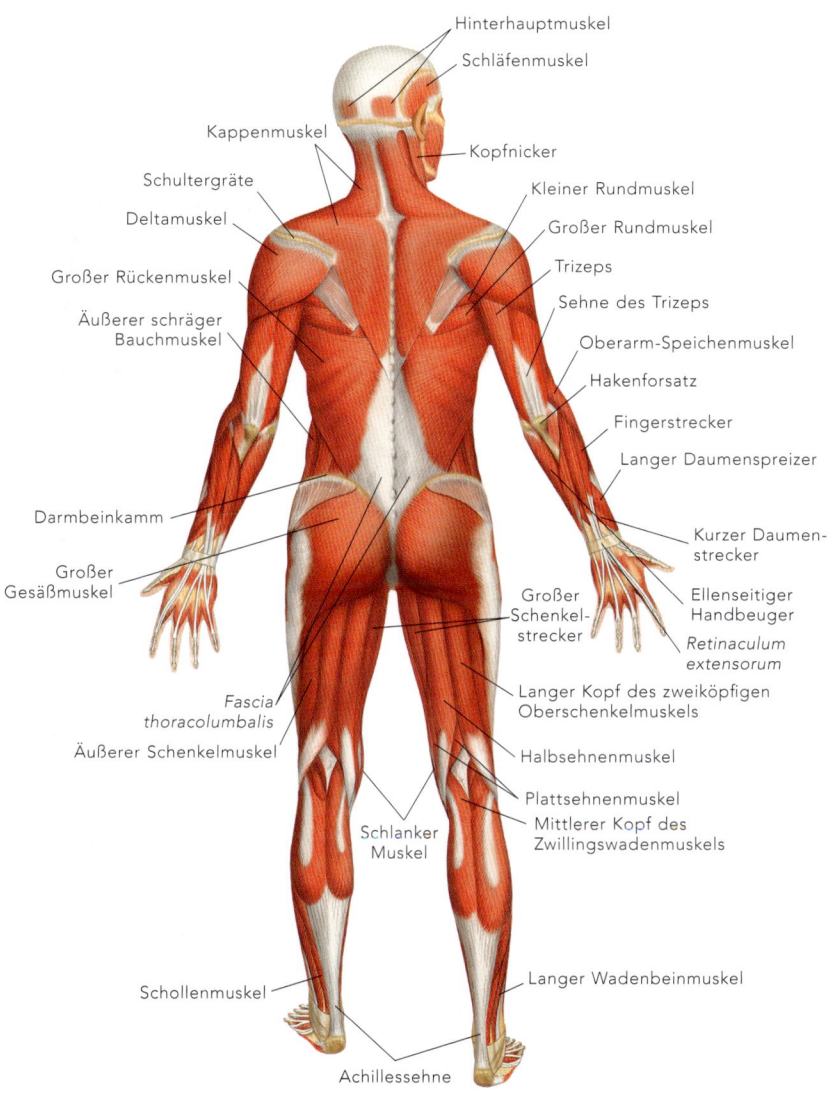

Die Muskulatur: Seitenansicht

DER DELTAMUSKEL TRÄGT AM MEISTEN zur Stabilität des Schultergelenks bei. Er besteht aus drei Strängen: dem vorderen, dem hinteren und dem seitlichen. So kann der Deltamuskel den Arm abspreizen und zugleich zu dessen Beugung und Streckung beitragen.

Die wichtigsten Muskeln für die Beugung des Ellenbogens sind der Bizeps (*m. biceps brachii*) und der Oberarmmuskel (*m. brachialis*) auf der Vorderseite des Oberarms. Der Bizeps befindet sich vor dem Oberarmknochen, aber beide Muskeln sind nicht mit dem Knochen verbunden. Stattdessen führt der Bizeps über das Schultergelenk hinweg und trägt zur Beugung der Schulter bei.

Auf der Rückseite des Oberarms finden wir den Trizeps (*m. triceps brachii*). Dieser dreiköpfige Muskel ist der einzige auf dieser Seite. Er überquert das Schultergelenk, trägt zur Streckung der Schulter bei und ist der für das Ellenbogengelenk maßgebliche Streckmuskel.

Die Muskeln des Unterarms beugen und strecken das Handgelenk. Von seinen Streckern entspringen viele gemeinsam am seitlichen Gelenkknorren (*epicondylus lateralis humeri*) des Oberarmknochens, von seinen Beugern dagegen viele am mittleren (*epicondylus medialis humeri*). Die beiden Epikondylen sind bekannt für die durch Überbeanspruchung der Unterarmmuskulatur entstehende Epicondylitis – Tennisarm und Golferellenbogen.

In der Seitenansicht sind die untereinander verbundenen Faszien gut sichtbar. Sie bestehen aus irregulär angeordneten Kollagenfasern, halten die Fasern der Muskeln zusammen und können Spannkräfte nach allen Seiten abfangen.

▸ **FASZIEN**

Faszien sind ein im ganzen Körper zu findendes ununterbrochenes, dreidimensionales Netz aus Bindegewebe. Nebenan sind die weiße *Fascia thoracolumbalis* und die Oberschenkelfaszie (*fascia lata*) deutlich zu sehen. Faszien halten die strukturelle Integrität der Muskeln aufrecht, stützen, schützen und wirken als Stoßfänger.

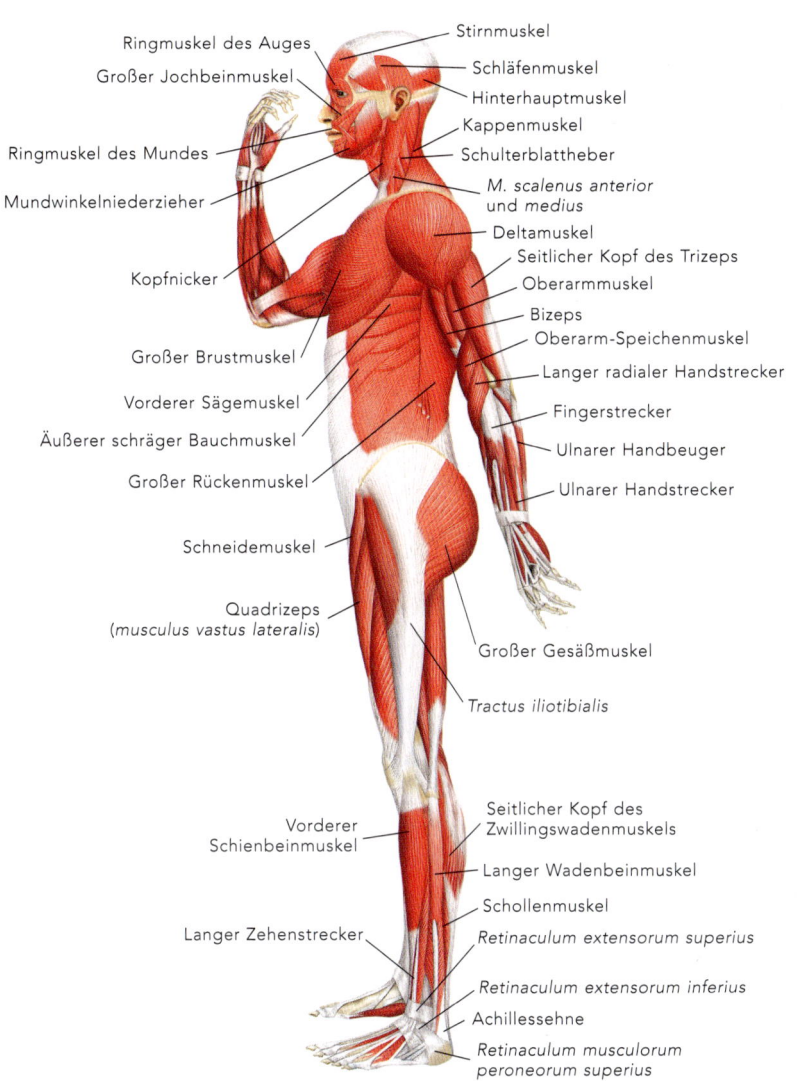

DER MENSCHLICHE BEWEGUNGSAPPARAT

Die Körperregionen

DER MENSCHLICHE KÖRPER LÄSST SICH in verschiedene Regionen und Subregionen gliedern. Der axiale Körper umfasst Kopf, Nacken und Rumpf, der appendikuläre Körper die oberen und unteren Gliedmaßen.

Der Kopf wird weiter in zwölf Subregionen eingeteilt, darunter Hinterhauptregion (*regio occipitalis*), Stirn (*regio frontalis*), Orbitalregion (*regio orbitalis*, Auge), Nasenregion (*regio nasalis*), Mund (*regio oralis*), Wange (*regio bucclalis*) und Kinn (*regio mentalis*).

Zum Rumpf gehören unter anderem folgende anatomische Regionen: hintere Schultergegend (*regio scapularis*), Brustbeinregion (*regio presternalis*, über diesem Knochen), der Bereich um die Brustwarze (*regio mammaria*) oder die Achselhöhlenregion (*regio axillaris*). Zwischen Brustbein und Becken liegt der Bauch mit der Nabelregion (*regio umbilicalis*).

Bei den oberen Gliedmaßen unterscheiden wir Vorder- und Rückseite des Oberarms (*regio brachialis anterior* bzw. *posterior*), Ellenbeuge (*regio cubitalis anterior*), Ellenbogenrückseite (*regio cubitalis posterior*), beim Unterarm Beugeseite (*regio antebrachii anterior*) und Streckseite (*regio antebrachii posterior*), ebenso bei der Handwurzel (*regio carpalis anterior* bzw. *posterior*). Dazu kommt die Handfläche (*regio palmaris*).

Zu den unteren Gliedmaßen gehören unter anderem die Hüftregion (*regio coxae*), das Gesäß (*regio glutealis*) und die Leistengegend (*regio inguinalis*). Die Oberschenkelregion zerfällt in Vorder- und Rückseite (*regio femoralis anterior* bzw. *posterior*), dazu kommen die Kniegegend (*regio genus anterior* bzw. *posterior*) sowie der Unterschenkel (*regio cruris posterior* und *anterior*).

> **DIE KÖRPERREGIONEN**
> Die anatomische Aufteilung des Körpers in Regionen ist von besonderem Nutzen bei der klinischen Diagnose, da sie die genaue Verortung der betroffenen Körperbereiche erlaubt.

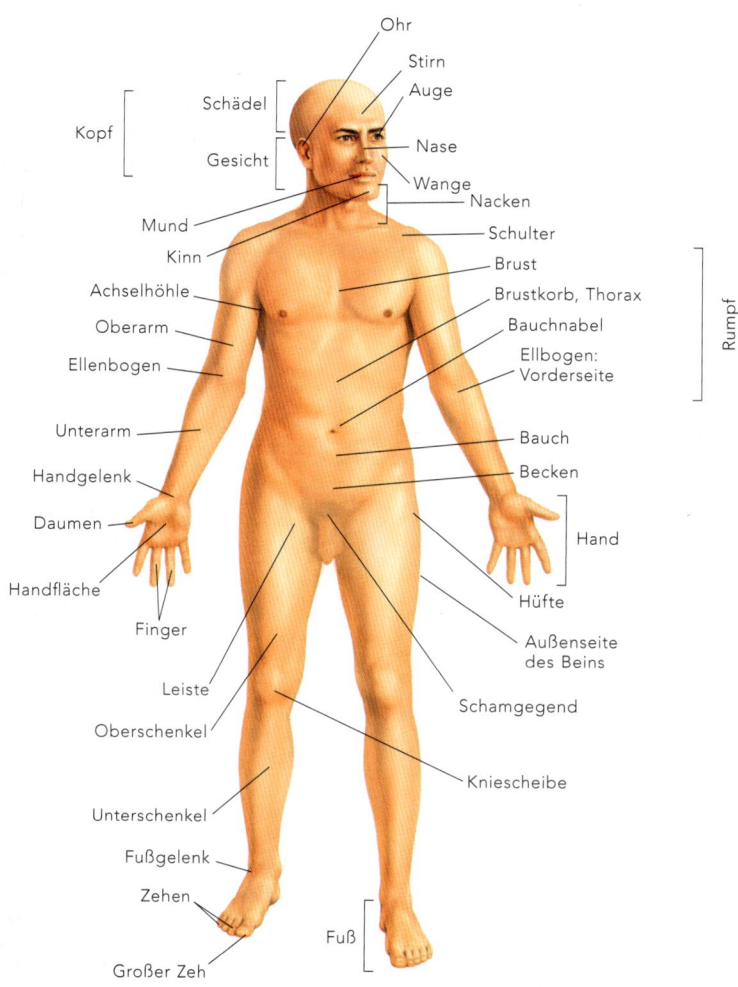

Körperbewegungen

DER MENSCHLICHE KÖRPER IST WIE GEschaffen für Bewegung. Für jede seiner Bewegungen existieren anatomische Fachbezeichnungen. Diesen Termini liegt die Annahme zugrunde, dass der Körper sich anfangs in der anatomischen Grundposition befindet: aufrechter Stand, Knie gestreckt, Arme am Rumpf ausgestreckt, Hände supiniert (Handflächen nach vorn).

Beugung (Flexion) und Streckung (Extension) sind entgegengesetzte Bewegungen: Bei der Beugung wird der Winkel zwischen zwei Körperteilen verkleinert, bei der Streckung vergrößert. So verkleinert die Beugung des Ellenbogens den Winkel zwischen Ober- und Unterarm, während dessen Streckung den Arm gerade ausrichtet. Eine Ausnahme stellt der Fußknöchel dar, denn sowohl das Strecken als auch das Anheben des Fußes werden als Beugung betrachtet: plantare bzw. dorsale Flexion.

Die Körperbewegungen Adduktion und Spreizung (Abduktion) beziehen sich auf die seitliche Bewegung einer Gliedmaße weg bzw. hin zur Mittelachse des Körpers. Abduktion ist eine Bewegung weg von der anatomischen Grundposition, Adduktion die Rückführung in die Grundposition.

Zu den Drehbewegungen gehören die Pronation und die Supination. Die Hände sind in der anatomischen Grundposition supiniert. Pronation des Unterarms führt dazu, dass die Handflächen sich drehen, bis sie nach hinten schauen. Beim Bein nennt man die Drehbewegungen mediale und laterale Rotation, die Kreisbewegung der Schulter Kreiselbewegung (Zirkumduktion).

Schließlich wird das Einwärtsdrehen des Fußes, nach dem die Fußsohle zur Mittellinie schaut, als Inversion, das Auswärtsdrehen als Eversion bezeichnet.

▶ **TERMINOLOGIE DER BEWEGUNG**
Die Vertrautheit mit den korrekten Begriffen der Bewegung erleichtert die Beschreibung der Aktionen und Funktionen von Muskeln und Bändern sowie der Mechanismen bei Verletzungen des Bewegungsapparats.

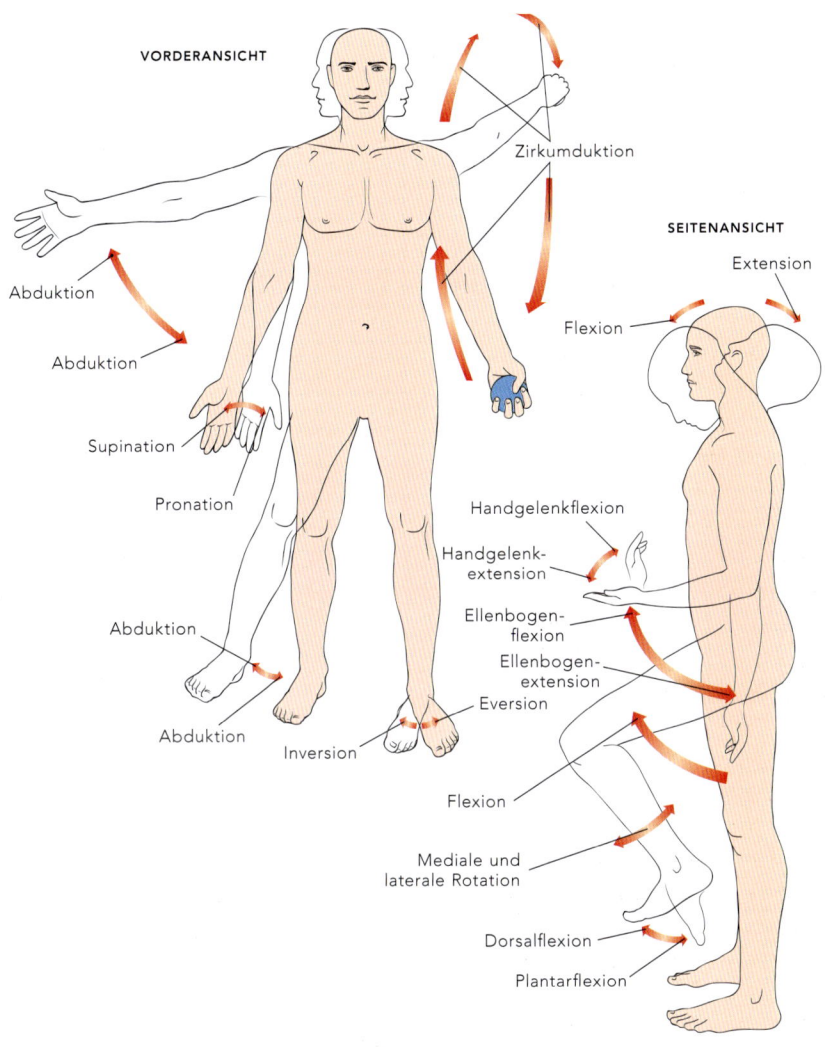

Anatomische Lagen und Richtungen

UM DAS VERSTÄNDNIS DER MUSKELBEwegungen zu erleichtern, kann man den Körper mithilfe von Ebenen in zweidimensionale Bereiche aufteilen. Die senkrechte Aufteilung des Körpers in einen rechten und einen linken Bereich nennt man sagittal. Erfolgt diese genau in der Mitte, liegt der Spezialfall der Medialebene vor. Beugung und Streckung finden stets auf der Sagittalebene statt.

Im rechten Winkel zur Sagittalebene steht die Frontalebene (auch Koronalebene). Abduktion und Adduktion in Bezug auf die anatomische Grundposition finden stets in der Frontalebene statt.

Und schließlich teilt die Transversalebene (auch Horizontalebene) den Körper von links nach rechts in eine obere und eine untere Körperhälfte.

GÄNGIGE BEGRIFFE ZUR BESCHREIBUNG DER LAGE ANATOMISCHER STRUKTUREN

Anterior: weiter vorne gelegen
Posterior: weiter hinten gelegen
Inferior: weiter unten gelegen
Superior: weiter oben gelegen
Medial: zur Körpermitte hin gelegen
Lateral: weiter weg von der Körpermitte gelegen
Proximal: näher beim Rumpf oder einem anderen Punkt gelegen
Distal: weiter weg vom Rumpf gelegen
Oberflächlich: nahe an der Körperoberfläche gelegen
Tief liegend: weiter weg von der Körperoberfläche im Inneren gelegen

▸ **DEN KÖRPER EINTEILEN**

Mithilfe medizinischer bildgebender Verfahren wie Röntgen lassen sich Bilddaten jeder beliebigen Ebene erzeugen. So kann der Untersuchende sich ein klares Bild vom zu untersuchenden Körperbereich verschaffen.

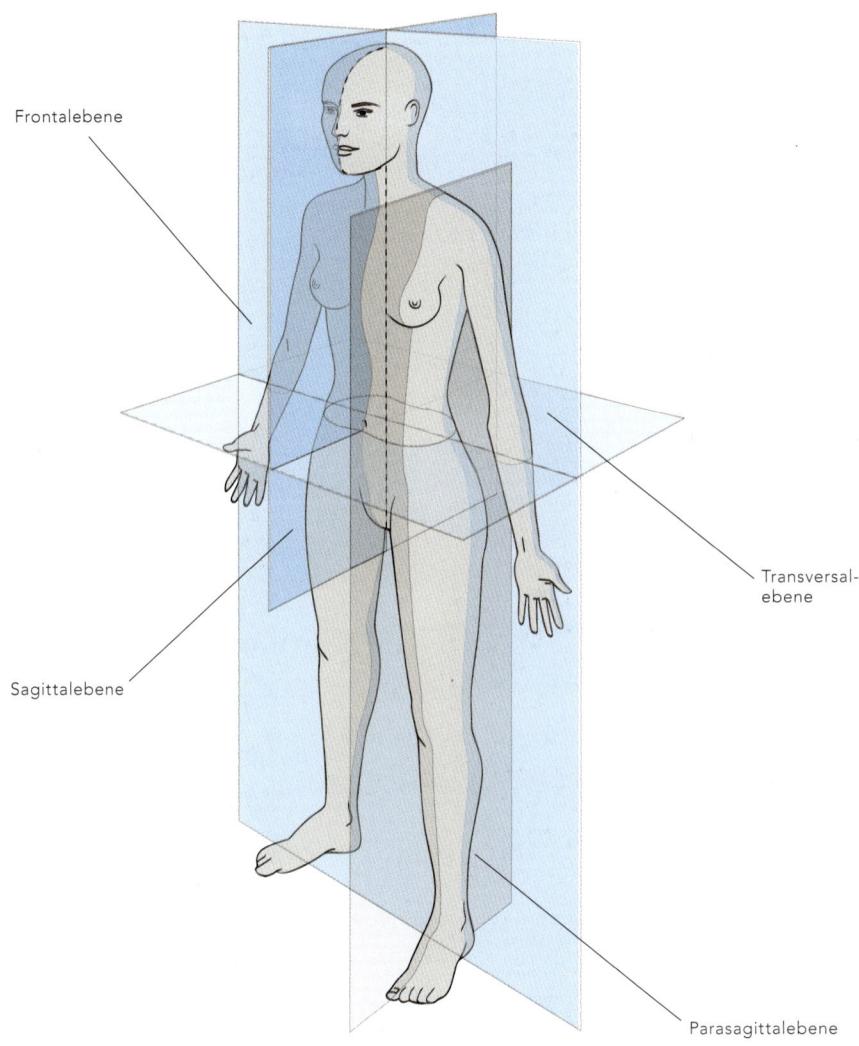

Kapitel 2:
Gewebetypen

Der Körper besteht aus verschiedenen Gewebetypen, die stützen, schützen, verbinden und Körperteile, Gliedmaßen oder Organe bewegen. In diesem Kapitel werfen wir einen eingehenden Blick auf die bemerkenswerte Vielfalt und Funktionalität menschlichen Gewebes. Ob harter Knochen oder geschmeidige Sehne, ob Haut oder Muskel: Ohne Gewebe geht nichts.

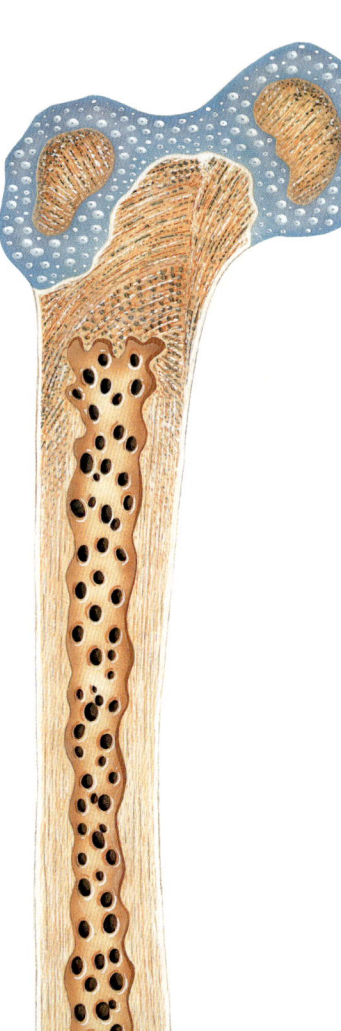

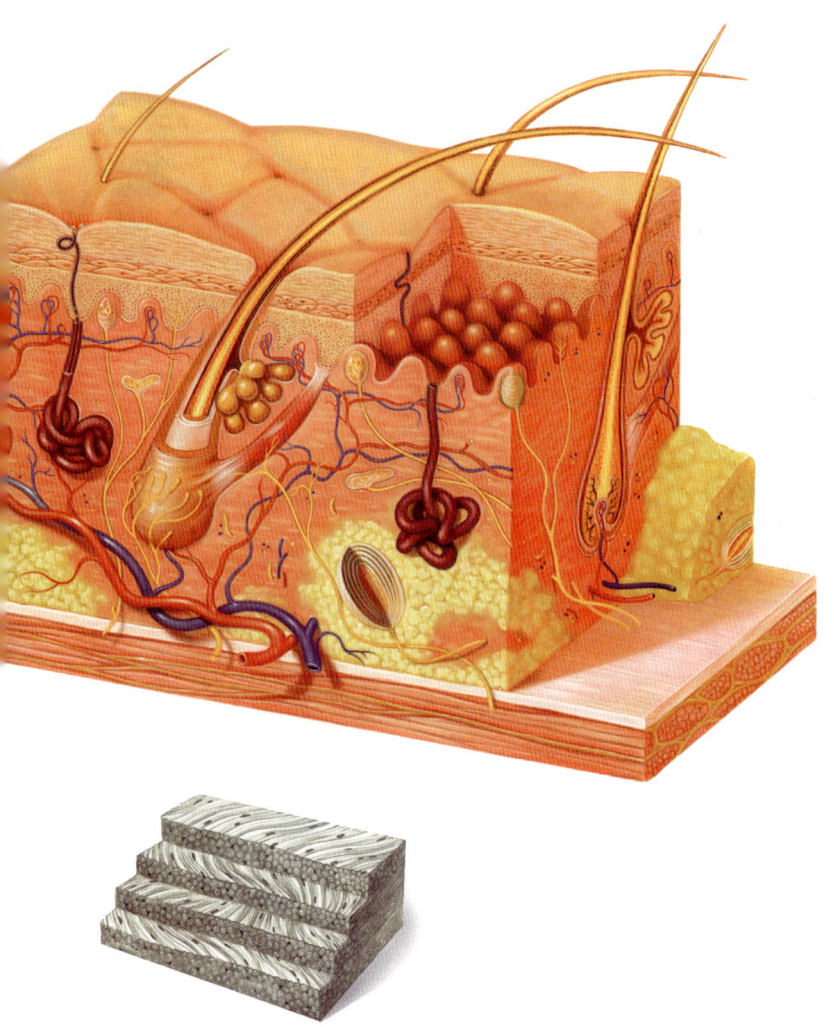

Knochen

KNOCHEN IST ALS DICHTES GEWEBE WIE geschaffen dafür, physischen Kräften zu widerstehen und sie weiterzuleiten. Seine Härte verdankt er den enthaltenen Mineralsalzen, während die Kollagenfasern der Knochenmatrix ihn druckelastisch machen. Die Skelettmuskeln setzen über Verbindungsgewebe an den Knochen an und sorgen mit dafür, dass auf die Knochen ausgeübte Kräfte in Bewegung umgewandelt werden. Neben dem Stützen und dem Erzeugen von Bewegung haben die Knochen noch eine weitere Funktion, denn im Knochenmark werden neue Blutzellen produziert.

Die Knochen unseres Körpers werden nach ihrer Form in kurze, lange (Röhrenknochen), platte und irreguläre eingeteilt. In der Kindheit bestehen die Röhrenknochen aus drei Bereichen: Knochenenden (Epiphyse), Knochenschaft (Diaphyse) und Epiphysenfuge (Wachstumsfuge). Der Knochenschaft in der Mitte besteht hauptsächlich aus hartem, massivem Knochen, ist aber im Inneren hohl und enthält dort Knochenmark.

Die Knochenenden bestehen vor allem aus Schwammknochen (Spongiosa), der von einer Schicht aus kompaktem Knochen (Kortikalis) umhüllt wird. In der Epiphysenfuge findet das Längenwachstum des Knochens statt. Im Erwachsenenalter, also wenn die Knochen ihre endgültige Länge erreicht haben, schließt sich die Epiphysenfuge und bleibt als Epiphysenlinie sichtbar.

Die äußere, Knochenhaut (Periost) genannte Schicht des Knochens enthält Bindegewebe, Blutgefäße und Nerven. Sie bietet auch genügend Oberfläche für den Ansatz von Sehnen und Bändern am Knochen. Die innere Schicht der Knochenhaut enthält für Wachstum und Regeneration der Knochen wichtige Knochenzellen.

▸ **LEBENDE KNOCHEN**

Knochen sind viel komplexer, als es den Anschein hat. Eine harte Außenschicht aus massivem Knochen umschließt die wabenartige Spongiosa, die für Elastizität sorgt. Das Knochenmark ist auch für die Bildung frischer Blutzellen aus Stammzellen (Hämatopoese) verantwortlich.

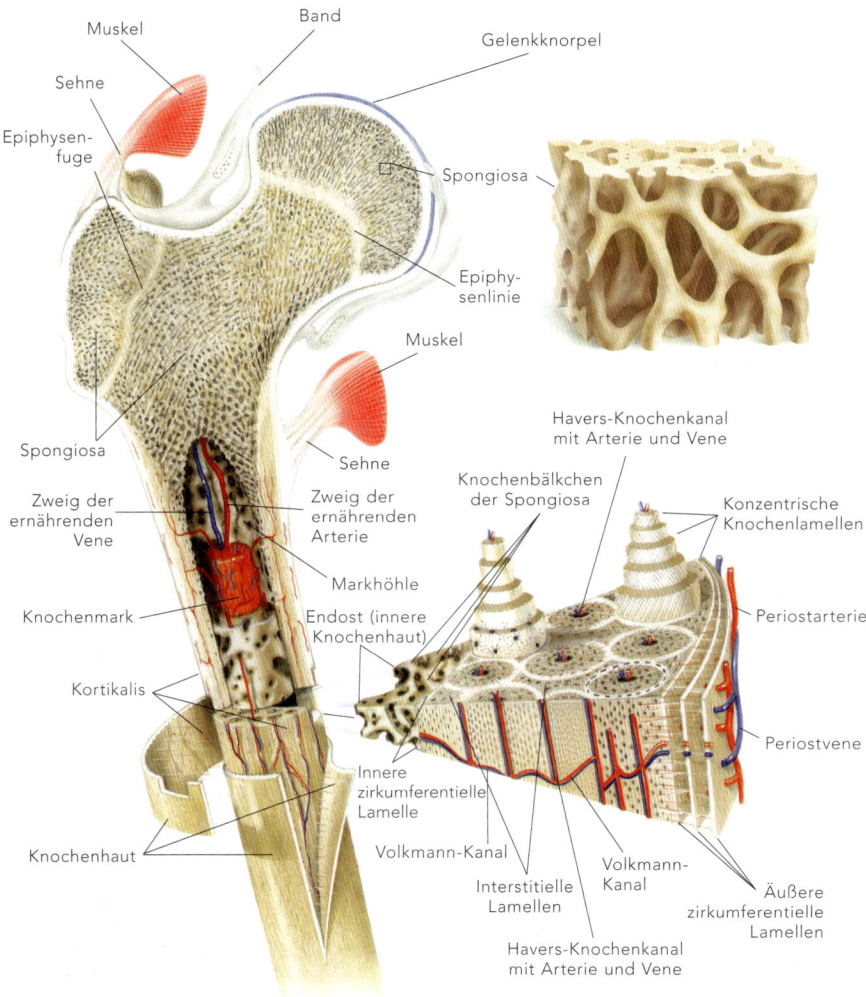

Knochenwachstum

DIE KNOCHENBILDUNG ERFOLGT ENTweder direkt aus dem embryonalen Bindegewebe durch Ablagerung von Mineralsalzen oder nach einer Knorpelschablone, die schon während der Entwicklung des Fötus festgeschrieben wird. Der Knorpel verknöchert (ossifiziert) dabei nach und nach bis in die Nähe der Knochenenden. Dabei bildet die Epiphysenfuge die Verbindung zwischen dem vorhandenen Knochen und dem neu gebildeten. Das Längenwachstum endet mit der vollständigen Verknöcherung.

Jedes Gewebe im menschlichen Körper wird ständig regeneriert – bei einigen Zellen ein einfacher Prozess. So fallen tote Hautzellen ab und werden durch neue ersetzt; rote Blutkörperchen sterben, werden abgebaut und durch frische Zellen substituiert. Da Knochengewebe hart und mineralisiert ist, spielen bei dessen Neubildung mehr Zellen eine Rolle.

Für die Knochenneubildung (Ossifikation oder Osteogenese) sind spezialisierte Knochenzellen, die Osteoblasten, verantwortlich. Diese produzieren zahlreiche Zellprodukte wie Enzyme, Wachstumsfaktoren, Hormone und Kollagen. Die von der wachsenden Knochenmatrix umgebenen Osteoblasten werden während der Verkalkung in einem Raum, einer sogenannten Lakune, eingeschlossen und wandeln sich anschließend zu Osteozyten, reifen Knochenzellen.

Osteoklasten entfernen Knochengewebe, indem sie eine saure Umgebung erzeugen, die Knochenmatrix entkalken und Enzyme zur Verdauung der Kollagenbestandteile produzieren. Der Knochenumbau ist auf das harmonische Zusammenwirken von Osteoblasten und Osteoklasten angewiesen.

▸ **KOMPAKTA**

Die Kompakta (*substantia compacta*) besteht aus kleinen Einheiten, den Osteonen. Diese sind um einen zentralen Kanal mit einer Arterie angeordnet, die den Knochen mit Blut versorgt.

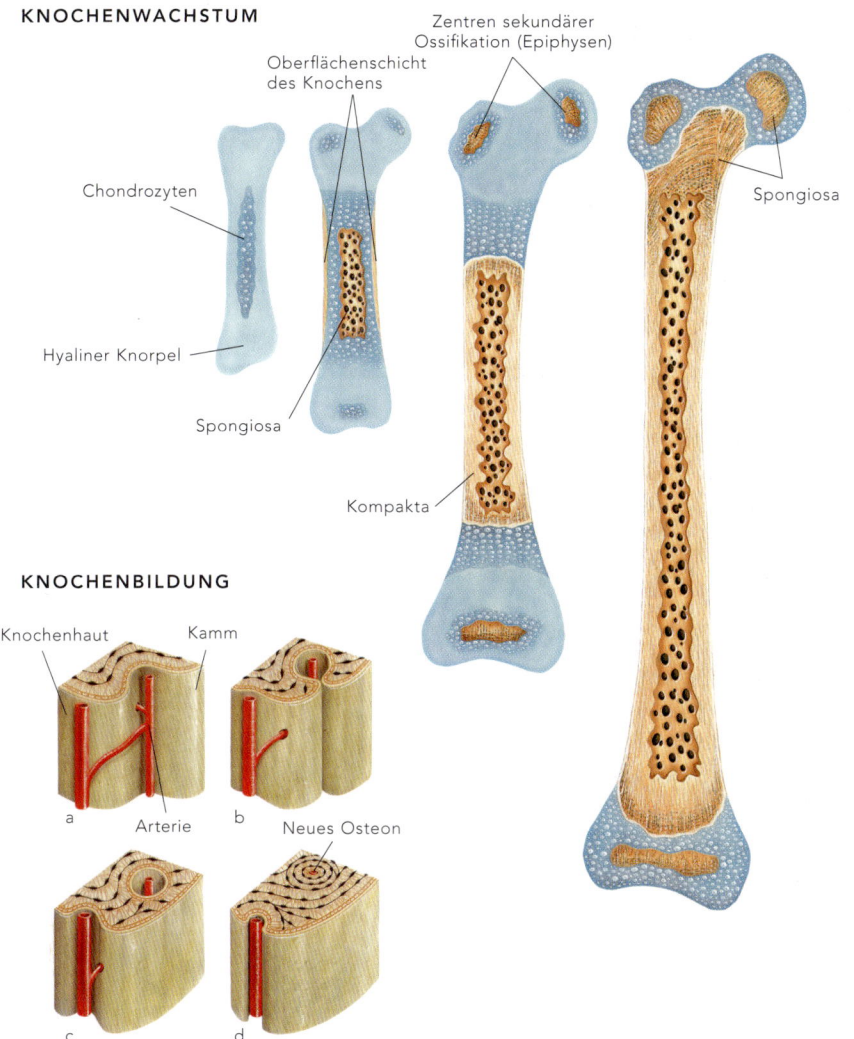

Muskeln

MUSKELN SIND WIE GESCHAFFEN FÜR Bewegung. Durch Kontraktion befördern sie Substanzen durch den Körper und üben mechanische Kräfte auf Knochen aus, um den Körper zu bewegen.

Drei Typen von Muskeln werden unterschieden: glatter Muskel, Herzmuskel und Skelettmuskel.

Die glatten Muskeln in den Wänden von Blutgefäßen steuern den Blutdurchfluss, diejenigen in den Wänden des Magen-Darm-Trakts unter anderem die Peristaltik, während sie im Auge die Form der Linse anpassen. Die glatten Muskeln ziehen sich unablässig in langsamem Rhythmus zusammen und erzeugen Zugbewegungen in alle Richtungen. Sie unterliegen nicht unserer bewussten Kontrolle und ihre Bewegung ist somit unwillkürlich.

Der Herzmuskel in der Herzwand zeichnet sich durch Ausdauer und starke Kontraktionskraft aus. Seine gut abgestimmten Kontraktionen lassen das Herz das Blut effizient durch den Körper pumpen. Auch der Herzmuskel funktioniert unwillkürlich, unterscheidet sich aber vom glatten Muskel durch sein schlingenförmiges Aussehen.

Die Skelettmuskeln bestehen aus mehreren Muskelfaserbündeln und diese wiederum aus feinen Filamenten (Proteinfäden) aus Aktin und Myosin, die sich in einem regelmäßigen Muster zu Sarkomeren verbinden. Letztere verleihen ihnen ihr quer gestreiftes Aussehen. Die Sarkomere sind für die Kontraktion verantwortlich und erzeugen eine physische Kraft in Richtung der Fasern. Der Skelettmuskel heißt so, da er an mindestens zwei Punkten am Skelett befestigt ist, um Kraft auf die Knochen auszuüben. Somit unterscheidet man beim Skelettmuskel Ursprung und Ansatz. Als willkürliche Muskeln können wir die Skelettmuskeln bewusst steuern.

▶ **MUSKELGEWEBE**

Die Muskelgewebetypen unterscheiden sich nicht nur in Bezug auf ihr Aussehen, sondern auch bezüglich ihrer Funktion.

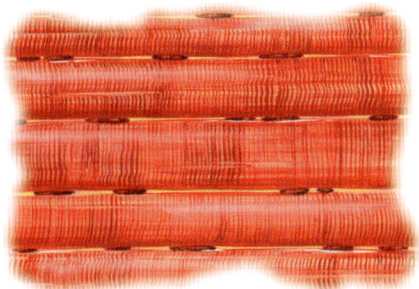
Skelettmuskel

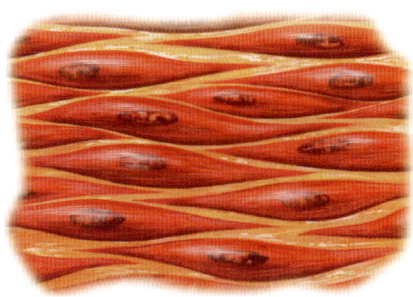
Glatter Muskel

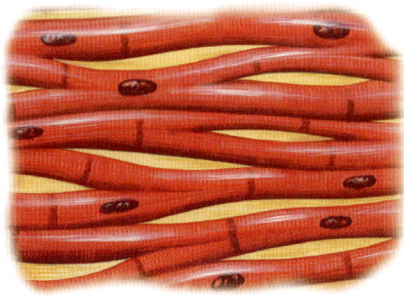
Herzmuskel

GEWEBETYPEN | 43

Knorpel

KNORPEL IST EIN HARTES, ABER ELASTIsches Gewebe, das vor allem aus Wasser und einer dichten Matrix aus Kollagen und elastischen Fasern besteht. Diese knorpelige Matrix, die die Zelle einschließt und an der Wanderung hindert, wird von spezialisierten Zellen, den Chondrozyten, produziert.

Knorpel enthält im Gegensatz zu anderen Bindegeweben weder Blutgefäße noch Nerven. Deshalb heilt er, wenn er beschädigt wird, nur begrenzt.

Drei Knorpeltypen werden unterschieden: elastischer Knorpel, Faserknorpel und hyaliner Knorpel.

Elastischer Knorpel ist der biegsamste von allen und übersteht selbst wiederholte Verformung unbeschadet. Er ist nur in Ohr und Hals zu finden, wo er für ein erhöhtes Maß an Flexibilität und zugleich für die Aufrechterhaltung der Form sorgt.

Faserknorpel ist sehr stabil und lässt sich leicht zusammendrücken. Man findet ihn überall dort im Körper, wo starke Kompressions- und Zugkräfte wirken, so in den Bandscheiben oder in Gelenken, die nur eine begrenzte Beweglichkeit erfordern wie die Schambeinfuge.

Aus hyalinem Knorpel, dem schwächsten von allen, besteht bei den meisten beweglichen Gelenken die 2–4 Millimeter dicke Deckschicht an den Knochenenden. Ihre glatte Oberfläche sorgt für eine gute Gelenkverbindung mit anderen beteiligten Knochen. Durch die Bewegung von Wasser in die Matrix und aus ihr heraus vermag dieser Knorpel Belastungen im Gelenk abzufedern. Hyaliner Knorpel kommt auch in den Knorpelspangen der Luftröhre vor.

▶ **HYALINER KNORPEL**

Er sitzt an den Enden von Knochen, und seine Oberfläche glänzt glasig. Er sorgt für eine reibungslose Bewegung der Gelenke. Unter dem Mikroskop sind die Chondrozyten in der dazugehörenden Matrix sichtbar.

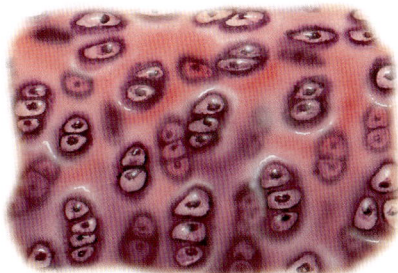

Hyaliner Knorpel

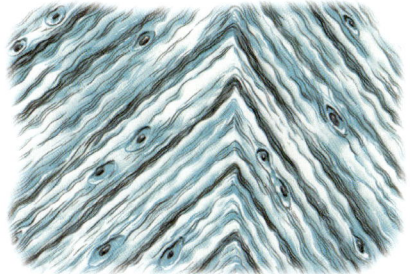

Faserknorpel

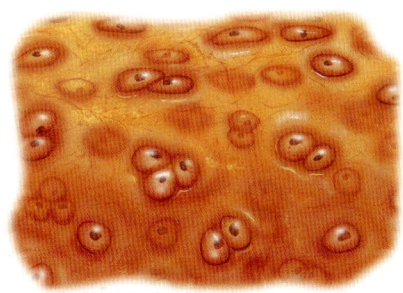

Elastischer Knorpel

GEWEBETYPEN | 45

Sehnen und Bänder

SEHNEN UND BÄNDER SIND FASERIGE Bindegewebe, die Knochen mit anderen Knochen sowie Muskeln mit Knochen verbinden.

Bänder bestehen aus dichten Kollagen-Faserbündeln und fixen Zellen, den Fibrozyten. In einigen Fällen bilden die Bänder einen Kapselsack, der das Gelenk umschließt, und sorgen so dafür, dass es gut geschmiert bleibt. Zudem schränken sie die Beweglichkeit der Gelenke so ein, dass sie keinen Schaden nehmen. Je mehr Bänder ein Gelenk hat und je weniger Bewegung diese zulassen, desto stabiler ist das Gelenk – natürlich auf Kosten der Beweglichkeit.

Sehnen sind flexible, gestreckte Kollagen-Faserbündel, die Muskeln mit Knochen verbinden. Sie sind äußerst dehnbar und erzeugen bei mechanischer Krafteinwirkung wie Muskelkontraktion die Bewegung des Körpers. Der Bereich zwischen dem Muskel und seiner Sehne wird als muskulotendinöser Übergang bezeichnet und gilt als Wachstumszone des Muskels. Die Kollagenfasern der Knochenhaut vereinen sich mit denen der Sehne und ermöglichen so die Kraftübertragung vom sich zusammenziehenden Muskel auf den Knochen. Die Elastizität der Sehne lässt diese bei Bewegungen wie dem Gehen wie eine Feder wirken und führt zur Einsparung von Energie.

▶ **STRUKTUR**
Sowohl Bänder als auch Sehnen sind in parallel zur Richtung der Krafteinwirkung angeordneten Bündeln vereint.

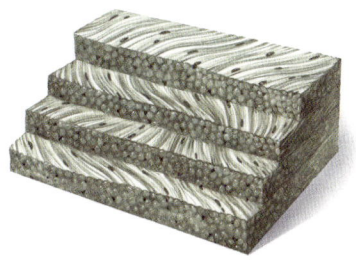

Bandgewebe (entspannt)

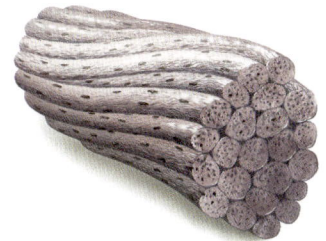

Sehnengewebe

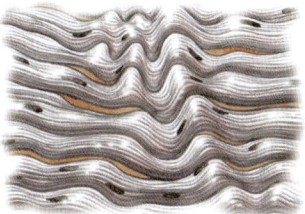

Sehnengewebe (entspannt)

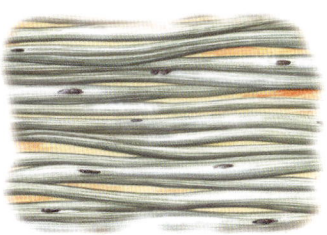

Bandgewebe

GEWEBETYPEN | 47

Das Nervengewebe

DAS NERVENGEWEBE SORGT DAFÜR, dass Signale schnell von einem Bereich des Körpers in einen anderen übermittelt werden. Das Nervensystem besteht aus dem zentralen Nervensystem (ZNS) mit Gehirn und Rückenmark, die den Körper steuern, und dem peripheren Nervensystem (PNS), das alle anderen Nerven umfasst, die sensorische und motorische Informationen vom Körper zum ZNS übermitteln und umgekehrt.

Beim Nervensystem werden zwei Zellarten unterschieden: Nervenzellen (Neuronen) und Neuroglia. Erstere übermitteln elektrochemische Signale und beinhalten einen Zellkörper mit Nukleus und weiteren Organellen und Dendriten, baumähnliche Strukturen, die Reize von benachbarten Neuronen aufnehmen. Das lange Axon der Nervenzelle, auch Achsenzylinder genannt, ist für das Senden von Signalen an andere Neuronen oder Gewebe zuständig. Am Axonterminale (der präsynaptischen Endigung), dem entferntesten Teil des Axons, werden Neurotransmitter freigesetzt. Neuroglia oder Gliazellen, die das Neuron umhüllen, dienen der Isolierung und dem Schutz der Neuronen. Dies verbessert die Signalübertragung und hält das Nervensystem gesund.

Man unterscheidet drei Neuronentypen: sensorische oder afferente Neuronen, die sensorische Informationen von den Rezeptoren wie den Schmerzrezeptoren ans ZNS weiterleiten, motorische oder efferente Neuronen, die Signale vom ZNS an die Effektoren im Körper, so die Muskeln, übermitteln, und Interneurone (Schaltneurone, Zwischenneurone), die sensorische mit motorischen Nervenzellen verschalten.

▶ **DAS NERVENGEWEBE**
98 Prozent des Nervengewebes befinden sich im Gehirn und im Rückenmark. Dieses zentrale Nervengewebe ist das Steuerungszentrum für das ganze Nervensystem.

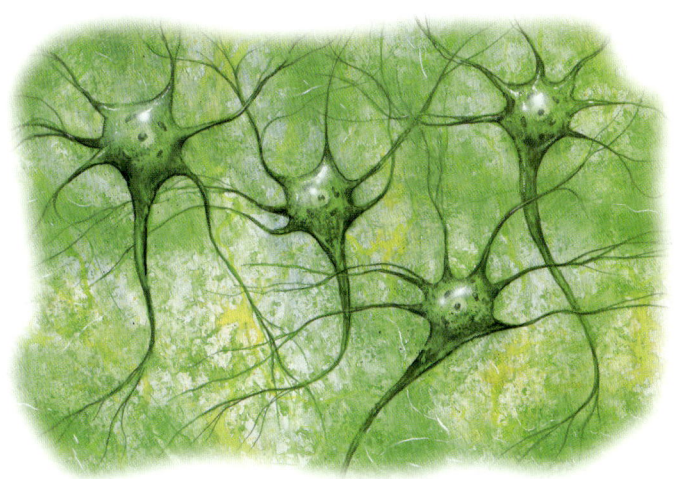

Nervengewebe

Die Haut

DIE HAUT BEDECKT DIE OBERFLÄCHE des menschlichen Körpers und schützt die inneren Gewebe vor Verletzungen, UV-Strahlung, übermäßigem Licht, extremen Temperaturen, Giftstoffen und Bakterien. Sie beherbergt Sinnesrezeptoren für das Schmerz-, Temperatur- und Tastempfinden und spielt eine wichtige Rolle bei der Regulierung der Körpertemperatur. Den zwei Haupthautschichten Epidermis (Oberhaut) und Dermis (Lederhaut) folgt nach innen eine dritte, fettige Schicht.

Die Epidermis ist die äußere Schicht von Epithelzellen, die auf der Dermis liegen. Sie besteht vor allem aus hornbildenden Zellen (Keratinozyten), die in der untersten Schicht der Epidermis, der Basalschicht, ihren Ursprung haben und langsam zur Oberfläche der Epidermis wandern. Dort angelangt, fallen sie nach und nach ab und werden durch frischere Zellen ersetzt, die von unten nachrücken. Über die ganze Basalschicht verteilt finden wir Melanozyten, die Melanin produzieren, das der Haut ihre Farbe verleiht. Außerdem enthält die Oberhaut auch die Langerhans-Zellen, die Teil des menschlichen Immunsystems sind.

Die unter der Epidermis befindliche Dermis ist eine dicke Schicht aus faserigem und elastischem Gewebe, die der Haut ihre Flexibilität und Festigkeit verleiht. Sie enthält Nervenenden, Schweiß- und Talgdrüsen, Haarfollikel und Blutgefäße, die alle Hautschichten mit Nährstoffen versorgen.

Die Schweißdrüsen sind knäuelartige Gebilde tief in der Lederhaut, von denen ein dünner Kanal durch alle Hautschichten zur Oberfläche führt. Ekkrine Schweißdrüsen scheiden Schweiß aus, eine Mischung aus Wasser, Salzen und Fett. In heißer, trockener Umgebung kühlen das Absondern und Verdampfen von Schweiß den Körper. Apokrine Schweißdrüsen, die in der Pubertät aktiv werden, sind größer und liegen tiefer, ihr Sekret ist dickflüssiger. Man findet sie vor allem in der Achselhöhle und um die Genitalien. Sie erreichen die Oberfläche nicht, sondern ihren Schweiß in den Haartrichter ab und sind besonders bei Stress und sexueller Erregung aktiv.

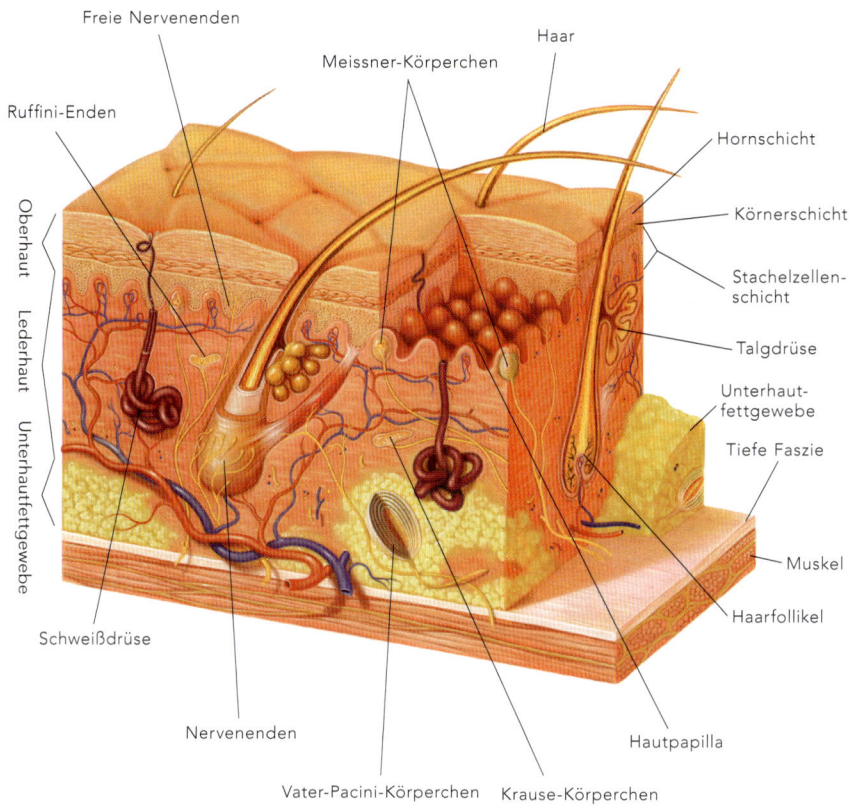

▲ **HAAR**

Ähnlich wie die Haut besteht das Haar vor allem aus Keratinen. Die harten, seilähnlichen Proteinfilamente verleihen dem Haarschaft Struktur und Festigkeit.

Kapitel 3:
Gelenke

Die unbewegliche Natur der Knochen bringt es mit sich, dass Bewegung nur dort entsteht, wo sie aufeinandertreffen – an den Gelenken. In diesem Kapitel werfen wir einen Blick darauf, wie die Gelenke über Art und Umfang einer Bewegung entscheiden und wie sie als Sicherheitsmechanismus dafür sorgen, dass wir es mit den Bewegungen nicht übertreiben. Außerdem werden wir sehen, dass die Gelenke in einigen Körperbereichen wie dem Schädel eine starre, schützende Struktur mit minimaler Beweglichkeit bilden.

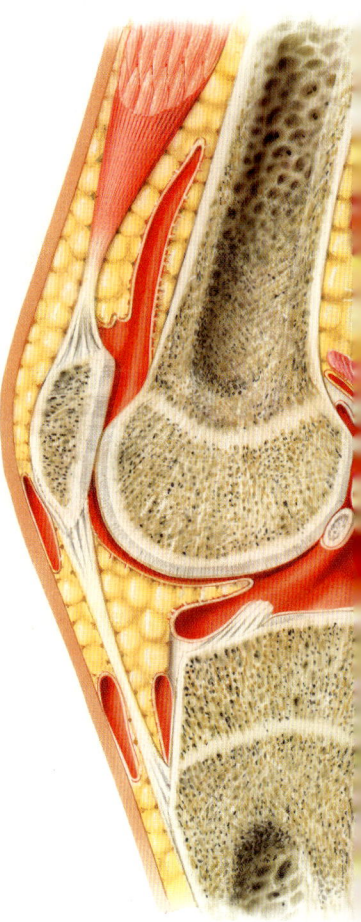

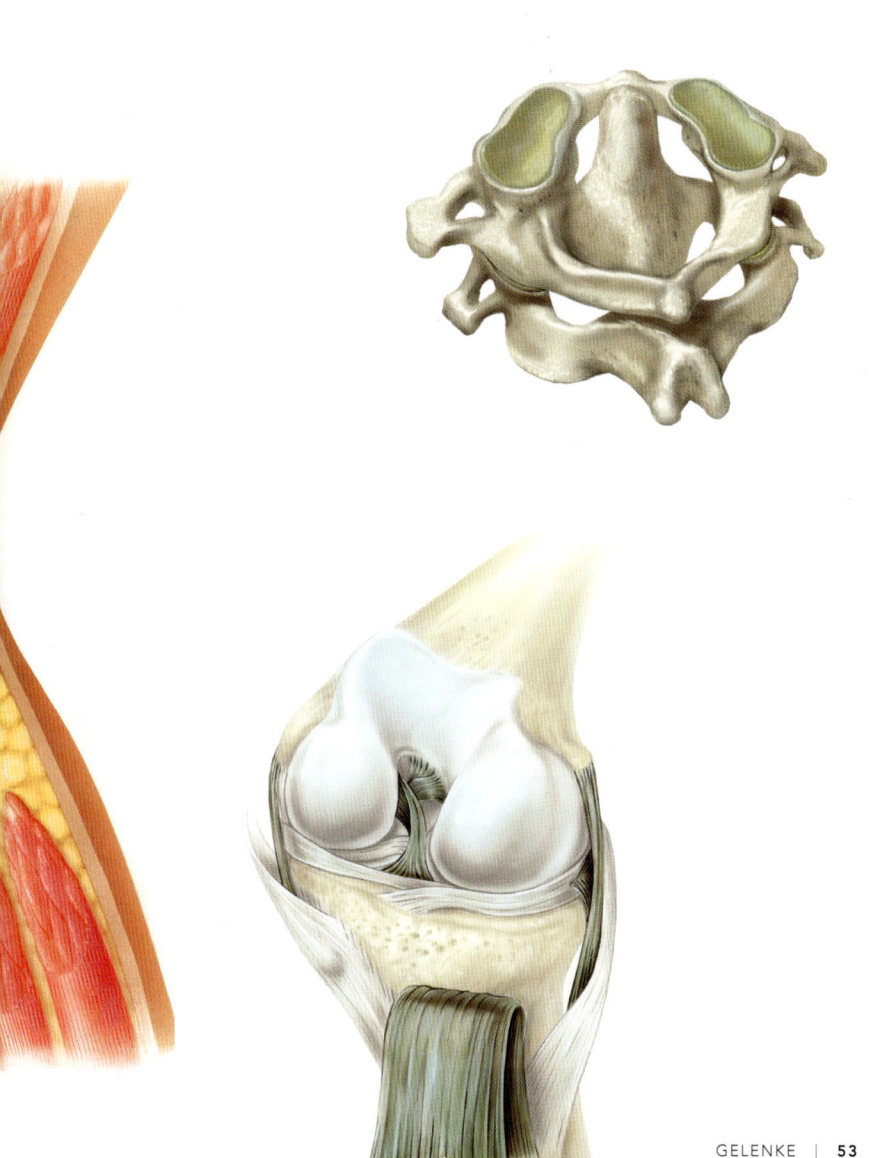

Einführung
Gelenkverbindungen

ECHTE GELENKE SIND DIE HÄUFIGSTEN und zugleich die komplexesten Gelenke in unserem Körper. Die Gelenkhöhle ist mit visköser Gelenkflüssigkeit (Synovia) gefüllt, die die Gelenke schmiert, Nährstoffe verteilt und Krafteinwirkungen absorbiert. Da Knorpelgewebe sehr unzureichend mit Blut versorgt wird, ist die Nährstoffversorgung durch die Gelenkflüssigkeit von essenzieller Bedeutung für die Gesundheit des Knorpels.

Die Gelenkhöhle wird von der Gelenkkapsel umschlossen, einer faserigen, bindegewebigen Fortsetzung der Knochenhaut. Die äußere derbe Faserschicht (*membrana fibrosa*) stabilisiert mit den Kapselbändern das Gelenk, die innere Schicht, die sehr gefäßreiche Gelenkinnenhaut (*membrana synovialis*, Gelenkschleimhaut) reguliert den Austausch von Nährstoffen.

Meist führen außerhalb der Gelenkkapsel selbstständige Bänder zum Gelenk. Diese Bündel aus dichtem Bindegewebe verhindern extreme Bewegungen, die dem Gelenk schaden könnten. Außerdem führen Muskeln und die dazugehörigen Sehnen von einem Knochen zum anderen über das Gelenk hinweg, um es zu bewegen und für mehr Stabilität zu sorgen. Darum herum, insbesondere unter den Sehnen, wo Reibung auftritt, befinden sich Schleimbeutel (*bursae*), kleine, mit Synovialflüssigkeit gefüllte Gewebesäcke, die für mehr Bewegungsfreiheit am Gelenk sorgen.

▸ **ANATOMIE DES ECHTEN GELENKS**

Gelenk mit seinen einzelnen Bestandteilen. Plötzliche oder ungewöhnliche Krafteinwirkung kann die Knochen aus ihrer normalen Lage befördern. Berühren sich die Gelenkflächen anschließend nicht mehr, wird dies als Dislokation bezeichnet.

ECHTES GELENK

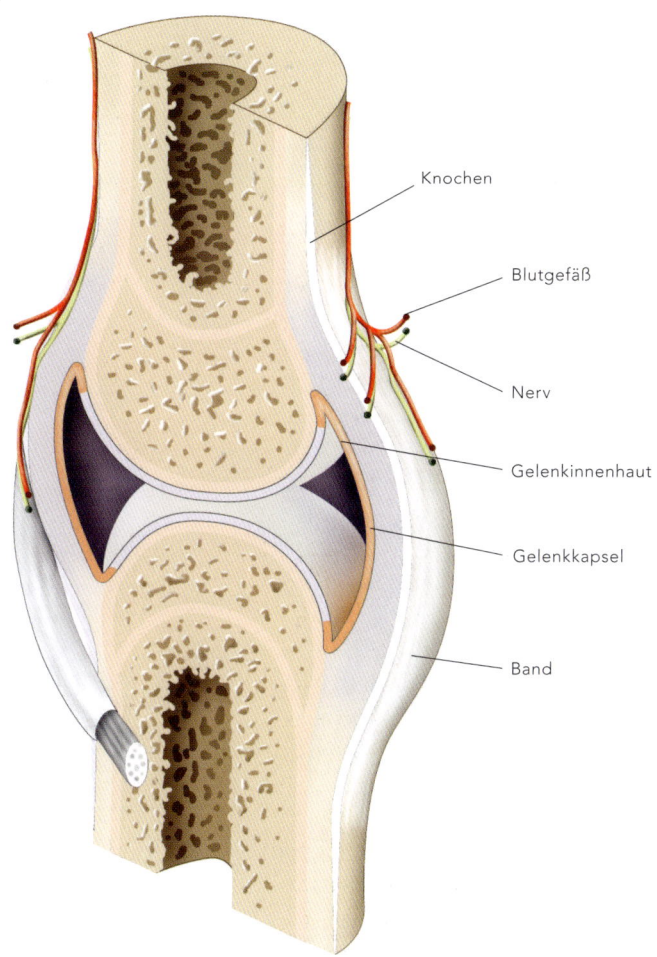

Knochen

Blutgefäß

Nerv

Gelenkinnenhaut

Gelenkkapsel

Band

Gelenkverbindungen *(Forts.)*

Zu den unechten Gelenken gehören die Knorpelgelenke, die Knochen mit Knorpel verbinden und ihrerseits in Synchondrosen (knorpelhafte) und Symphysen eingeteilt werden.

Synchondrosen sind eher wenig beweglich und bestehen hauptsächlich aus hyalinem Knorpel. Ein Beispiel für eine Synchondrose ist die Verbindung zwischen dem Brustbein und der ersten Rippe. Symphysen, zu denen die Schambeinfuge gehört, bieten dagegen etwas mehr Bewegungsfreiheit und bestehen aus hyalinem und Faserknorpel.

Knorpelgelenke sorgen für hohe Stabilität, ohne dabei die Fähigkeit zur Stoßdämpfung einzubüßen.

Bindegewebsgelenke, die zweite Gruppe der unechten Gelenke, verbinden Knochen mit Bindegewebe und sind kaum oder gar nicht beweglich. Drei Typen werden unterschieden: Suturen (Knochennähte), Gomphosen (Einkeilungen) und Syndesmosen. Suturen wie die Nähte zwischen den platten Schädelknochen sind unbewegliche »Gelenke«. Zu den gleichfalls unbeweglichen Gomphosen gehören die Befestigungen der Zähne in den Zahnfächern von Ober- bzw. Unterkiefer. Syndesmosen sind Verbindungen, die von einem flachen Band, der Zwischenknochenmembran, zusammengehalten werden, sie verbinden zwei Knochen der Länge nach. Ein typisches Beispiel für diese Art der Verbindung ist die zwischen Schienbein und Wadenbein.

▶ **STOSSDÄMPFUNG**

Der hyaline Knorpel zwischen Brustbein und Rippe (oben links) ist eine Synchondrose, die Zwischenknochenmembran zwischen Schienbein und Wadenbein (rechts) eine Syndesmose. Beide Typen sorgen für Stabilität und sind in begrenztem Maße beweglich.

BRUSTKORB: VORDERANSICHT   SCHIENBEIN UND WADENBEIN

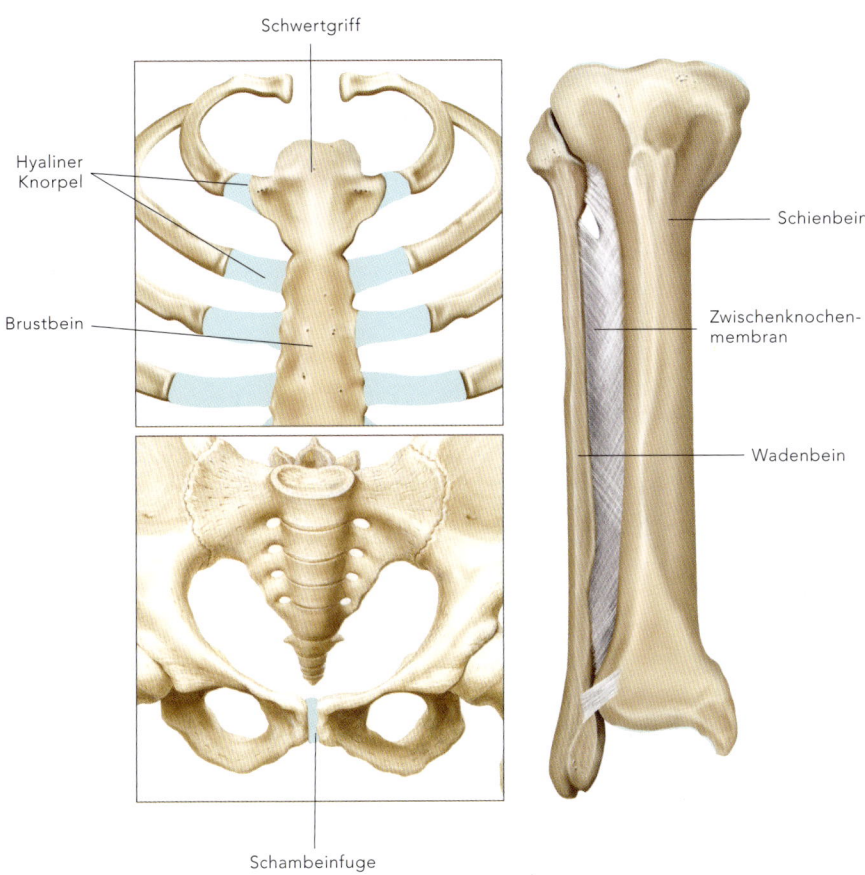

- Schwertgriff
- Hyaliner Knorpel
- Brustbein
- Schambeinfuge
- Schienbein
- Zwischenknochenmembran
- Wadenbein

Echte Gelenke

BEI DEN ECHTEN GELENKEN WERDEN sechs verschiedene Typen unterschieden, von denen jeder für eine besondere Art der Bewegung steht.

Am häufigsten sind die ebenen Gelenke zwischen Knochen, die an zwei flachen Gelenkflächen aufeinandertreffen. Die beiden Knochen können entlang der flachen Gelenkoberfläche in alle Richtungen frei gegeneinander gleiten. Der Winkel der Knochen zueinander verändert sich dabei nicht, und Drehung tritt nur in sehr begrenztem Maße auf. Die Gelenke zwischen den Hand- und Fußwurzelknochen sind platte Gelenke.

Eigelenke oder Ellipsoidgelenke besitzen einen ovalen Fortsatz, passend zu einer länglichen ellipsenförmigen Ausbuchtung im anderen Knochen. Dieses Gelenk lässt Bewegung in zwei Richtungen zu: Beugung und Streckung oder Abduktion und Adduktion, oder auch eine Kombination von beiden – Zirkumduktion.

Beim Sattelgelenk hat einer der Knochen am Ende die Form eines Sattels, während sich der andere wie die Beine eines Reiters darüberstülpt. Sattelgelenke bieten mehr Flexibilität als Scharniergelenke oder ebene Gelenke, denn sie ermöglichen ähnlich wie Eigelenke Bewegungen in alle Richtungen eines Ovals.

▶ **HAND UND HANDGELENK**
Die abgebildeten Gelenke sind Teil der Hand und des Handgelenks. Die ebenen Gelenke zwischen den Handwurzelknochen sorgen in Verbindung mit den Eigelenken des Handgelenks und den Sattelgelenken am Ansatz des Daumens für große Beweglichkeit in alle Richtungen.

EBENES GELENK

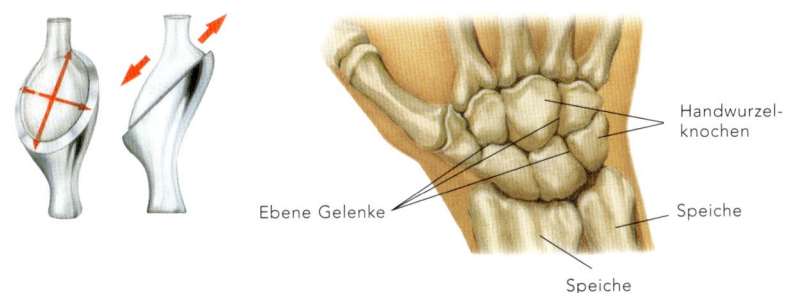

Handwurzelknochen
Ebene Gelenke
Speiche
Speiche

EIGELENK

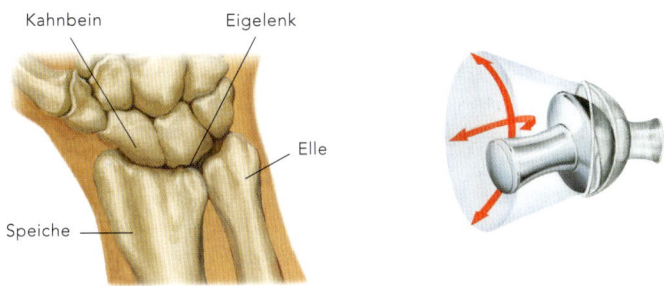

Kahnbein
Eigelenk
Elle
Speiche

SATTELGELENK

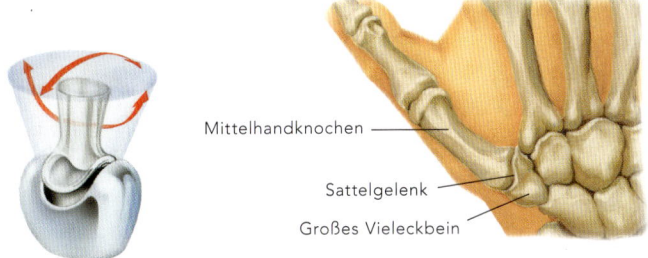

Mittelhandknochen
Sattelgelenk
Großes Vieleckbein

Echte Gelenke *(Forts.)*

Das Drehgelenk ermöglicht eingeschränkte Bewegung: Ein Knochen bewegt sich in einer Drehbewegung um die Achse des anderen.

Eine ganze Reihe von Gelenken in unserem Körper sind Scharniergelenke. Die Form dieses Gelenktyps sorgt für große Bewegungsfreiheit, doch die Gestalt der Gelenkoberflächen schränkt die möglichen Bewegungen auf eine Achse oder Richtung ein. So ermöglichen Scharniergelenke nur Beugung und Streckung. Einige Gelenke dieses Typs lassen auch ein geringes Maß an Drehung oder seitlicher Bewegung zu, die aber von den Gelenkstrukturen begrenzt wird.

Kugelgelenke bieten die meisten Bewegungsarten und die größte Bewegungsfreiheit aller echten Gelenke. Die einzigen Vertreter dieses Typs in unserem Körper sind das Schulter- und das Hüftgelenk. Kugelgelenke erlauben Bewegung in alle Richtungen und auch Zirkumduktion, in viel größerem Maße als andere echte Gelenke wie Ei- oder Sattelgelenke.

Um diese Bewegungsfreiheit zu ermöglichen, sind die Bänder dieser Gelenke weniger straff gespannt als die anderer Gelenke, was jedoch heißt, dass kräftige Muskeln für Stabilität und Bewegung sorgen müssen.

▶ **ELLENBOGEN- UND HÜFTGELENK**

Das Ellenbogengelenk ist sowohl ein Scharnier- als auch ein Drehgelenk. Dabei bilden Elle und Speiche das Drehgelenk, Elle, Speiche und Oberarmknochen zusammen das Scharniergelenk. Das Hüftgelenk ist stabiler als das Schultergelenk, denn es überträgt das Gewicht vom Oberkörper auf die unteren Gliedmaßen.

DREHGELENK

Axis und Atlas

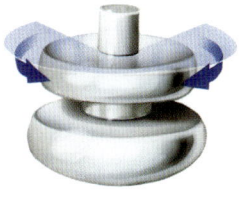
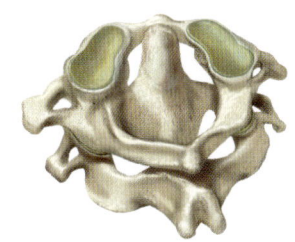

SCHARNIERGELENK

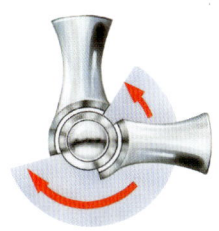
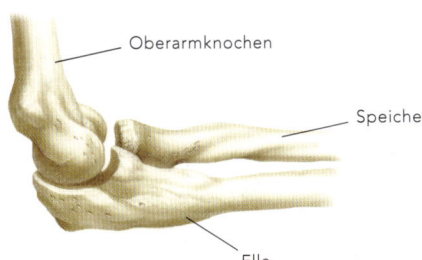

- Oberarmknochen
- Speiche
- Elle

KUGELGELENK

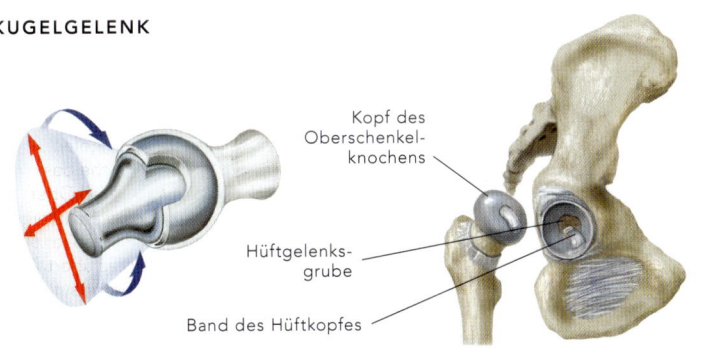

- Kopf des Oberschenkelknochens
- Hüftgelenksgrube
- Band des Hüftkopfes

Der Aufbau eines echten Gelenks

IN EINEM ECHTEN GELENK KLEIDET DIE Gelenkinnenhaut, ein weiches Gewebe, die Innenseite, Sehnenscheiden sowie die Schleimbeutel (Bursen) aus. Sie umschließt den gesamten Innenraum des Gelenks mit Ausnahme der Gelenkflächen, die von hyalinem Knorpel bedeckt sind.

Die Gelenkinnenhaut besteht aus einer durchgehenden Oberflächenschicht aus Zellen (*intima synovialis*) und einer darunterliegenden Bindegewebsschicht (*subintima*) mit intraartikulären Gefäßen wie Blut- und Lymphgefäßen und Nerven. Die Synoviozyten, die Zellen, die die Gelenkflüssigkeit (Synovia) produzieren, regenerieren diese unablässig.

Die Gelenkflüssigkeit ist durchsichtig und von hellgelber Farbe. Ihre zwei Hauptfunktionen: Sie versorgt den Gelenkknorpel, durch den kein Blut zirkuliert und der deshalb auf Versorgung von außen angewiesen ist, mit Nährstoffen, etwa mit Glukose und Sauerstoff, und sie schmiert die Gelenkflächen, um deren reibungslose Funktion zu gewährleisten. Da diese Flüssigkeit die Gelenkhöhle ausfüllt, spielt sie außerdem eine Rolle bei der Stoßdämpfung unter Last.

Der hyaline Knorpel in echten Gelenken wird in vier Zonen (Schichten) gegliedert: die oberflächliche, die mittlere, die tiefe und die verkalkte. Die dichte Kollagenfaserschicht ganz an der Oberfläche, deren Fasern parallel zur Bewegungsrichtung des Gelenks laufen, sorgt für die harte, glatte Oberfläche. Die mittlere und die tiefe Zone machen den Knorpel druckelastisch und stoßdämpfend. Die verkalkte Schicht befestigen den Knorpel, das heißt die Kollagenfasern der tiefen Zone, am darunterliegenden Knochen.

▶ **STRUKTUR DES KNIEGELENKS**

Das Kniegelenk ist ein Kondylengelenk und verbindet Kniescheibe, Oberschenkelknochen und Schienbein. Aufgrund seiner Form ist das Kniegelenk relativ schwach, und so ist es zur Aufrechterhaltung der Stabilität auf Muskeln und Bänder angewiesen.

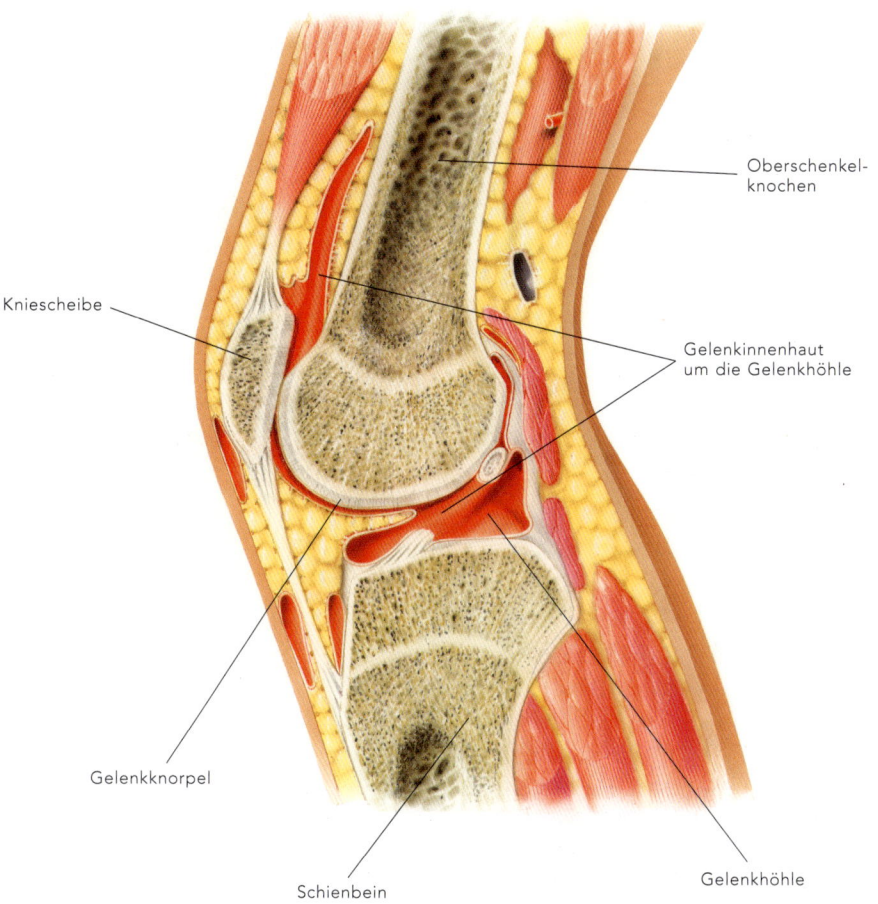

Bänder

DIE STRAFFEN BÄNDER ODER LIGAMENTE aus Kollagen verlaufen parallel als miteinander verbundene Faserbündel. Ihre unterschiedliche Größe, Form und Ausrichtung ist von grundlegender Bedeutung für die Funktion der Gelenke, zu denen sie gehören.

Die äußere, vaskularisierte Schicht eines Bandes, das »Epiligament«, enthält Sinnes- und propriozeptive Nerven, die in unmittelbarer Nähe der Blutgefäße verlaufen und Informationen zur augenblicklichen Stellung des Gelenks an das Zentralnervensystem weitergeben.

Obwohl das Band den Eindruck eines einheitlichen Gebildes erweckt, scheinen einzelne Fasern sich bei Bewegung des dazugehörigen Gelenks je nach Lage der Knochen zu lockern oder zu spannen. Ist das Band unbelastet, kann man darin wellenförmige Falten erkennen. Hier sind die Kollagenfasern miteinander verbunden – sie laufen gerade und parallel, weisen aber zugleich eine gewisse Welligkeit auf.

So kann sich das Band, wenn es nicht unter Belastung steht, zusammenziehen, was der Struktur einen gewissen Schlupf gibt, sodass das Band unter Last anfangs, während es »sich entfaltet«, sprich glättet, nicht steif ist.

▸ **BAND**
Strukturelle Eigenschaften eines Bandes in Ruheposition und unter Belastung.

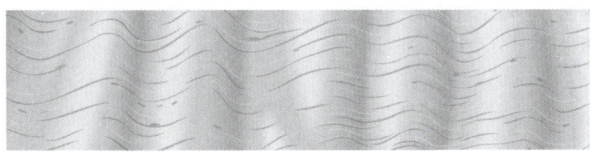

Band in Ruheposition

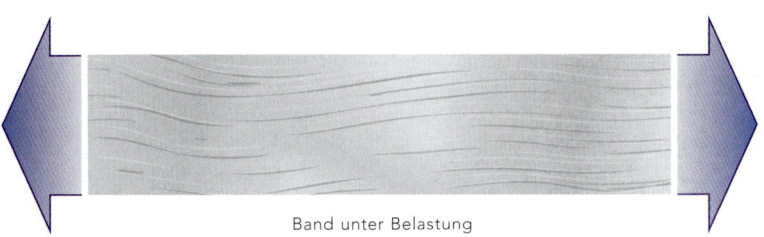

Band unter Belastung

Bänder des Kniegelenks

DIE BÄNDER SOLLEN DEM GELENK STAbilität verleihen, ohne dessen Beweglichkeit zu beeinträchtigen. Ein Musterbeispiel hierfür ist das Kniegelenk mit den dazugehörigen Bändern. Das Knie muss stabil bleiben und dem Gewicht des Körpers sowie den beim Laufen und Springen erzeugten Kräften standhalten. Mehrere Muskeln überqueren das Kniegelenk und tragen zur Stabilität bei, verhindern zugleich aber auch unerwünschte Bewegungen. Das Gelenk selbst ist eher flach, und Krafteinwirkung könnte den Oberschenkel ohne Stärkung durch Bänder leicht aus den Gelenkknorren des Schienbeins heben.

Eine Innenansicht des Knies lässt das breite, flache Knieinnenband vom Oberschenkelgelenkknorren bis zum Schaft des Schienbeins deutlich erkennen. Es ist mit der Gelenkkapsel und dem Innenmeniskus verwachsen. Bei einem starken Schlag auf das Knie wirkt das Knieinnenband einer Valgusstellung entgegen, bei der sich ein Knochen oder Gelenk vom Körper weg verdreht.

Das schmale Knieaußenband, das sich vom seitlichen Gelenkknorren des Oberschenkels bis zum Kopf des Schienbeins erstreckt, verstärkt die Außenseite des Knies. Im Gegensatz zum Knieinnenband ist es nicht mit der Gelenkkapsel oder dem Außenmeniskus verbunden und deshalb weniger verletzungsanfällig. Dieses Band wirkt einer Varusstellung entgegen, bei der sich der körperferne Teil des Beins nach innen verdreht.

Das vordere und hintere Kreuzband befinden sich innerhalb der Gelenkkapsel. Das vordere verläuft von der Vorderseite des Schienbeins zur Hinterseite des Oberschenkels, das hintere von der Hinterseite des Schienbeins zur Vorderseite des Oberschenkels. Die beiden kreuzen sich im Zentrum des Kniegelenks – daher ihr Name. Das vordere Kreuzband hindert das Schienbein an einem übermäßigen Vorwärtsgleiten, das hintere an einem übermäßigen Rückwärtsgleiten.

Gemeinsam beschränken die Kreuzbänder die Bewegung des Knies hauptsächlich auf Beugung und Streckung, was die Funktion der Muskeln optimiert und die Strukturen rund um das Gelenk schützt.

▶ KNIEBÄNDER

Da sie wesentlich mit für Stabilität sorgen, sind die Kniegelenke bei sportlicher Betätigung oft großer Krafteinwirkung ausgesetzt. Bänderdehnungen oder gar Bänderrisse können die Folge sein. Letztere sind entweder unvollständig (partiell), betreffen also nur einen Teil der Fasern des betroffenen Bandes, oder vollständig (komplett).

Oberschenkelknochen

Hinteres Kreuzband

Mittlerer Meniskus

Vorderes Kreuzband

Knieaußenband

Seitlicher Meniskus

Knieinnenband

Knieband

Kniescheibe

GELENKE | 67

Bändereigenschaften

UNTER BELASTUNG DEHNEN SICH BÄNder und Sehnen aufgrund ihrer inhärenten plastischen Eigenschaften. Diese Dehnung erfolgt zu Anfang mühelos, da die Kollagenfasern noch nicht geglättet sind. Je stärker die Belastung, desto steifer und glatter das Band oder die Sehne – bis zur völligen Streckung. Bei fortgesetzter Krafteinwirkung absorbiert das Band weiter Energie, bis es schließlich reißt.

Eine Eigenschaft von Bändern ist ihre Viskoelastizität, das heißt sie zeigen ein teilweise viskoses, teilweise elastisches Materialverhalten – im Falle der Bänder bekannt als »Kriechen« und »Spannungsrelaxation«. Dabei bedeutet Kriechen die Dehnung des Bandes unter andauernder Belastung, Stressrelaxation das Nachlassen der Spannung, wenn die Länge des Bandes für längere Zeit gleich bleibt.

▸ **STABILITÄT**

Die Bänder der Interphalangealgelenke zwischen den Knochen der Fingerglieder werden bei Beugung gedehnt, was die Finger stabiler macht. Diese Gelenke sind anfällig für Sportverletzungen – bei einem Schlag oder Stoß auf den ausgestreckten Finger.

▸ **LOCKERHEIT**

Bänder können nicht in jeder Position des Gelenks gespannt bleiben. Ein lockeres, ungespanntes Band unterstützt oder stabilisiert das Gelenk nicht.

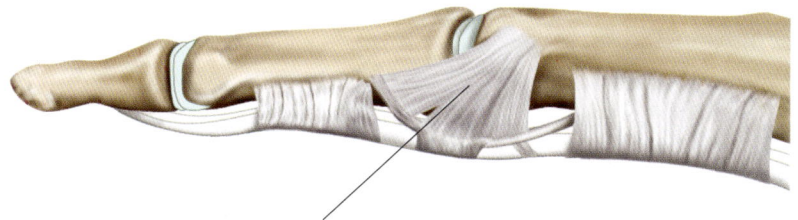

Seitenbänder gespannt

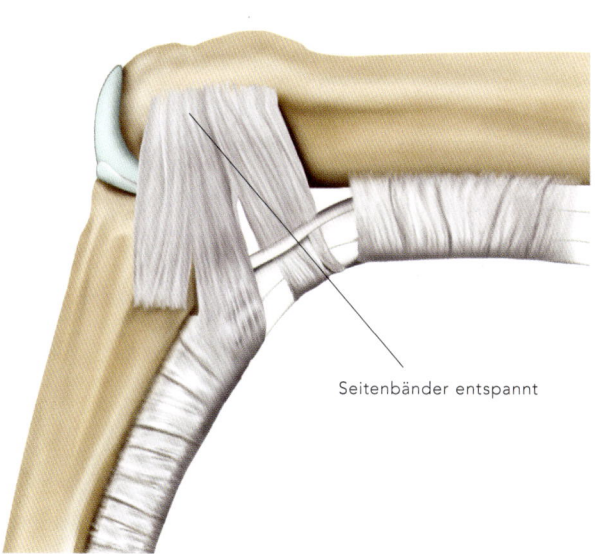

Seitenbänder entspannt

Neutral-Null-Methode (NNM)

DIE BEWEGLICHKEIT EINES GELENKS wird mit der Neutral-Null-Methode gemessen. Bei einem einfachen Scharniergelenk wie dem Knie wird sie in Winkelgraden von Beugung und Streckung ermittelt, bei einem Gelenk mit Bewegung auf verschiedenen Ebenen wie dem Schultergelenk in Winkelgraden von Beugung und Streckung bzw. Adduktion/Abduktion oder Einwärts- und Auswärtsdrehung. In gewissem Maß ist Bewegungsfreiheit an jedem Gelenk für unsere täglichen Aktivitäten erforderlich, in deutlich höherem aber für sportliche Betätigung.

Beim Bewegungsausmaß werden aktives und passives unterschieden. Das aktive Bewegungsausmaß bezeichnet die maximale Bewegung, die ein Gelenk allein durch Muskelgebrauch gestattet, während das passive (oder aktiv assistierte) größer ist und externe Krafteinwirkung wie Dehnung gegen ein unbewegliches Objekt zulässt.

Das Bewegungsausmaß an einem Gelenk wird durch zahlreiche Faktoren beeinflusst. Ein einschränkender Faktor ist die Steifheit der Muskeln rund um das Gelenk, ein anderer ein knöcherner Endpunkt, an dem zwei Knochen aufeinandertreffen und nur eine reduzierte Änderung des Gelenkwinkels zulassen. In vielen Fällen schränken die Bänder, die das Gelenk unterstützen, die Bewegungsfreiheit des Gelenks ein. Bei einigen Gelenken kann auch weiches Gewebe wie Muskeln oder Fettmasse den Grad seiner Biegbarkeit reduzieren.

> ### EINGESCHRÄNKTE BEWEGLICHKEIT
>
> Krankheiten wie Arthrose können das Bewegungsausmaß reduzieren und durch Schmerz, Anschwellungen oder Steifheit die Fähigkeit zur Ausführung alltäglicher Handlungen beeinträchtigen. Nach einer Verletzung oder Operation gehört die Wiederherstellung der Beweglichkeit zu den vorrangigen Zielen der Rehabilitation.

BEUGUNG DES ARMS

- 90°
- Vollständig gebeugt 150°
- Beugung
- 180°
- 0° Neutral

MECHANIK DES ELLBOGENS

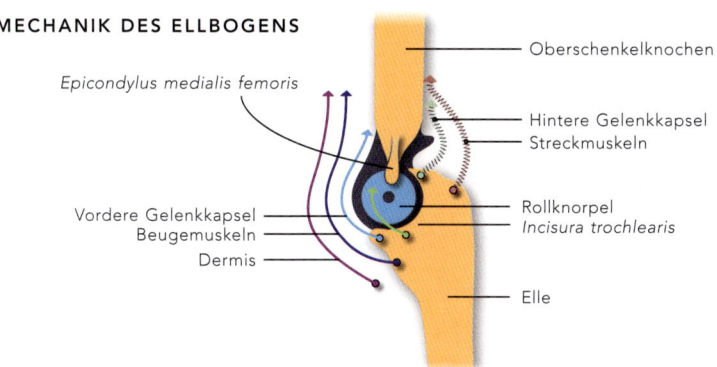

- Oberschenkelknochen
- *Epicondylus medialis femoris*
- Hintere Gelenkkapsel
- Streckmuskeln
- Vordere Gelenkkapsel
- Beugemuskeln
- Rollknorpel
- *Incisura trochlearis*
- Dermis
- Elle

ELLBOGEN GEBEUGT

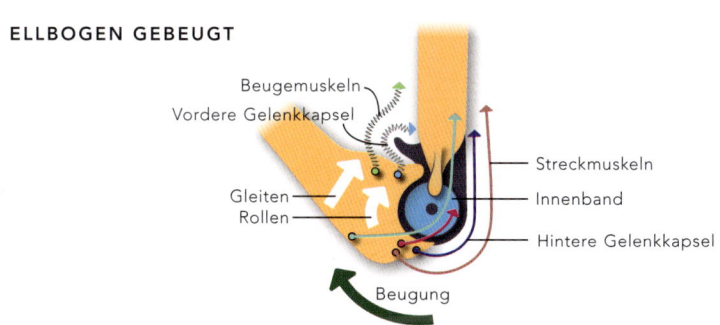

- Beugemuskeln
- Vordere Gelenkkapsel
- Streckmuskeln
- Gleiten
- Rollen
- Innenband
- Hintere Gelenkkapsel
- Beugung

GELENKE

Gelenkhebel

WÄHREND SICH MUSKELN ZUSAMMENziehen, um Kraft und Bewegung zu generieren, erzeugen Knochen und Gelenke dazu Hebel. In der Biomechanik gehören zu einem Hebel ein starrer Hebelarm, sein Drehpunkt und die Kraft, die benötigt wird, um einen Widerstand oder eine Last zu überwinden. Im Körper liefert ein Muskel die Kraft, das Gelenk fungiert als Drehpunkt und das Gewicht der Gliedmaße oder des Körpers ist die Last.

Hebel können dazu dienen, Bewegung zu verstärken. So erzeugen geringe Kontraktionen der Wadenmuskulatur beim Treten eines Balls eine viel größere Kraft im Fuß. Hebel dienen auch dazu, etwas mit geringerer Anstrengung zu heben. Die Gelenke machen unterschiedlich von den zuvor genannten Verfahren Gebrauch, doch jedes Gelenk nutzt nur eines der beiden.

Es gibt drei Klassen von Hebeln in unserem Körper: Bei einem erstklassigen Hebel befindet sich der Drehpunkt zwischen der einwirkenden Muskelkraft und der Last – wie bei einer Wippe auf dem Spielplatz.

Bei einem zweitklassigen Hebel liegt die Last zwischen dem Drehpunkt und der angreifenden Muskelkraft – wie bei einer Schubkarre. Dieser Hebel weist einen mechanischen Vorteil auf, denn die erforderliche Muskelkraft ist geringer als die Kraft der Last.

Ein drittklassiger Hebel liegt dann vor, wenn die Last weiter vom Drehpunkt entfernt ist als die angreifende Muskelkraft. Ein Beispiel hierfür ist das Paddeln der Kanuten, denn dabei bleibt die obere Hand (der Drehpunkt) am Ort, während die untere am Paddel zieht, um den Wasserwiderstand zu überwinden. In diesem Fall besteht kein mechanischer Vorteil, denn der Kraftaufwand ist größer als die Last. Dieser Nachteil wird jedoch durch die größere Bewegung wettgemacht.

▸ **HEBEL IM KÖRPER**
Rechts (von oben nach unten): Erst-, Zweit- und Drittklasshebel. Man findet alle in unserem Körper; die meisten davon sind Drittklasshebel mit dem Vorteil größerer Bewegung.

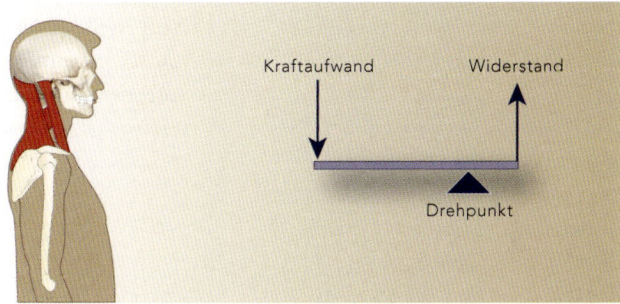

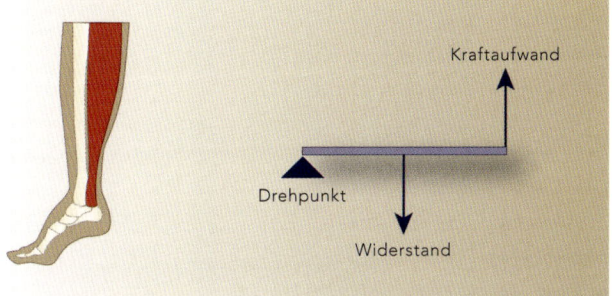

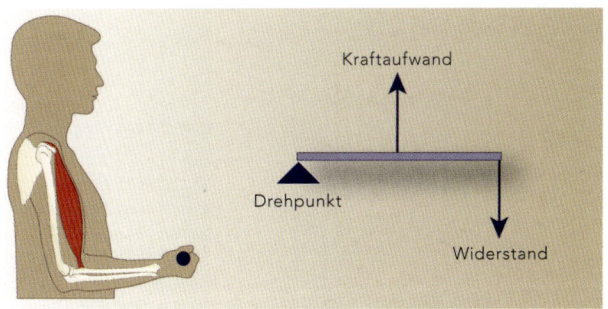

Verletzungen und Beweglichkeit

IM ELLENBOGENGELENK IST BEWEgung – in diesem Fall Streckung – normalerweise so weit möglich, bis der Hakenfortsatz (das Olecranon) in der Vertiefung *Fossa olecrani* im Oberarmmuskel zu liegen kommt. Eine Verletzung des zum Bizeps gehörigen Bandes zieht Schwellungen, Schmerzen und Entzündungen nach sich, die eine Streckung nur noch in einem geringeren Umfang zulassen.

Einige Sportarten erfordern ein über das Übliche hinausgehendes Ausmaß an Bewegung, was aber meist ein erhöhtes Verletzungsrisiko mit sich bringt. Bei jemandem, der eine Bänderverletzung erlitten hat, unterstützt das Band das Gelenk auch nach der Ausheilung oft nur noch ungenügend oder lässt Bewegung im üblichen Umfang nicht mehr zu. Das vergrößert das Risiko einer erneuten Verletzung; aufgrund der höheren Belastung des Gelenkknorpels steigt die Gefahr einer Arthrose-Erkrankung.

▸ **HYPERMOBILITÄTSSYNDROM**

Das Hypermobilitätssyndrom der Gelenke ist nicht selten mit Verletzungen verbunden. So weisen betroffene Personen ein deutlich höheres Risiko von Kniegelenkverletzungen bei sportlichen Aktivitäten auf, die mit Körperkontakt oder Zusammenprall einhergehen.

HYPEREXTENSION

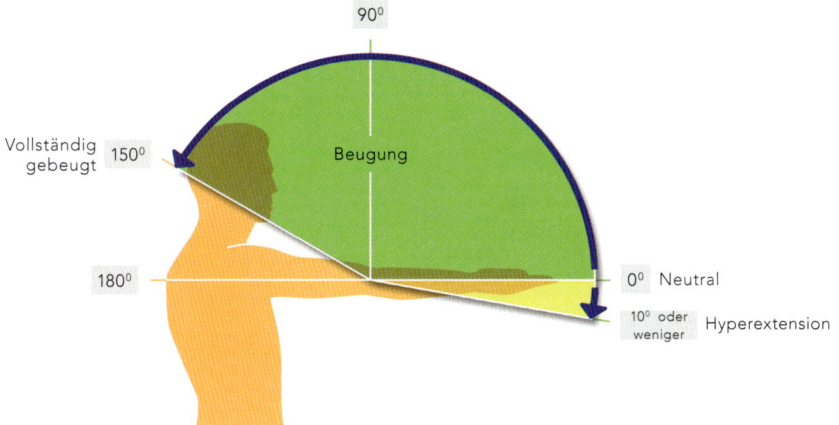

Kapitel 4:
Skelettmuskeln

In diesem Kapitel werfen wir einen Blick darauf, wie Skelettmuskeln die menschliche Bewegung möglich machen und unterstützen. Ihre unzähligen Fasern und Filamente reagieren auf Nervenstimuli und verantworten Kontraktionen, die über Geschwindigkeit, Umfang und Kraft unserer Bewegungen entscheiden. Skelettmuskeln sind der Maschinenraum unseres Körpers und produzieren unablässig lebenswichtige Energie und Bewegung.

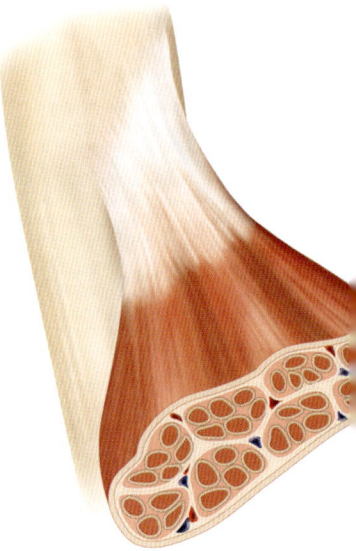

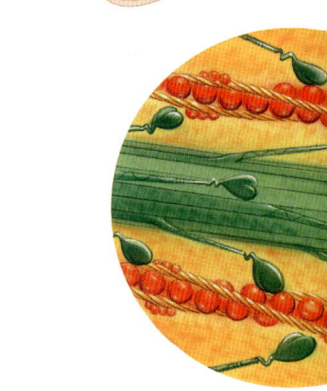

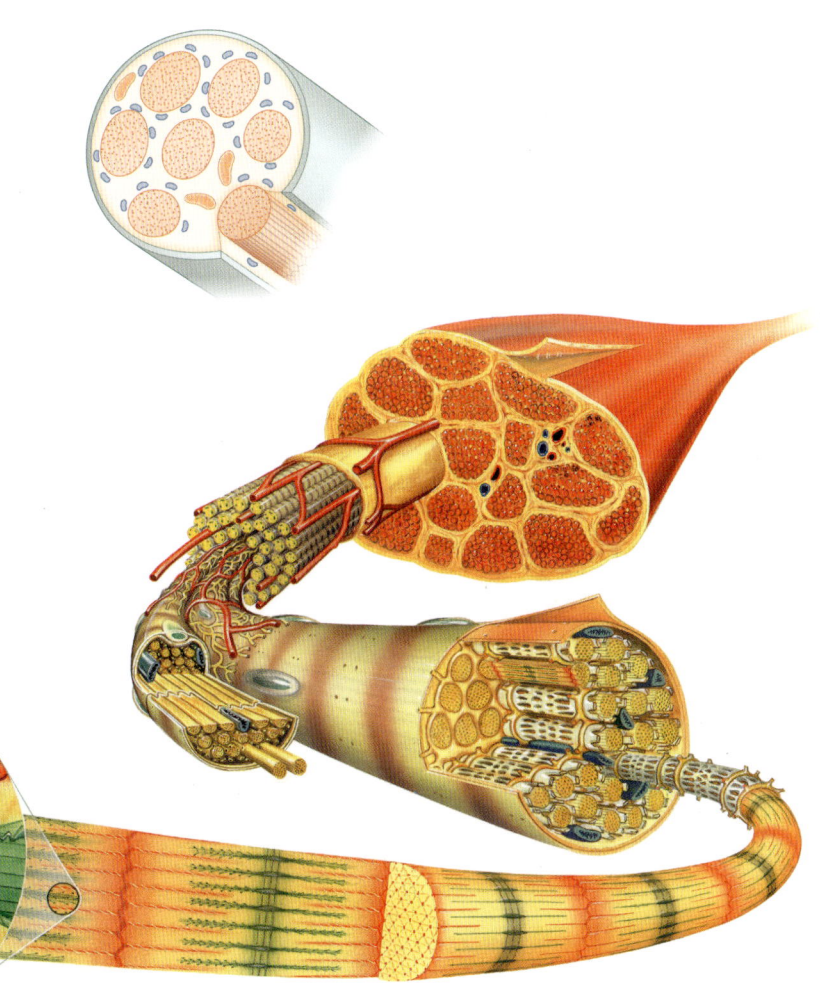

SKELETTMUSKELN | 77

Muskelgewebe
Muskelgewebetypen

SKELETTMUSKELN SIND MEIST AN KNOchen des Skeletts befestigt. Zieht sich ein Skelettmuskel zusammen, so verkürzt er sich und erzeugt Kräfte, die die beiden Befestigungsstellen zusammenziehen. Die Fasern von Skelettmuskeln laufen parallel zueinander und verleihen dem Muskel sein typisches, gestreiftes Aussehen. Dieses findet sich auch beim Herzmuskel, der sich zusammenzieht, um Blut in den großen (Körperkreislauf) und kleinen Kreislauf (Lungenkreislauf) zu pressen. Genau wie bei den Skelettmuskeln laufen auch beim Herzmuskel die Fasern in geordneten Mustern, meist parallel, verzweigen sich aber auch und verbinden sich an sogenannten Glanzstreifen (*Discus intercalaris*).

▶ **MUSKELN**

Muskeln bestehen zu etwa 75 % aus Wasser und 20 % aus Eiweißen. Den Rest machen eingelagerte Kohlenhydrate und Lipide für die Energieversorgung, anorganische Salze und andere Nichteiweißstoffe aus.

Skelettmuskelgewebe
Skelettmuskeln
ermöglichen dem Körper
Bewegung. Sie gehören zu
den willkürlichen Muskeln
und werden von Gehirn
und Rückenmark gesteuert.
Unter dem Mikroskop ist
ihre gestreifte Erscheinung
zu erkennen.

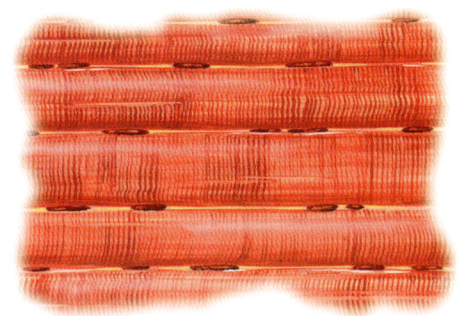

Glattes Muskelgewebe
Glatte Muskeln werden
vom vegetativen Nerven-
system gesteuert und
kommen in der Haut,
den Blutgefäßen sowie
im Fortpflanzungs- und
Verdauungssystem vor.

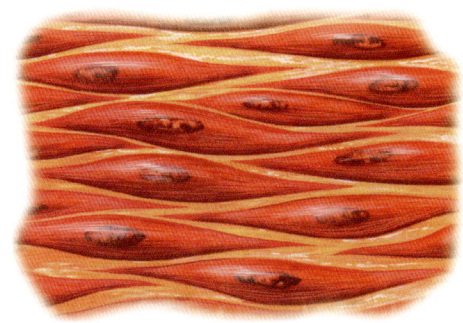

Herzmuskelgewebe
Der Herzmuskel zieht
sich unwillkürlich rhyth-
misch zusammen. Unter
dem Mikroskop ist seine
gestreifte Erscheinung
erkennbar.

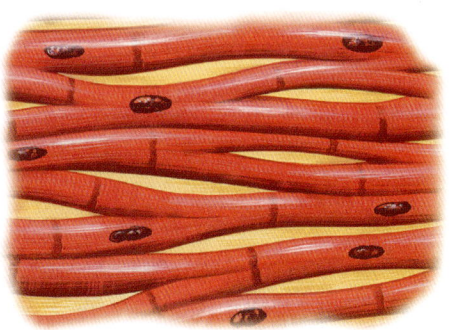

Muskelfaserstruktur

SKELETTMUSKELN BESTEHEN AUS Muskelfasern (Myozyten) und diese wiederum aus Aktin- und Myosinfilamenten (Proteinfäden), die sich in regelmäßigem Muster zu Sarkomeren verbinden. Die Interaktion zwischen den dünnen Aktinfilamenten und den dickeren Myosinfilamenten ist für die Kontraktion verantwortlich.

Am Anfang der Muskelkontraktion steht ein Aktionspotential, das durch das Endknöpfchen des Motoneurons und die motorische Endplatte zu den spannungsempfindlichen Proteinkanälen an der Oberfläche der Zellmembran der Muskelzellen (Sarkolemmata) wandert und diese stimuliert. Von dort wird es weitergeleitet, sobald die spannungsgesteuerten Ionenkanäle sich öffnen, und lässt Natriumionen in die Muskelzellen eindringen. Dieser Zustrom von Natriumionen depolarisiert die Zellmembran und veranlasst das sarkoplasmatische Retikulum zur Abgabe von Kalziumionen ans Zytoplasma des Muskels. Die Kalziumionen binden an Troponin, das das Tropomyosin verdrängt und die Bindungsstellen des Aktins für das Myosin freimacht.

Der nächste Schritt der Muskelkontraktion ist die Bindung und Freigabe zwischen Myosin und Aktin im Sarkomer. Bindet Myosin an der durch den Zustrom von Natriumionen aktivierten Bindungsstelle an Aktin, so bildet es eine Querbrücke. In der Folge wird das Adenosintriphosphat (ATP) zu Adenosindiphosphat (ADP) sowie anorganischem Phosphat, hydrolysiert und liefert die erforderliche Energie, um den Winkel des Myosinfilaments zu ändern. Aufgrund des Zugs, den Letzteres auf das Aktinfilament ausübt, verkürzt sich das Sarkomer, und der Muskel zieht sich zusammen. Kalzium wird zurück an das sarkoplasmatische Retikulum abgegeben, die Bindungsstellen des Aktins sind wieder inaktiv und es findet kein weiterer Querbrückenzyklus statt.

▸ **VOM HIRN ZUM MUSKEL**
Bei der Kopplung von Erregung und Kontraktion, dem Prozess, der Nervenimpuls und Muskelbewegung verbindet, wird ein elektrischer Stimulus in mechanische Energie umgewandelt.

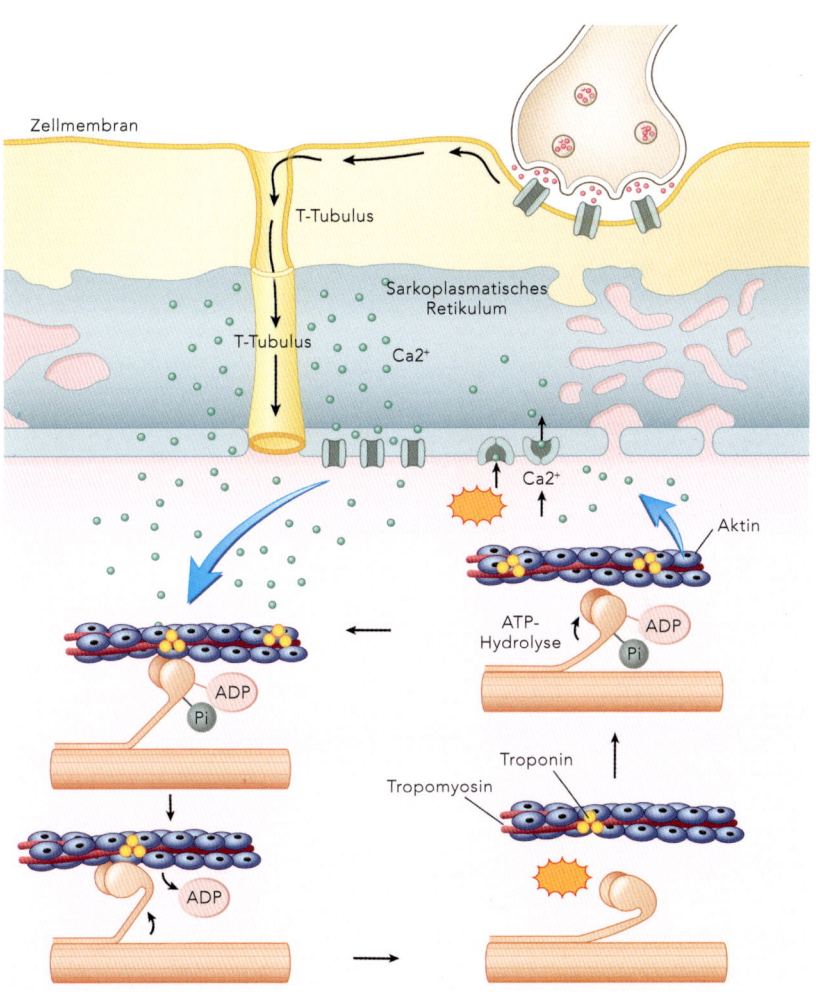

Muskeltypen

FORM UND STELLE, AN DENEN EIN MUSkel festgemacht ist – sein Ursprung (unbeweglich während der Kontraktion) und sein Ansatz (beweglich) –, bestimmen zusammen die Funktion eines Muskels.

Der Muskelursprung ist eine bestimmte Stelle an einem Knochen, der während der Kontraktion meist näher bei der Körpermitte (proximal) steht. Im Allgemeinen besitzt dieser Knochen mehr Masse als der Knochen am Ansatz, der sich meist weiter weg von der Körpermitte (distal) befindet. Letzterer ist in der Regel derjenige, der durch die Muskelkontraktion bewegt wird. So rückt der Bizeps beim Heben eines Objekts den Ansatz an der Speiche näher an die Ursprungsstellen am Schulterblatt. In einigen Fällen aber verhält es sich genau umgekehrt, zum Beispiel bei einem Klimmzug: Hier zieht sich der Bizeps ebenfalls zusammen, doch der Ursprung wird näher zum Ansatz bewegt, der an Ort und Stelle verbleibt.

Die Aktion eines Muskels wird somit auch durch die Richtung bestimmt, in der die Muskelfasern verlaufen.

Bei spindelförmigen Muskeln laufen die Fasern vornehmlich parallel zur Längsrichtung des Muskels. Die Fasern einfach gefiederter Muskel setzen in einem spitzen Winkel an einer langen Sehne an und ähneln deshalb einer halben Feder. Zweifach gefiederte Muskeln bestehen aus zwei Reihen von Muskelfasern, die in einem spitzen Winkel an einer zentralen Sehne ansetzen, und gleichen deshalb einer ganzen Feder. Mehrfach gefiederte Muskeln sind solche mit Fasern, die in verschiedenen Winkeln zur Richtung der Krafteinwirkung laufen.

Als Fiederung bezeichnet man das Zusammentreffen von Muskeln und Sehnen in einem spitzen Winkel, je spitzer, desto mehr Muskelfasern. Somit ist beispielsweise bei gleicher Größe ein zweifach gefiederter Muskel kräftiger als ein einfach gefiederter oder auch als ein spindelförmiger. Eine größere Fiederung erhöht zwar die vom Muskel erzeugbare Kraft, vermindert aber zugleich das Maß, in dem er sich zusammenziehen kann, und damit seine Beweglichkeit.

Spezielle Muskelformen spiegeln spezifische Funktionen und / oder die Art, wie der Muskel am Skelett festgemacht ist, wider, so beim großen Brustmuskel mit Ursprung am Brustbein und Ansatz am Oberarmknochen. Ersterer ist weiter gefächert, Letzterer konvergiert in einem Punkt; der Muskel hat die Form eines Fächers oder Dreiecks. Ein weiterer Vorteil dieser Anordnung ist, dass der Muskel den Oberarmknochen in leicht unterschiedliche Richtungen ziehen kann, je nachdem, welche Fasern stimuliert werden.

Bei Ringmuskeln bilden die Fasern einen konzentrischen Ring. Die Kontraktion verringert bei diesem Muskeltyp den Durchmesser, sodass er dem Schließen von Körperöffnungen dient. Ein Beispiel für einen solchen Muskel ist der Mundringmuskel (*m. orbicularis oris*) der Lippen.

▼ **MUSKELTYPEN**

Auf den folgenden beiden Seiten sind Muskeltypen zu sehen. Muskelkontraktionen werden vom Nervensystem gesteuert. Nervenimpulse veranlassen die Ausschüttung von Kalzium in den Muskelfaserzellen und diese wiederum die Muskelkontraktion. Die Energie dafür liefert Glykogen, eine Form der Glukose, die im Muskelgewebe gelagert wird.

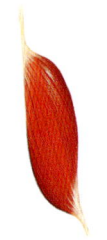
Einfach gefiederter Muskel

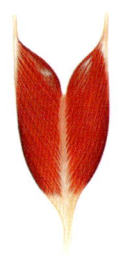
Zweifach gefiederter Muskel

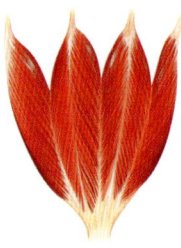
Mehrfach gefiederter Muskel

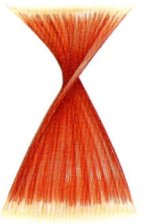
Spiralmuskel

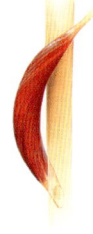
Spiralmuskel

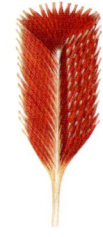
Radialmuskel

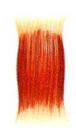
Viereckmuskel

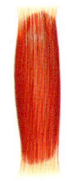
Infrahydoider Muskel

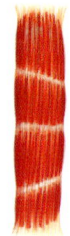
Infrahydoider Muskel (mit sehnigen Abschnitten)

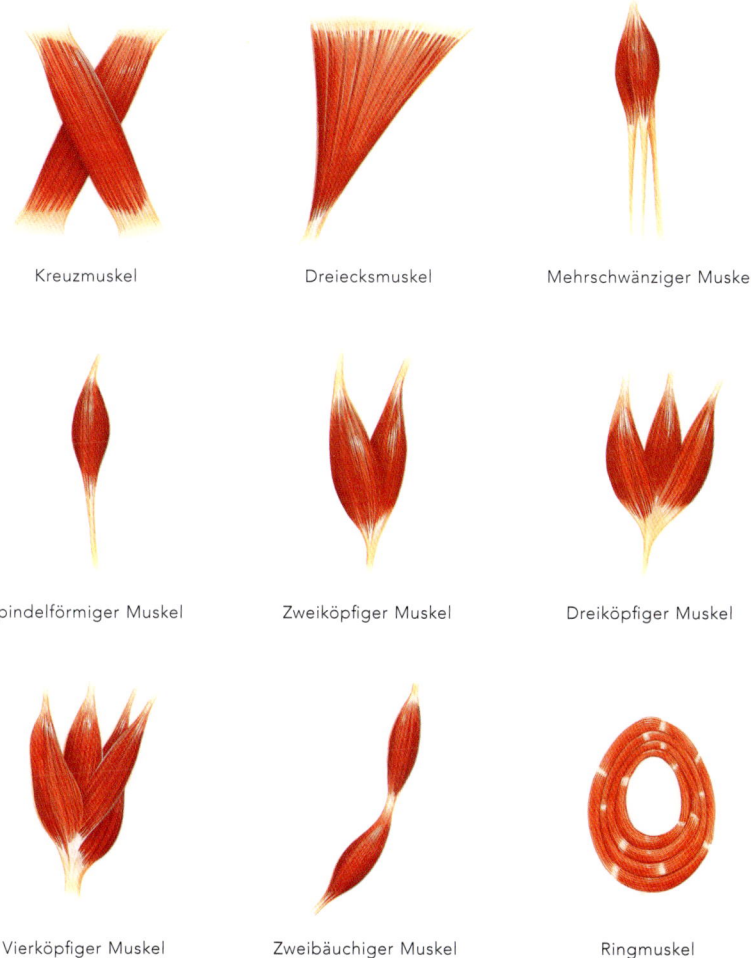

Muskelstruktur
Nicht kontraktile Komponenten

DIE VERKÜRZBAREN BESTANDTEILE DER Muskeln sind von viel extrazellulärem Bindegewebe umgeben und zugleich voneinander getrennt. Diese stützen den Muskel und spielen eine Rolle beim Stoffwechsel und der Kraftübertragung auf die Sehne.

Das Epimysium ist eine zähe Schicht aus Bindegewebe, die sich der Streckung widersetzt und die ganze Oberfläche des Muskels bedeckt. Sie trennt ihn von anderen Muskeln. Das Perimysium, die darunter liegende Schicht, unterteilt den Muskel in Faserbündel, sogenannte Faszikeln. Diese Aufteilung schafft Platz für Blutgefäße und Nerven. Wie das Epimysium widersetzt sich auch das Perimysium der Streckung. Das Endomysium bündelt einzelne Muskelfasern und befindet sich direkt über der Zellmembran. Im Endomysium findet der Austausch von Nährstoffen und Abfallprodukten zwischen Blutgefäßen und Muskelfasern statt. Diese Bindegewebsschicht ist zarter und sowohl mit den Muskelfasern als auch mit dem Perimysium (der Muskelhaut) verbunden. Auch wenn die Bindegewebsschichten separat beschrieben werden, sind sie miteinander verflochten und bilden ein durchgehendes Bindegewebe, das den Muskeln Stärke, Stabilität und Elastizität verleiht. Diese Gewebe gehen am Ende des Muskels in die Sehne über, übertragen kontraktive Zugkräfte und geben dem Muskel Halt, wenn er sich nicht zusammenzieht, also etwa wenn er völlig gestreckt ist.

▶ **NICHT KONTRAKTILES GEWEBE**
Die elastischen Eigenschaften von nicht kontraktilem Gewebe gewährleisten eine reibungslose Übertragung von Kräften zum Knochen, indem sie die Wirkung der Kontraktion dämpfen. Das hilft, die Bewegung des Gelenks zu stabilisieren.

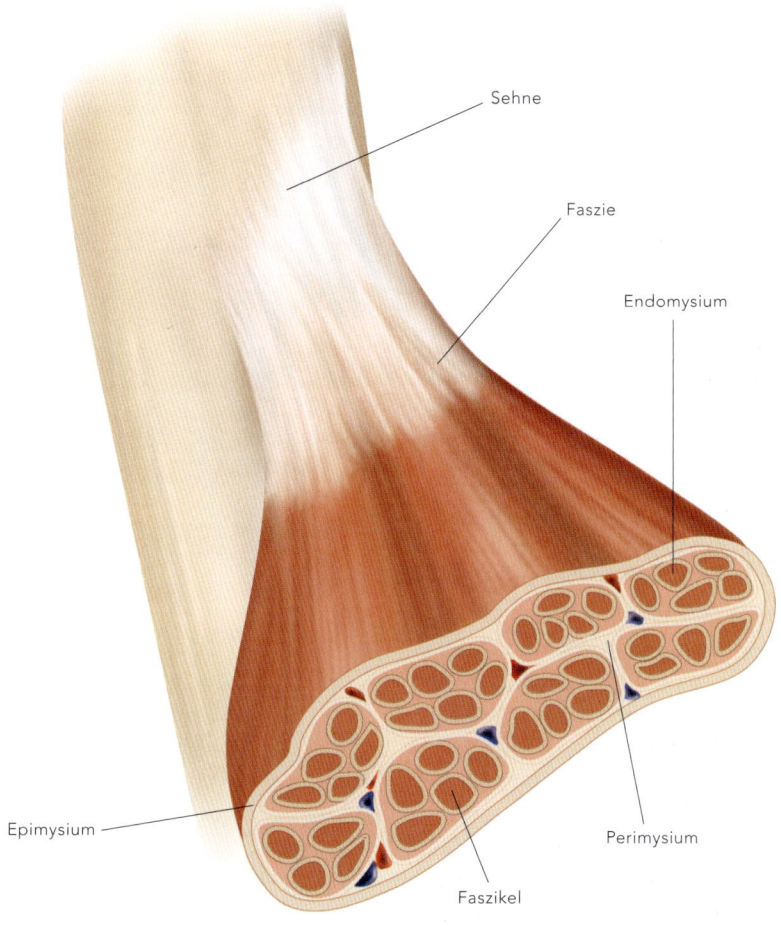

Kontraktile Komponenten

MUSKELN WIE DER DELTAMUSKEL ODER der Zwillingswadenmuskel bestehen aus einzelnen Fasern, von denen jede eine einzelne zylinderförmige Muskelzelle mit mehreren Zellkernen ist. Einige dieser Zellen gehören zu den größten in unserem Körper mit bis zu 50 Zentimeter Länge. Die Bausteine dieser Fasern sind die Sarkomere, die, wie schon zuvor beschrieben, aus Aktin- und Myosinfilamenten mit zwischengelagerten Z-Scheiben (auch Z-Streifen) bestehen. Die Sarkomere sind entlang der Faser ausgerichtet und erzeugen, wenn sie sich verkürzen, die Kontraktion der ganzen Faser.

Strukturproteine spielen auch eine wichtige Rolle bei der Kraftübertragung und der Stabilisierung der Muskulatur. Titin beispielsweise trägt mit zur Kraftübertragung und zur Erzeugung passiver Spannung in den gestreckten Muskelfasern bei. Ein weiteres Strukturprotein, Desmin, stabilisiert die Ausrichtung der Sarkomere.

Eine Aneinanderreihung von Sarkomeren bezeichnet man als Myofibrille. Das sarkoplasmatische Retikulum umhüllt die Myofibrillen und reguliert den Kalziumfluss während der Muskelkontraktion. Die Myofibrillen sind zu Muskelfasern gebündelt, die vom Sarkolemma und dem Endomysium umhüllt sind. Jeweils eine gewisse Anzahl Fasern ist zu Faszikeln gebündelt, umhüllt vom Perimysium. Dieses ganze dicke Bündel umhüllt das Epimysium, um den ganzen Muskel zu formen.

▶ **MUSKELFASERN**

Wer sich die Muskelfasern genau ansieht, der stellt fest, dass Myofibrillen beinahe den gesamten Querschnitt einnehmen. Typischerweise sind Hunderte davon zu einer Muskelfaser gebündelt.

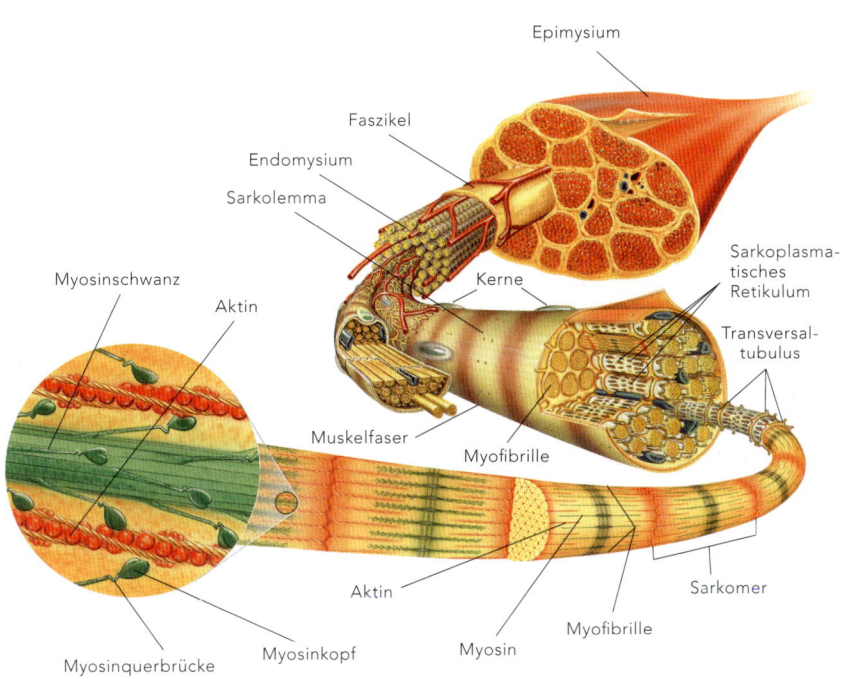

Fasertypen
Muskelfasertypen

JE NACH FUNKTION, BEANSPRUCHUNG und genetischer Veranlagung bestehen unsere Muskeln aus einem jeweils anderen Fasermix. Von einer ganzen Reihe von Fasertypen sind die Typen I, IIa und IIb die wichtigsten, deren strukturelle Zusammensetzung sich wesentlich unterscheidet.

Fasern des Typs I kontrahieren langsam und sind im Allgemeinen die kleinsten. Dagegen weisen sie eine hohe Konzentration an Mitochondrien auf, den für die Energieproduktion verantwortlichen Organellen. Sie sind von dunkelroter Farbe, denn sowohl die Dichte der Kapillare für die Blut- und Sauerstoffversorgung der Fasern als auch von Myoglobin für den Transport des Sauerstoffs im Muskel ist bei diesem Typ hoch.

Die Fasern des Typs IIa sind heller in der Farbe als die des Typs I und weisen eine relativ hohe Mitochondrien-Konzentration sowie eine hohe Kapillardichte auf. Sie sind größer als die Fasern des Typs I.

Fasern des Typs IIb sind von diesen drei Typen die größten. Da ihre Kapillardichte gering ist und sie nur wenig Myoglobin enthalten, sind sie weiß.

▶ **MUSKELFASERTYPEN**
Die Muskelfasern der Typen I, IIa und IIb sind nebeneinander zu einem Faszikel gebündelt, werden aber bei einer Muskelkontraktion nie gemeinsam benutzt.

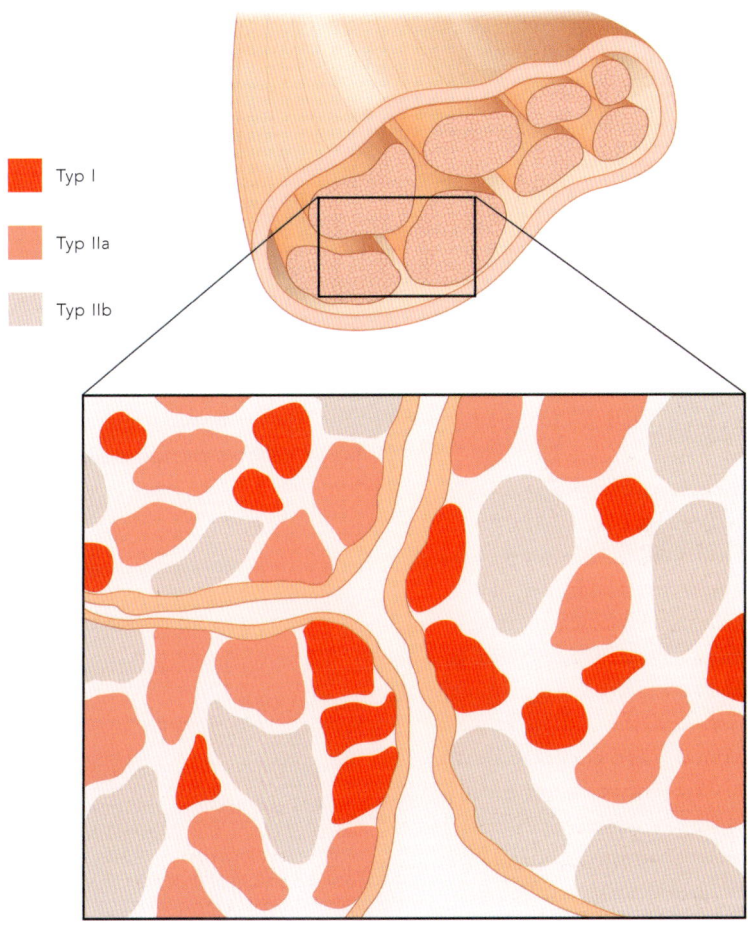

- Typ I
- Typ IIa
- Typ IIb

Eigenschaften der Muskelfasern

WIRD EIN MUSKEL IN DER REGEL MEHRmals täglich benutzt, weist er meist einen großen Anteil an Fasern des Typs I auf. Diese erzeugen nur geringe Kräfte und ziehen sich langsam zusammen, ermüden aber auch nur langsam. Die hohe Kapillardichte und die große Zahl an Mitochondrien ermöglicht diesen Muskeln, mithilfe von Sauerstoff Glukose und Fett aufzuspalten. Prominent vertreten sind diese Fasern in den Muskeln der Beine und des Rumpfes, die unsere Körperhaltung stützen. Zu den Tätigkeiten, bei denen Fasern des Typs I vorzugsweise zum Einsatz kommen, gehören lange Spaziergänge oder das Heben eines Objekts.

Fasern des Typs IIa kommen dann ins Spiel, wenn mehr Geschwindigkeit und Kraft, jedoch nur für kurze Zeit, gefordert ist. Diese Fasern erzeugen mittelstarke bis starke Kräfte und kontrahieren schnell, ermüden aber rascher als Fasern des Typs I. Ihre Blutversorgung reicht zwar noch für den aeroben Stoffwechsel (mit Sauerstoff) aus, doch nutzen sie auch Formen des anaeroben Stoffwechsels (ohne Sauerstoff).

Zu den Aktivitäten, bei denen Fasern des Typs IIa vorzugsweise zum Einsatz kommen, gehören schnelleres Laufen oder das Heben schwerer Objekte; die Ausdauer dieser Fasern ist gering.

Auf Fasern des Typs IIb wird zurückgegriffen, wenn maximale Geschwindigkeit und Kraft für kurze Zeit gefordert sind. Diese Fasern erzeugen viel Kraft und kontrahieren sehr schnell, ermüden aber auch rasch, da der Stoffwechsel hier anaerob erfolgt. Zu den Aktivitäten, bei denen Fasern des Typs IIb vorzugsweise zum Einsatz kommen, gehören ein Spurt oder das Heben eines äußerst schweren Objekts.

> ### ▸ ANTEIL DER MUSKELFASERTYPEN
> Die Genetik bestimmt zwar über das Verhältnis von Muskelzellen des Typs 1 (dunkler gefärbt) zu solchen des Typs II (heller gefärbt), aber Muskeln passen sich an Trainings- und berufliche Anforderungen an. Wer meist im Sitzen arbeitet, weist einen höheren Anteil an Muskeln des Typs IIb auf.

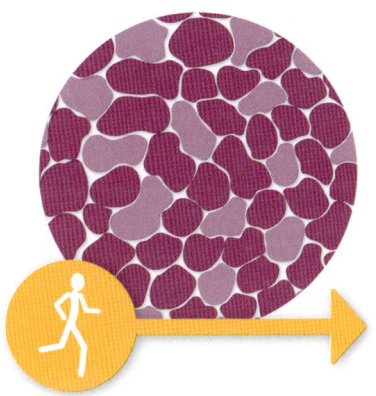

Langstreckenlauf

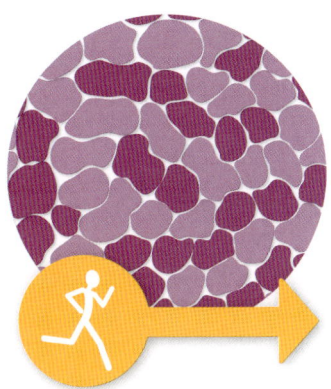

Mittelstreckenlauf

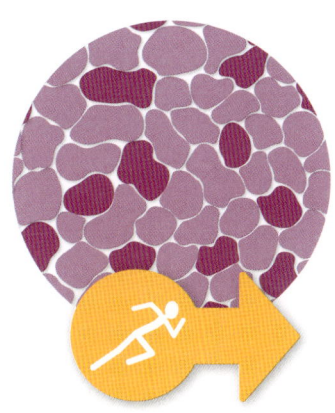

Sprint

SKELETTMUSKELN | **93**

Muskelkontraktion
Konzentrische Kontraktion

MUSKELZELLEN SIND AUF EINE BEstimmte Aufgabe spezialisiert: Kontraktion. Letztere kommt als konzentrische, exzentrische und isometrische Kontraktion vor.

Bei einer konzentrischen Muskelkontraktion (aktive Muskelverkürzung) steigt die Spannung im Muskel an, bis dieser sich verkürzt. So zieht sich, wenn wir ein Objekt mit der linken Hand anheben möchten, der Bizeps des linken Oberarms konzentrisch zusammen. Die in Längsrichtung des Muskels ausgerichteten Sarkomere verkürzen sich, und der Muskel kontrahiert und verkürzt sich ebenfalls. Als Folge beugt sich der Ellenbogen und erzeugt Kraft, die den Unterarm anhebt.

▸ **MUSKEL**
Während einer konzentrischen Kontraktion verkürzen sich die Sarkomere. Das erste der beiden unteren Bilder zeigt ein langes Sarkomer zu Beginn der Kontraktion, das zweite ein verkürztes an deren Ende, nach dem Querbrückenzyklus (Greif-Loslass-Zyklus), der das Sarkomer zusammenzieht. Angeregt wird Letzterer durch die Freisetzung eines Kalziumions und die Aufspaltung des ATP im Verlauf dieses Zyklus.

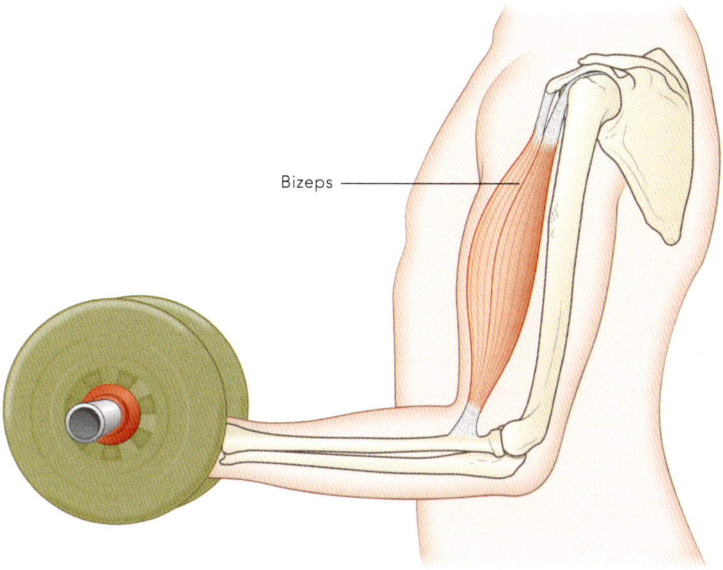

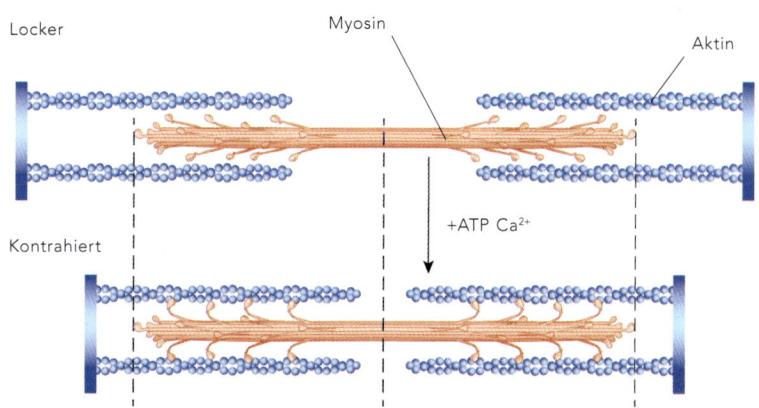

Bizeps

Locker

Myosin

Aktin

+ATP Ca^{2+}

Kontrahiert

SKELETTMUSKELN

Exzentrische und isometrische Kontraktion

DIE WEITEREN KONTRAKTIONSARTEN des Muskels zur Krafterzeugung sind als exzentrische und isometrische Kontraktion bekannt.

Bei einer exzentrischen Kontraktion erzeugt der Muskel zwar auch Kraft, verlängert sich jedoch unter Spannung. Lassen wir ein Objekt, das wir zuvor mit dem rechten Arm angehoben haben, wieder sinken, kontrahiert der Bizeps des rechten Oberarms exzentrisch. Seine Sarkomere verlängern sich, der Ellenbogen streckt sich und der Unterarm, dessen Hand das Objekt festhält, senkt sich. Auch in diesem Fall tritt ein Querbrückenzyklus des Myosinfilaments mit Krafteinwirkung auf das Aktin auf, aber die im Muskel erzeugte Kraft ist geringer als die des angehobenen Gewichts. Ohne die Wirkung der exzentrischen Kontraktion zur Kontrolle der Bewegung würden Arm und Gewicht infolge der Schwerkraft herunterfallen. Auch unsere Quadrizepse im Oberschenkel verwenden wir exzentrisch, nämlich wenn wir einen Abhang hinuntergehen oder -laufen, um die Geschwindigkeit der Abwärtsbewegung zu drosseln.

Bei einer isometrischen Muskelkontraktion ändert sich die Länge des Muskels nicht, obwohl die auf den Muskel einwirkende Spannung ansteigt. Möchten wir ein Objekt, das wir mit dem rechten Arm angehoben haben, an Ort und Stelle halten, muss unser Bizeps des rechten Oberarms isometrisch kontrahieren. Auch hier tritt ein Querbrückenzyklus des Myosinfilaments mit Krafteinwirkung auf das Aktin auf, aber die im Muskel erzeugte Kraft ist identisch mit der des angehobenen Gewichts: So verbleibt der Ellenbogen auf gleicher Höhe.

▶ **EXZENTRISCHE KONTRAKTION**

Während einer exzentrischen Kontraktion wird der Muskel unter Belastung verlängert. Große Belastungen können den Muskel schädigen und zu einer Entzündung mit Muskelschmerzen (Muskelkater) führen. Die Entzündung erreicht nach 24–48 Stunden ihren Höhepunkt. Nach einem Training mit exzentrischen Kontraktionen sind Steifheit und Schmerzen im Muskel häufig.

EXZENTRISCHE UND ISOMETRISCHE KONTRAKTION

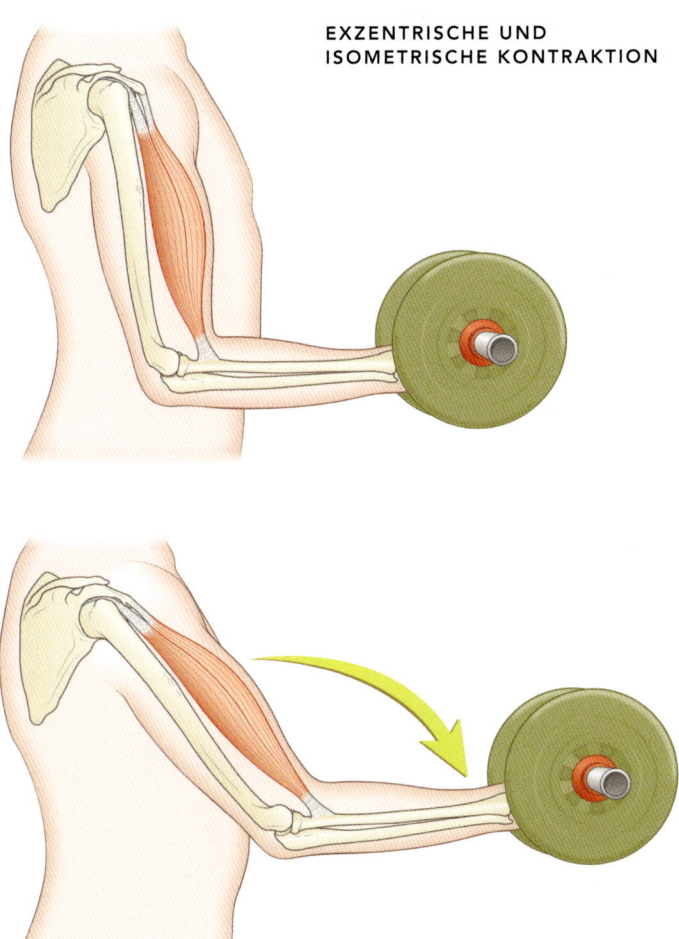

SKELETTMUSKELN | 97

Das Verhältnis von Länge zu Spannung

SARKOMERE SIND DER ORT, AN DEM DIE Muskelkraft erzeugt wird, und zwar, indem das Myosinköpfchen, also der Kopfteil des Myosinfilaments, an das Aktinfilament bindet, dabei seine Form ändert und Zug erzeugt. Einige der vielen Faktoren, von denen die Größe der bei der Kontraktion erzeugten Kraft abhängt, sind die Anzahl der Sarkomere, die parallel zur Längsrichtung des Muskels laufen, die Anzahl der vom Nerv stimulierten Fasern, der Fiederungswinkel und die Länge der Sarkomere des Muskels.

Die Auswirkung der Sarkomerlänge kann als Länge-Spannungs-Kurve dargestellt werden. Bei Ruhelänge des Muskels ist die vom Sarkomer erzeugte Kraft maximal, denn auch die Zahl der Myosinköpfchen, die sich ans Aktinfilament binden können, ist am größten. Der Muskel besitzt keine bestimmte optimale Länge, sondern einen schmalen optimalen Längenbereich, in dem die Spannung nicht mit der Länge variiert und die erzeugte aktive Kraft maximal ist.

Wird der Muskel über die optimale Länge hinaus gestreckt, nimmt die Muskelkraft ab, denn auch die Zahl der die Aktinfilamente überlappenden Myosinfilamente verringert sich. In diesen Bereichen können keine Querbrücken auftreten. Wird der Muskel weiter verlängert, nehmen der Grad der Überlappung und die Kraft entsprechend weiter ab.

Auch mit zunehmender Kürze der Sarkomere sinkt die Muskelkraft. Schon bei mäßiger Verkürzung der Sarkomere treffen die Aktinfilamente in deren Mitte aufeinander und gleiten übereinander, sodass die Bindung des Myosins beeinträchtigt wird. Bei weiterer Verkürzung kollidieren das Myosinfilament und die Z-Scheiben und verhindern jeglichen Zug des Myosinköpfchens.

▸ **MUSKELTONUS**

Die maximale Muskelspannung (Muskeltonus) wird bei Ruhespannung des Muskels nahe dem Optimum der Länge-Spannungs-Kurve erreicht, wenn der Körper den Muskeltonus und eine teilweise Muskelkontraktion stabil hält.

DAS VERHÄLTNIS VON LÄNGE ZU SPANNUNG

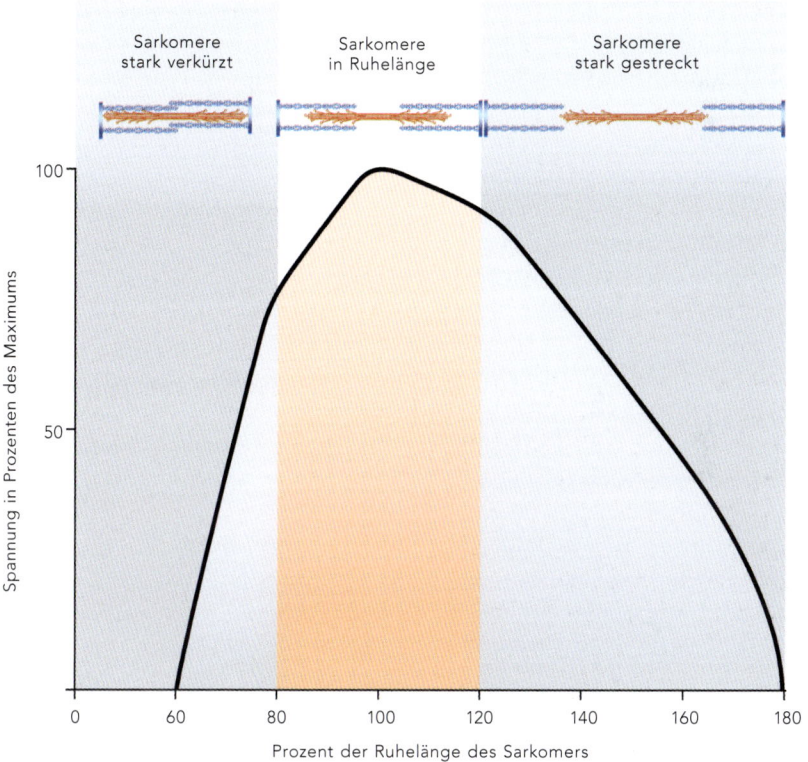

SKELETTMUSKELN

Training und Detraining
Wie sich Training auswirkt

DIE MEISTEN GEWEBE IN UNSEREM Körper passen sich den an sie gestellten Anforderungen an. So erhöht sich die Dichte von Knochen, die wiederholt schweren Lasten ausgesetzt werden. Und an den Händen bekommen wir Schwielen, wenn wir viel damit arbeiten. Auch Muskeln sind imstande, sich bei starker Beanspruchung im Berufsleben, durch die Umwelt oder beim Training in gewünschter Weise anzupassen.

Das Krafttraining mit dem Heben unterschiedlich schwerer Gewichte dient unter anderem dazu, die sportliche Leistungsfähigkeit zu erhöhen, eine Verletzung auszukurieren oder älteren Menschen zu mehr Selbstständigkeit zu verhelfen. Eine der Arten, wie sich der Muskel adaptiert, ist ein größerer Querschnitt des gesamten Muskels oder individueller Fasern, der auf eine größen- und zahlenmäßige Zunahme bei den Myofibrillen zurückzuführen ist und als Hypertrophie bezeichnet wird. Die Mantelzellen werden schon in der Frühphase des Trainings aktiviert. Sie vereinen sich mit bereits vorhandenem Gewebe und dehnen es aus. Außerdem können Fasern ihren Typ wechseln, um den Anteil des Typs IIa zu steigern, die Dichte des Myosinfilaments kann erhöht und Bindegewebe sowie Sehnen können gestärkt werden.

Aerobe Tätigkeiten wie Gehen, Laufen und Radfahren rufen im Muskel andere Anpassungen hervor, die vor allem der Effizienzsteigerung bei der Bereitstellung von Energie über längere Zeit dienen. Eine der wichtigsten biochemischen Adaptionen besteht dabei in einer zahlenmäßigen Zunahme der Mitochondrien in den trainierten Muskelfasern, was die Fähigkeit zur Versorgung mit aerober Energie aus Fett und Glukose steigert. Diese Anpassung ist vor allem in Muskelfasern des Typs I zu beobachten. Aerobisches Training lässt auch die Zahl der Kapillaren um die einzelnen Muskelfasern ansteigen und verbessert damit die Versorgung des Muskels mit Blut und Sauerstoff.

WIDERSTANDSTRAINING

VORHER   NACHHER

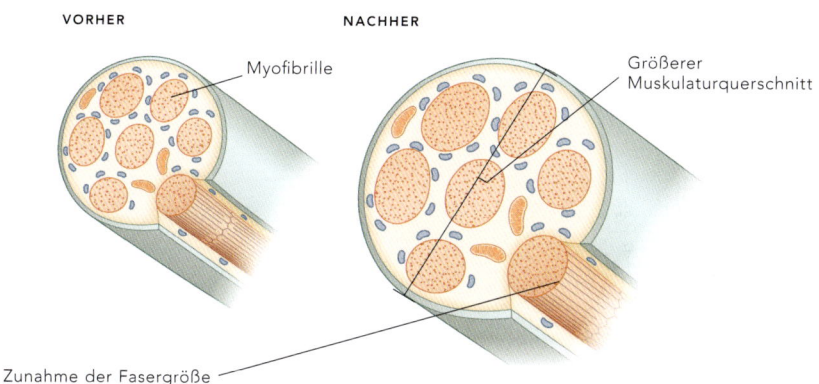

Myofibrille

Größerer Muskulaturquerschnitt

Zunahme der Fasergröße

Zahlenmäßige Zunahme der Mitochondrien und Blutgefäße

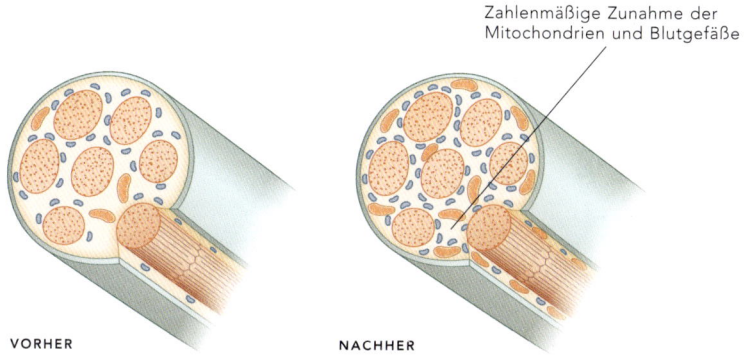

VORHER   NACHHER

AEROBISCHE ÜBUNG

▲ **HYPERTROPHIE**

Eine Zunahme der Größe der Myofibrillen nennt man Hypertrophie. Beim Krafttraining werden alle Muskelfasertypen größer.

Wie sich Detraining auswirkt

DIE BESCHRIEBENEN ANPASSUNGEN DES Muskels halten nur an, wenn er fortwährend hinreichend stimuliert wird. Deshalb verschwinden sie wieder, wenn man mit dem Training aufhört – das ist Detraining.

Typischerweise verlieren wir im Alter von über 40 Jahren alle zehn Jahre mindestens acht Prozent Muskelmasse. Dieser Verlust ist jedoch nicht unvermeidbar und kann mit geeignetem Training rückgängig gemacht oder reduziert werden. So steigert Widerstandtraining den Muskulaturquerschnitt in drei Monaten um bis zu 15 Prozent. Allerdings vermindert sich die Muskelmasse in etwa derselben Zeit auch wieder auf das vorherige Niveau, wenn keine Stimulierung mehr erfolgt. Als Folge des Trainings wird der Muskel kräftiger, bei Personen, die mit dem Training beginnen, ist diese Zunahme sogar schneller zu spüren – der Zuwachs beträgt etwa 30 Prozent in

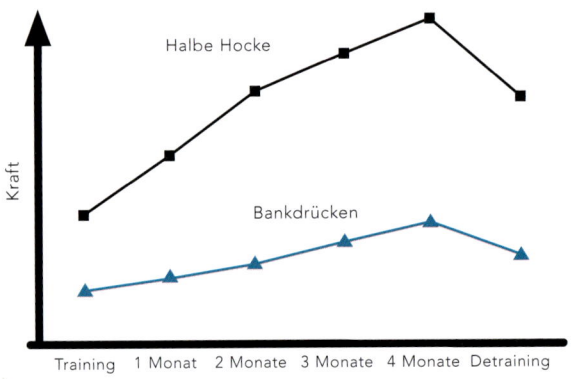

den ersten drei Monaten. Dieser Kraftzuwachs geht nicht so schnell verloren wie derjenige an Muskelgröße, doch die Muskelkraft – also die Fähigkeit, Kraft zu generieren – kommt während des Detrainings genauso schnell wieder abhanden wie die Anpassungen des Muskels als Folge von aerobischem Training. Veränderungen im Herzen sorgen dafür, dass die Fähigkeit zum Training mit derselben Intensität zurückgeht.

Muskelatrophie

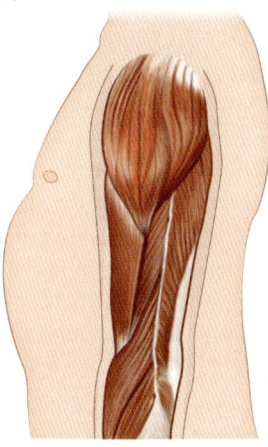

Muskelhypertrophie

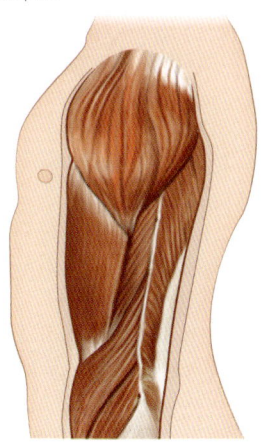

◀ **ÜBUNGEN ZUR MUSKELSTÄRKUNG**

Eine schnelle Zunahme der Muskelkraft ist bei Personen zu beobachten, die erstmals zu trainieren beginnen. Eine erhebliche Steigerung kann in nur drei Monaten erreicht werden.

▶ **MUSKELQUALITÄT**

Als Muskelqualität bezeichnet man das Verhältnis von Muskelkraft zu -größe. Der Alterungsprozess und chronische Krankheiten führen zu einer Abnahme der Muskelqualität. Mit Krafttraining können sowohl Muskelkraft als auch -qualität verbessert werden.

Kraft und Geschwindigkeit

ES BESTEHT EINE GEGENSEITIGE ABhängigkeit zwischen der bei der Muskelkontraktion erzeugten Kraft und der Geschwindigkeit der Muskelbewegung. Während ein Muskel bei leichter Belastung sehr schnell kontrahieren und sich verkürzen kann, nimmt die Geschwindigkeit der Muskelkontraktion mit zunehmender Last ab. Wie beim Längen-Spannungs-Verhältnis liegt auch hier die Ursache für die immer geringere Kraft in der verminderten Querbrückenbildung von Myosin und Aktin, denn sowohl die Bildung von Querbrücken als auch das beschleunigte Übereinandergleiten der Filamente erfordern Zeit.

Je geringer die Geschwindigkeit der Muskelverkürzung, desto stärker die Muskelkontraktion. Somit erzeugt eine isometrische Kontraktion mehr Kraft als eine konzentrische, denn der Muskel verlängert sich während der Ersteren nicht. Und die größte Kraft wirkt meist während einer exzentrischen Kontraktion. So kann man zwar ein schweres Gewicht kontrolliert von einer Bank auf den Boden herunterlassen, schafft es aber nicht, es erneut emporzuheben. Bei einer exzentrischen Kontraktion übt jede einzelne Myosin-Querbrücke mehr Kraft aus, denn sie wird auseinandergezogen und gelöst. Dass die Querbrücke sich aber schneller wieder verbindet, zeigt sich in der Erzeugung einer größeren Kraft.

Diese Beziehung von Kraft und Geschwindigkeit hat Auswirkungen darauf, mit welcher Effizienz die Muskeln mechanische Arbeit verrichten können (die Leistung). Da Leistung gleich Kraft mal Geschwindigkeit ist, erzeugt der Muskel sowohl bei isometrischer Kontraktion (keine Geschwindigkeit) als auch bei Höchstgeschwindigkeit (Kraft vernachlässigbar) kaum Leistung.

▸ **TRAINING FÜR LEISTUNG**
Da Bewegungsgeschwindigkeit für die meisten Sportarten so wichtig ist, werden Trainingsprogramme so angepasst, dass sie eine Verschiebung in der Kraft-Geschwindigkeits-Kurve nach rechts verursachen, das heißt Kraft rascher ausgeübt werden kann.

KRAFT UND GESCHWINDIGKEIT WÄHREND DER MUSKELKONTRAKTION

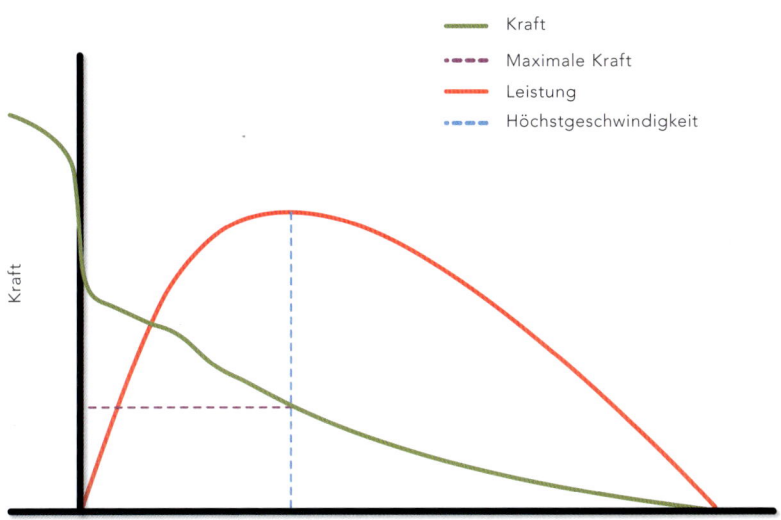

TEIL ZWEI:
Die neurologischen Grundlagen der Bewegung

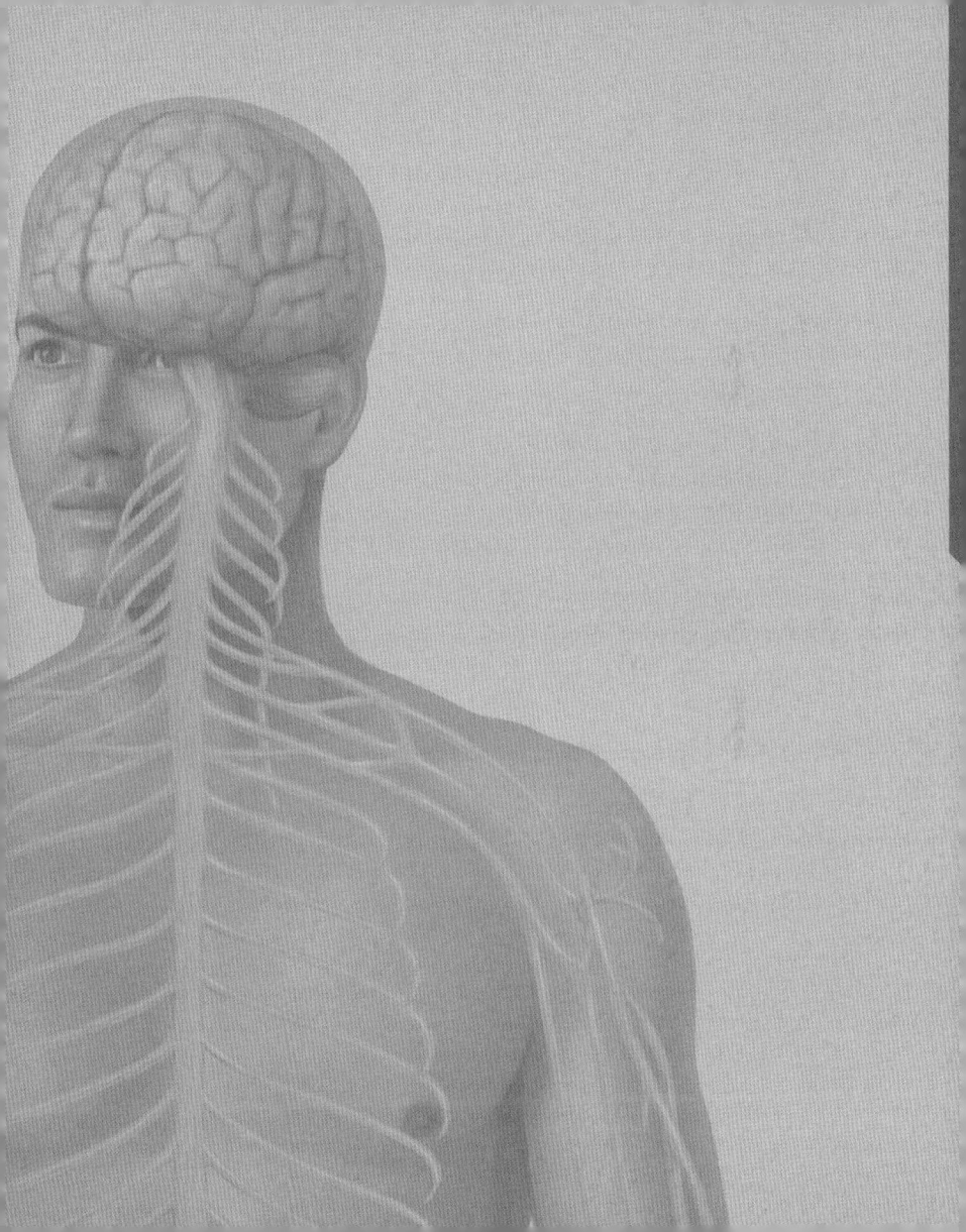

Kapitel 5:
Das Nervensystem

In diesem Kapitel beschäftigen wir uns mit den Nerven. Sie übermitteln Nachrichten und Signale zur Anregung von Bewegungen oder Reflexen vom Gehirn zum übrigen Körper und senden zugleich Nachrichten ans Gehirn zurück, wo sie bewusste oder unbewusste Reaktionen hervorrufen. Nerven haben ihren Ursprung im Gehirn und verlaufen durch das Rückenmark zu peripheren Teilen des Körpers. Sie steuern die Bewegungen, die einen unverzichtbaren Teil des Lebens darstellen.

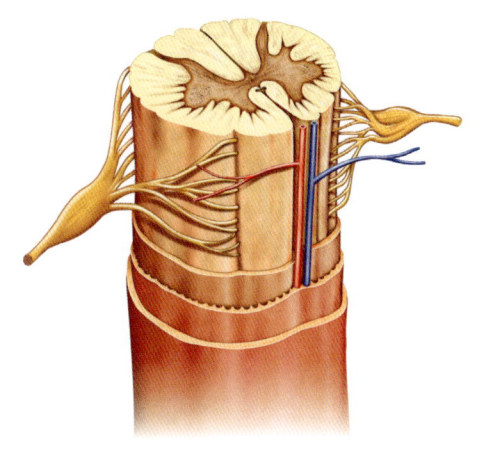
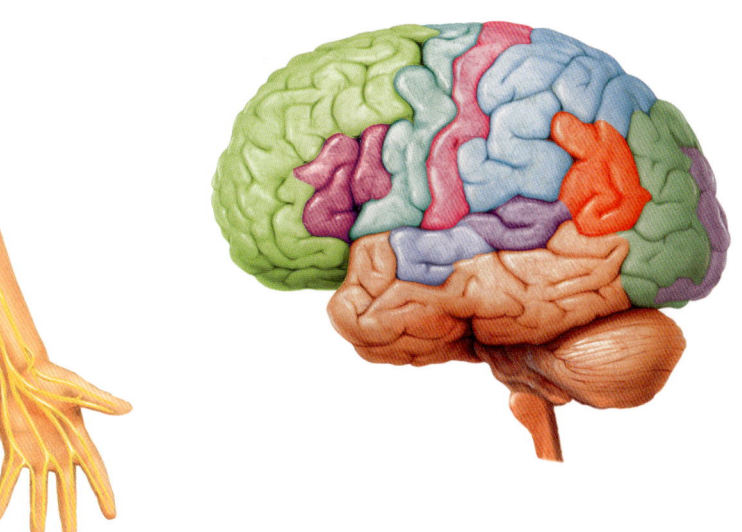

DAS NERVENSYSTEM | 109

Das Nervensystem

INSGESAMT DREI BIOLOGISCHE SYSTEME sind in unserem Körper für dessen Gesundheit und Funktion verantwortlich: das Hormon-, das Immun- und das Nervensystem.

Das Nervensystem und die zwei anderen Systeme beeinflussen sich gegenseitig. Ersteres ist dazu da, Veränderungen in der äußeren (Bedingungen außerhalb des Körpers) und inneren (Bedingungen im Körper) Umgebung festzustellen. Das Nervensystem entscheidet darüber, wie darauf reagiert werden soll, und sendet umgehend entsprechende Signale an Muskeln, Organe und Drüsen.

Von der Registrierung einer geänderten Körpertemperatur bis zur Reaktion auf äußere Reize – das Nervensystem ist so aufgebaut, dass es Daten identifiziert, verarbeitet, darauf reagiert und sie speichert. Wie die meisten Körpersysteme muss auch das Nervensystem physisch und psychisch herausgefordert werden, um Funktion und Struktur aufrechtzuerhalten.

▸ **ZUSAMMENSETZUNG DES NERVENSYSTEMS**

Das Nervensystem besteht aus dem Zentralnervensystem (ZNS) und dem peripheren Nervensystem (PNS). Diese beiden Teilsysteme bilden ein komplexes Netzwerk, das dem Körper ermöglicht, innere und äußere Veränderungen festzustellen und darauf zu reagieren.

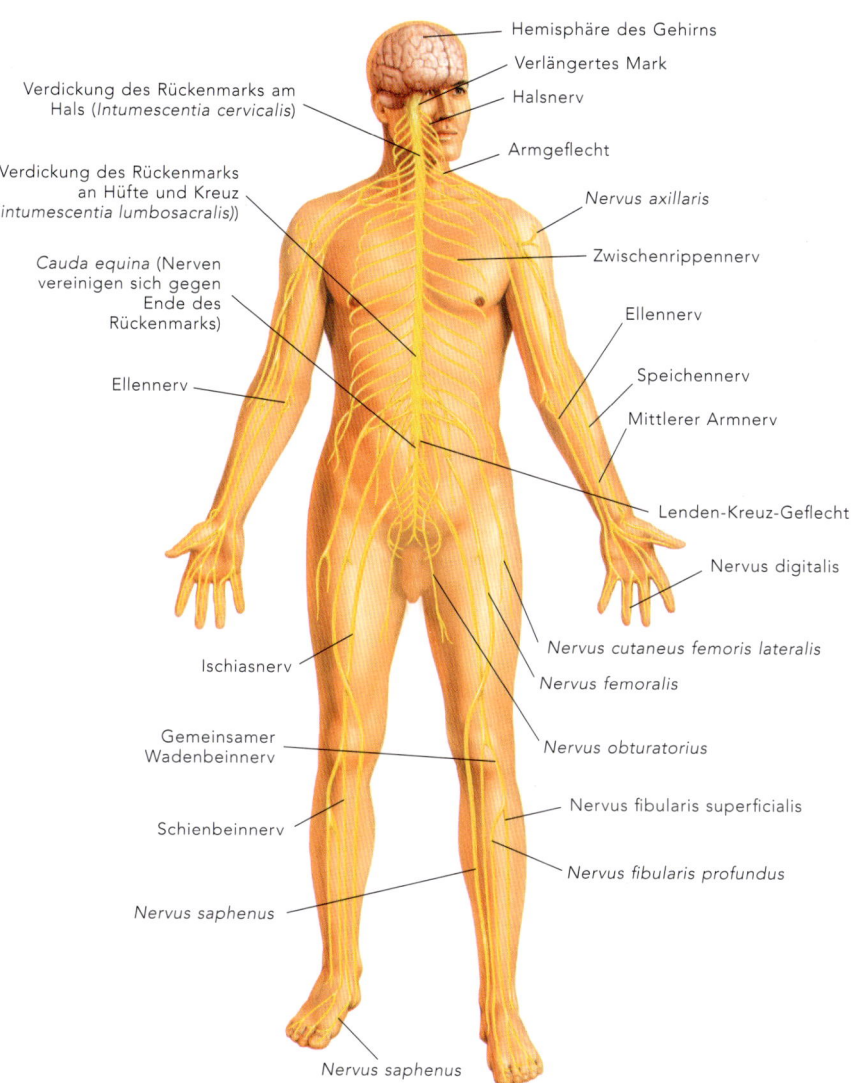

Der Aufbau des Nervensystems

DAS NERVENSYSTEM BESTEHT AUS DEM Zentralnervensystem (ZNS) mit Gehirn und Rückenmark und dem peripheren Nervensystem (PNS). Beim PNS unterscheiden wir in funktioneller Hinsicht das somatische und das vegetative Nervensystem.

Das ZNS wird oft als Schaltzentrale des Nervensystems betrachtet, denn hier werden die meisten Informationen empfangen und verteilt. Das ZNS besteht aus Gehirn und Rückenmark; sie sind jeweils von einer schützenden Knochenhülle umgeben, nämlich dem Schädel bzw. dem Wirbelkanal (der Wirbelsäule).

Beide sind von drei strukturierten Bindegewebsschichten umschlossen, den Meningen. Wie Schädel und Wirbelkanal schützen die Meningen das ZNS. Die oberste Schicht ist die *Dura mater* (harte Hirnhaut), gefolgt von der *Arachnoidea mater* (Spinngewebshaut) und der *Pia Mater*. Die beiden äußeren Schichten, die *Dura* und die *Arachnoidea mater*, umhüllen das Gehirn lose, während die dünnere *Pia mater* dicht am Gehirn aufliegt.

Das PNS stellt die Verbindung zwischen dem ZNS und dem restlichen Körper dar. Es übermittelt Daten von den inneren Organen und der äußeren Umgebung an das ZNS und überträgt andersherum »Befehle« des ZNS an Muskeln, Organe und Drüsen.

▸ **DAS ZENTRALNERVENSYSTEM**
Rechts: Gehirn und Wirbelsäule; ganz rechts: Querschnitt. Gehirn und Rückenmark bilden zusammen das Zentralnervensystem. Bindegewebsschichten schützen es.

DAS ZENTRALNERVENSYSTEM

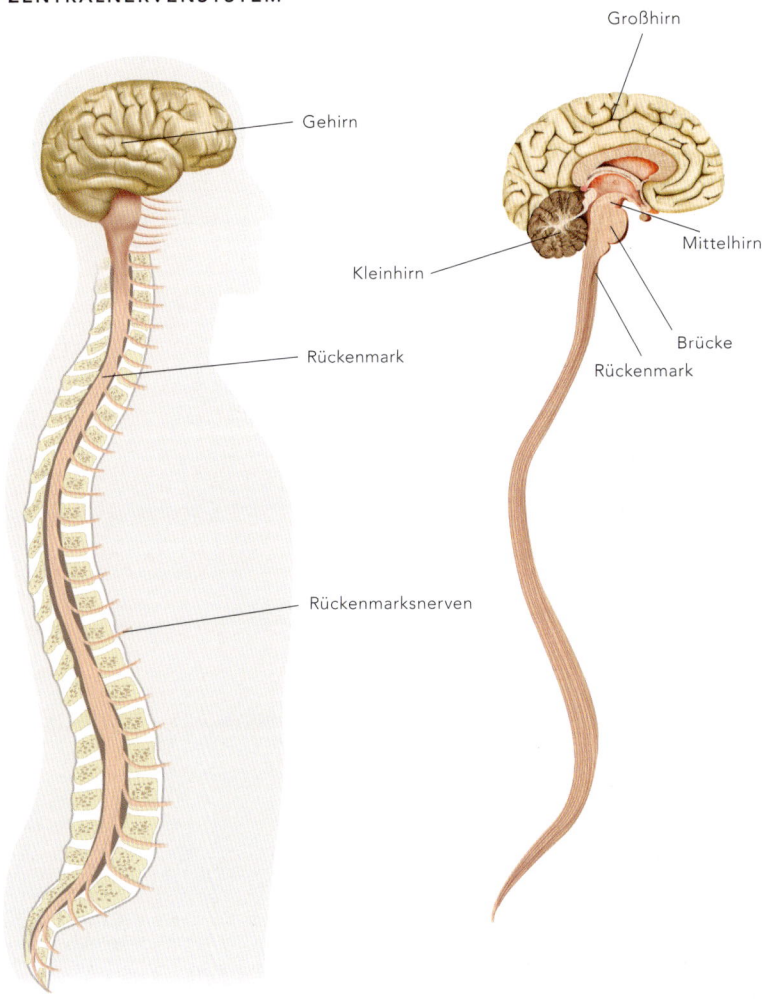

Das vegetative Nervensystem

DAS VEGETATIVE ODER AUTONOME Nervensystem hält den Körper in einem Gleichgewichtszustand (Homöostase). Es innerviert glatte Muskeln, Herzmuskel und Drüsen, sorgt für die erforderlichen Veränderungen, damit der Gleichgewichtszustand aufrechterhalten bleibt, etwa durch vermehrte Blutzufuhr zu einem Organ oder Verlangsamung des Herzschlags, und setzt viele weitere innere Prozesse in Gang.

Für diese unwillkürlichen Veränderungen sind die zwei Teilsysteme des vegetativen Nervensystems verantwortlich: der Sympathikus und der Parasympathikus. Die beiden sind Gegenspieler und erhöhen (Sympathikus) bzw. verringern (Parasympathikus) die Reizempfindlichkeit eines Organs. Der Sympathikus macht den Körper bereit für Aktivität, indem er die Herz- und Atemfrequenz ansteigen lässt und die an der Fight-or-flight-Reaktion beteiligten Organe anregt. Die Fasern des Sympathikus entspringen im Brust- und Lendenbereich der Wirbelsäule.

Der Parasympathikus dagegen sorgt dafür, dass sich der Körper entspannt und Energie spart; er hält damit die Homöostase aufrecht. Seine Fasern entspringen im Bereich der Wirbelsäule zwischen Hals und Kreuzbein.

▶ **AUFBAU DES VEGETATIVEN NERVENSYSTEMS**

Der motorische Teil des VNS steuert die Aktivität der glatten Muskeln, des Herzmuskels und der Drüsen. Das VNS besteht aus dem Sympathikus und dem Parasympathikus. Die beiden wirken meist entgegengesetzt auf Organe ein. So lässt der Sympathikus Herz- und Atemfrequenz ansteigen (regt sie an), der Parasympathikus dagegen sinken (hemmt sie).

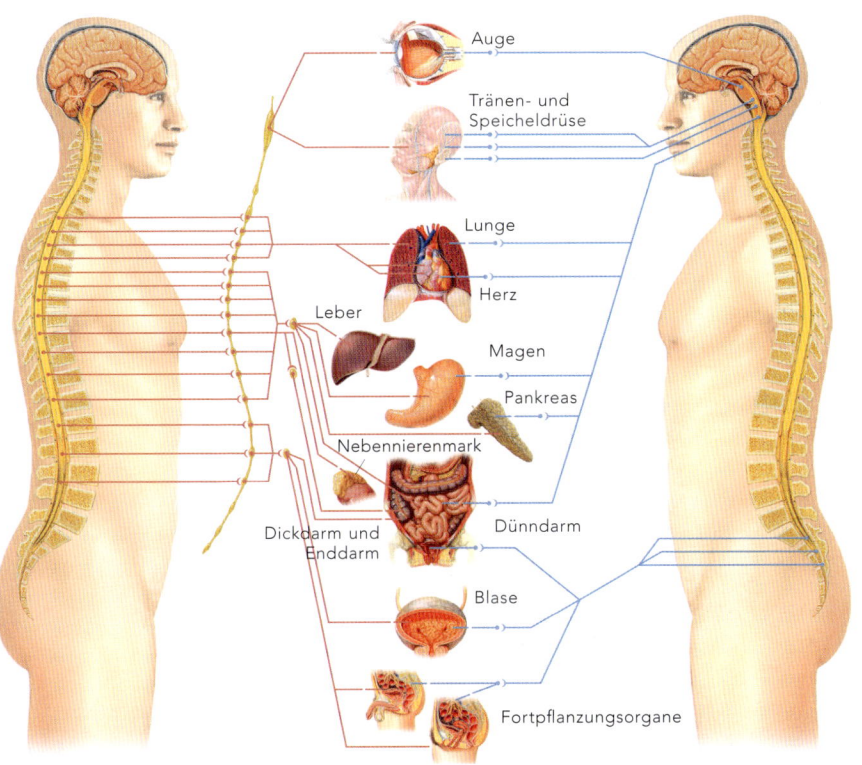

Das Gehirn

DER HÖHERE FUNKTIONSUMFANG UNSEres Gehirns ist es, was uns von anderen Arten unterscheidet. Das menschliche Hirn hat die Fähigkeit, Informationen von den Sinnesorganen zu empfangen und zu verarbeiten, um motorische Reaktionen einzuleiten. Es erhält uns am Leben, denn es steuert nicht nur alle Vitalfunktionen – vom Herzschlag bis zur für die Verdauung wesentlichen Kontraktion der Darmmuskeln –, sondern stattet uns mit Fähigkeiten wie Denken, Erinnerung und Sprache aus.

Die Struktur des Gehirns ist komplex, lässt sich aber in die drei Bereiche Großhirn, Kleinhirn und Hirnstamm gliedern. Der zentrale Hirnstamm besteht aus dem verlängerten Mark, der Brücke und dem Mittelhirn. Das Kleinhirn, das den größten Teil des Rautenhirns ausmacht, bedeckt den Hirnstamm auf der Hinterseite. Es ist durch drei Paar Faserbündel mit den drei Bereichen des Hirnstamms verbunden. Das Großhirn, das den Hauptteil des Vorderhirns ausmacht, erstreckt sich in seinem hinteren Bereich bis über das Kleinhirn. Es ist der wichtigste Teil des Gehirns und in der Mitte in zwei identisch aufgebaute Hemisphären geteilt. Die Oberflächenschicht der Hemisphären, die Großhirnrinde, besteht aus einer grauen Substanz, die unzählige Nerven und Zellkörper enthält.

▶ **DAS GEHIRN – ÜBERSICHT**
Das Gehirn ist der Ort, an dem Informationen empfangen und von wo aus sie anschließend verteilt werden. Es ist die Schaltzentrale des Nervensystems, in der Milliarden Nervenzellen interagieren und die Funktion unseres Körpers gewährleisten.

Gehirnwindungen
Die gefaltete Oberfläche der Hirnrinde lässt die Gehirnwindungen hervortreten.

Hirnfurchen
Die Vertiefungen in der gefalteten Oberfläche der Hirnrinde

Großhirn
Das Großhirn mit einem Kern aus weißer Substanz und der Hirnrinde aus grauer Substanz ist der bei weitem größte Teil des Gehirns.

Hirnstamm
Der Hirnstamm besteht aus den drei Teilen Mittelhirn, Brücke und verlängertem Mark und geht unten ins Rückenmark über. Er ist mit für die Steuerung so lebenswichtiger Funktionen wie Atmung, Herzschlag und Blutdruck verantwortlich.

Kleinhirn
Auch das Kleinhirn ist an der Oberfläche stark gefaltet. Es spielt eine wichtige Rolle bei der Steuerung von Bewegung, der Koordination der willkürlichen Muskelaktivität sowie der Aufrechterhaltung des Gleichgewichts. Es befindet sich unter dem hinteren Teil des Großhirns und ist mit dem Hirnstamm verbunden.

Die Hirnlappen

EINE TIEFE LÄNGSFURCHE IN DER MITTE des Großhirns teilt es in zwei Hemisphären, die sich wiederum in je vier durch Hirnfurchen (sog. Sulci) oder Gehirnwindungen (sog. Gyri) begrenzte Lappen aufteilen lassen: Stirn- oder Frontallappen, Scheitel- oder Parietallappen, Schläfen- oder Temporallappen und Hinterhaupt- oder Occipitallappen. Der größte davon ist der Stirnlappen, an den hinten der Scheitellappen und darunter der Schläfenlappen anschließen. Ganz hinten befindet sich der durch den *Sulcus parietooccipitalis*, eine der Großhirnfurchen, vom Scheitellappen getrennte Hinterhauptlappen.

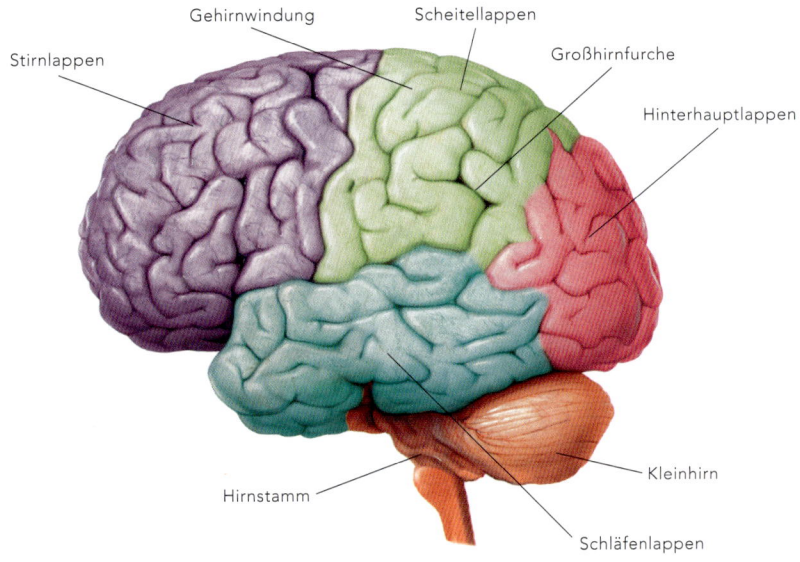

Regionen des Gehirns nach Funktion

DIE HIRNRINDE (DER KORTEX) SPIELT eine entscheidende Rolle bei übergeordneten Funktionen wie Bewusstsein, Denken, Sprache oder Erinnerung. Zu den funktionellen Schlüsselregionen der Hirnrinde gehören der primärmotorische Kortex (im Stirnlappen), der somatosensorische Kortex (im Scheitellappen), der auditive Kortex (im Schläfenlappen) und der visuelle Kortex (Sehrinde im Hinterhauptlappen).

Zur Bezeichnung der funktionellen Bereiche der Hirnrinde werden oft die 1909 von Korbinian Brodmann eingeführten Nummern verwendet. Brodmann entdeckte diese funktionellen Bereiche, indem er die Zytoarchitektur, die Anordnung der Zellen, studierte. In der Folge fanden Forscher heraus, dass diese miteinander interagierenden Regionen unterschiedliche Funktionen besitzen.

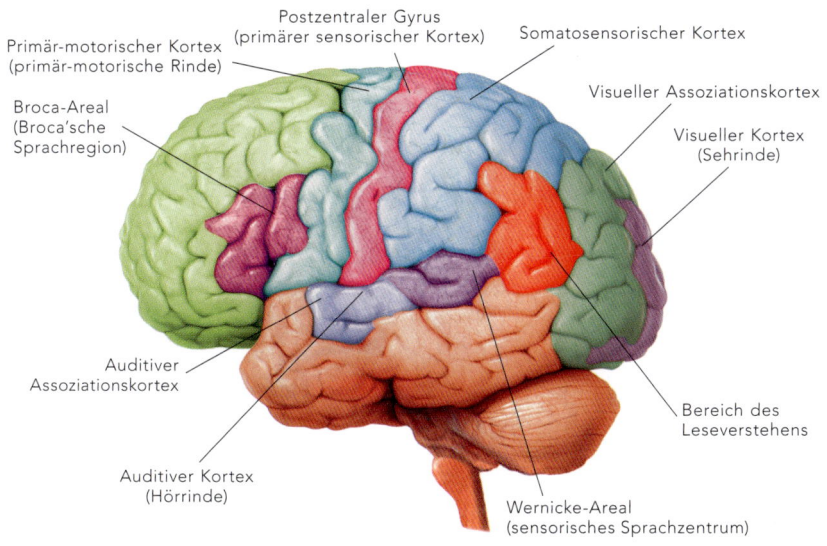

DAS NERVENSYSTEM | 119

Das Rückenmark

DAS RÜCKENMARK FÜHRT DEN HIRNstamm fort. Es beginnt am Großen Hinterhauptloch (*Foramen magnum*) an der Schädelbasis, verläuft durch den Wirbelkanal hinunter und endet im *Conus medullaris*, bei Erwachsenen auf der Höhe des ersten bis zweiten Lendenwirbels (L1/L2).

Im Querschnitt erkennt man einen Kern und eine äußere Schicht. Der Kern besteht aus grauer Substanz mit Nerven- und Gliazellen. Von den vier Hörnern der H-förmigen Grauen Substanz weisen zwei nach hinten und zwei nach vorne – das Hinter- bzw. das Vorderhorn. Ersteres enthält Nervenzellengruppen, die mit sensorischen Funktionen in Verbindung gebracht werden, von Letzteren führen die Axone motorischer Nervenfasern (Motoneuronen) zur Skelettmuskulatur, um sie zu innervieren.

Die Graue Substanz ist von Weißer Substanz umgeben, die aus den nach ihrer Lage benannten drei Teilen Vorder-, Seiten- und Hinterstrang besteht. Die myelinisierten (von einer Markscheide umgebenen) Nervenfasern des Hinterstrangs werden mit Stellungssinn, Bewegungssinn und Tastsinn in Verbindung gebracht, die Vorderseitenstrangbahnen mit Tiefensensibilität (Flechsig-Bündel), Schmerz- und Temperaturempfinden (*tractus spinothalamicus lateralis*) sowie leichter Berührung (*tractus spinothalamicus anterioris*). Es gibt 31 Paar Spinalnerven, nämlich acht zervikale, zwölf thorakale, fünf lumbare, fünf sakrale und einen coccygealen. Ihre Bezeichnungen enthalten den Buchstaben für den Abschnitt (wie C für *cervicalis*) sowie eine Nummer gemäß ihrem Austritt aus dem Wirbelkanal von oben nach unten. Die ersten sieben Spinalnerven treten oberhalb ihres Wirbels aus, auch der erste – über dem ersten Halswirbel (Atlas). Deshalb kommen acht Nerven auf sieben Halswirbel. Die übrigen Spinalnerven treten unter ihren Wirbeln aus. Am *Conus medullaris* führen die Spinalnervenwurzeln weiter nach unten durch die Wirbelsäule und bilden die *Cauda equina* (latein. für Pferdeschwanz).

RÜCKENMARK IM INNEREN DER MENINGEN

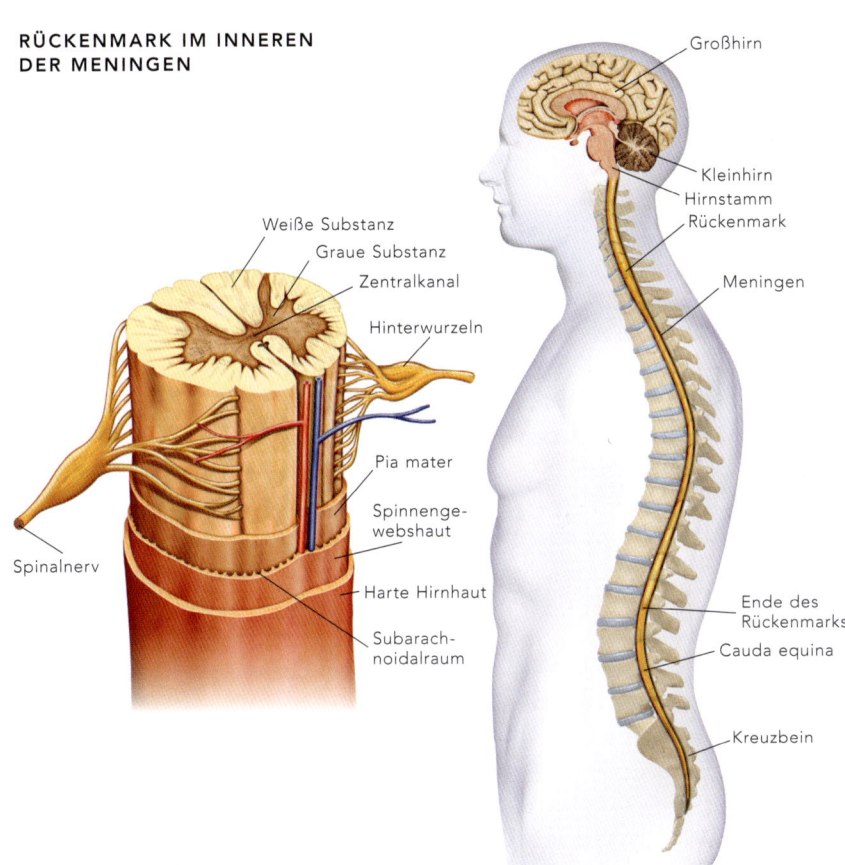

- Weiße Substanz
- Graue Substanz
- Zentralkanal
- Hinterwurzeln
- Pia mater
- Spinnengewebshaut
- Harte Hirnhaut
- Subarachnoidalraum
- Spinalnerv

- Großhirn
- Kleinhirn
- Hirnstamm
- Rückenmark
- Meningen
- Ende des Rückenmarks
- Cauda equina
- Kreuzbein

▲ DIE MENINGEN

Das Rückenmark verläuft vom Gehirn abwärts und ist von drei Bindegewebsschichten umhüllt, den Meningen oder Rückenmarkshäuten.

Spinalnerven

MIT AUSNAHME DES ERSTEN PAARS treten alle Spinalnerven (Rückenmarksnerven) durch Öffnungen in der Wirbelsäule, die Zwischenwirbellöcher (*foramina intervertebralia*) aus, und zwar jeweils 31 links und rechts der Wirbel. Jeder Spinalnerv hat zwei Wurzeln, Hinterwurzel und Vorderwurzel, mit sensorischen Afferenzen und motorischen Efferenzen; sie sind durch schmale Nervenfaserbündel, sogenannte Wurzelfasern (Wurzelfäden), mit dem Rückenmark verbunden. Funktionell betrachtet entsteht ein Spinalnerv durch Vereinigung von Vorder- und Hinterwurzel zu einem gemischten Nerv.

Spinalnerven trennen sich nach Verlassen des Zwischenwirbellochs in mehrere Äste auf, die man als *Rami* bezeichnet. Der dickere vordere Ast (*ramus anterior*) innerviert Haut und Muskeln an der Vorderseite von Rumpf, Hals und Extremitäten, der kleinere hintere Ast (*ramus anterior*) Muskeln und Haut am Rücken.

Im Gegensatz zu den Spinalnervenwurzeln weisen der *Ramus posterior* und der *Ramus dorsalis* sowohl sensorische als auch motorische Fasern auf. Die vorderen Spinalnervenäste bilden im Bereich der Halswirbel sowie der Lendenwirbelsäule und des Kreuzbeins Nervengeflechte. Es gibt fünf Nervengeflechte in unserem Körper, zwei für den Oberkörper und drei für den Unterkörper. Das Halsnervengeflecht (C1–C4) innerviert Kopf, Hals und Schultern, das Armnervengeflecht (C5–T1) Brust, Schultern und obere Gliedmaßen, das Lendennervengeflecht (L1–L4) und das Kreuzbeinnervengeflecht (L4–S4) – zusammen als Kreuz-Lenden-Geflecht bekannt – den unteren Teil des Rückens, Bauch, Leistengegend, Gesäß sowie die unteren Gliedmaßen. Das Steißbeinnervengeflecht (S4–Co1) schließlich innerviert einen kleinen Bereich unmittelbar über dem Steißbein.

▸ **EINTEILUNG DER SPINALNERVEN**
Spinalnerven sind nach der Region benannt, in der sie aus dem Rückenmark austreten.

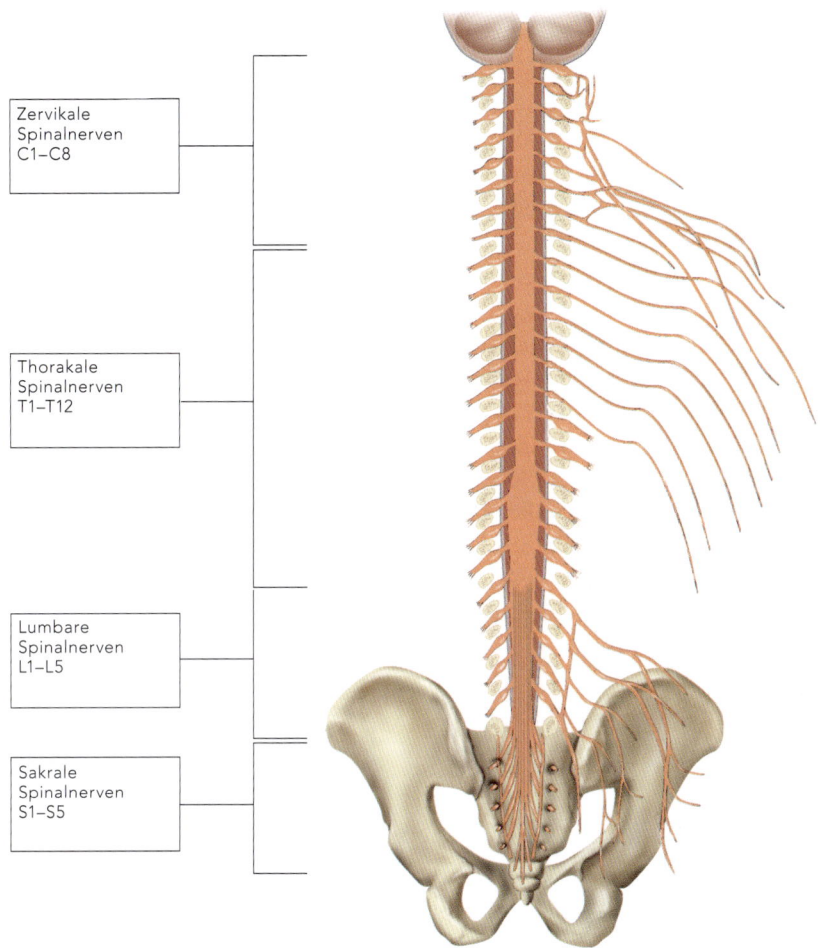

Dermatome und Myotome

SPINALNERVEN BESTEHEN AUS SENSORIschen und motorischen Fasern, die Haut und Muskeln innervieren. Der Körper kann anhand der Nervenfasern, die ihn versorgen, in Bereiche oder Regionen gegliedert werden. Einen Hautbereich, der von einem einzelnen Spinalnerv innerviert wird, nennt man Dermatom, eine Gruppe von Muskeln, die von einem einzelnen Spinalnerv innerviert werden, Myotom.

Dermatome sind klar definierbare ringförmige Bereiche um den Körper, die nach dem sie innervierenden Spinalnerv benannt werden. Ein Verständnis der Dermatommuster ist insbesondere für die Diagnose einer Verletzung der Nervenwurzel wichtig, denn Sinnesempfindungen können teilweise oder ganz fehlen. Ein Beispiel für ein Dermatom ist die Haut an Nacken und Hals, die von C2 und C3, zwei Nerven des Halsnervengeflechts, versorgt wird. Die übrigen zervikalen Spinalnerven (C4–C8) versorgen Schultern, Arme und Hände, die thorakalen Spinalnerven (T2–T12) den Bereich des Brustkorbs.

Myotome sind Gruppen von Muskeln, die hauptsächlich durch einen spezifischen Spinalnerv innerviert werden. Spinalnerven können jedoch segmentalen Ursprungs sein, das heißt, mehrere Spinalnervenwurzeln versorgen Nervenfasern, die zu einem einzigen Spinalnerv führen. Ein Beispiel hierfür ist der *Nervus musculocutaneus*, der den Bizeps innerviert und Wurzeln in C5, C6 und C7 im Armnervengeflecht hat. Dagegen erfordert ein seitliches Abspreizen der Finger nur die Beteiligung einer einzelnen Nervenwurzel in T1 im Armnervengeflecht.

▸ **DERMATOME**
Jeder Spinalnerv innerviert einen Hautbereich, den man als Dermatom bezeichnet.

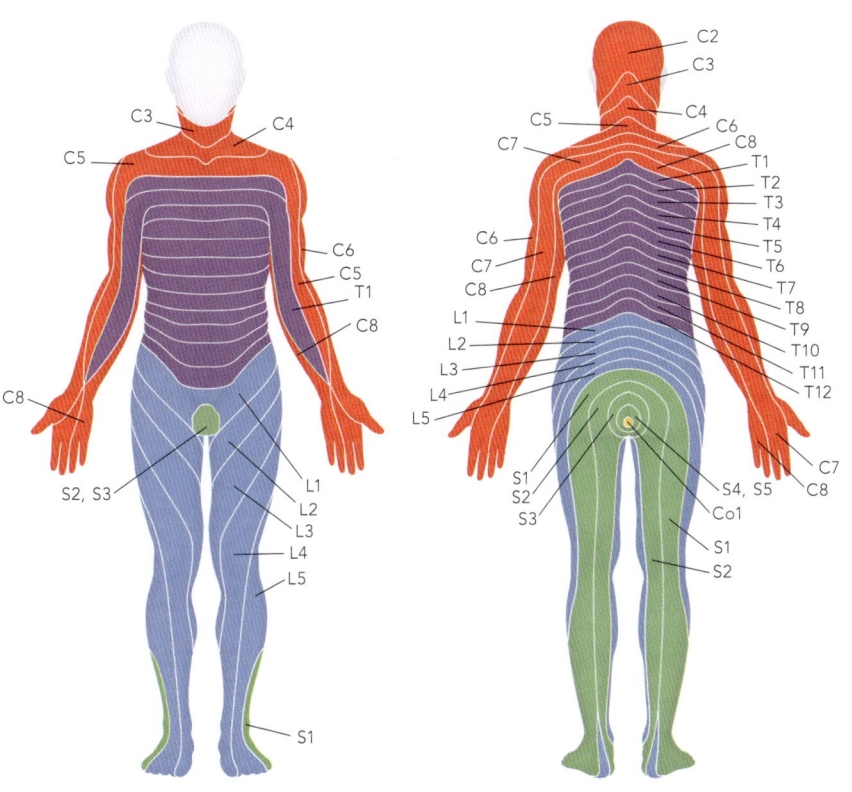

Nervenzellen

NERVENZELLEN (NEURONEN) SIND spezialisiert darauf, Informationen zu empfangen und im Nervensystem zu übertragen. Diese winzigen, einzigartigen Funktionseinheiten des Nervensystems vermögen Impulse über große Entfernungen bis zu einem Meter zu übertragen, ohne deren Signalstärke zu beeinträchtigen.

Der Körper der Nervenzelle (das Soma) enthält den Zellkern und die Mehrheit der zellulären Organellen. Charakteristisch für den Nervenzellkörper sind die Nissl-Schollen, Zellkörper aus Ribosomen und rauem endoplasmatischem Retikulum, in denen die Eiweißsynthese stattfindet. Nervenzellen besitzen typischerweise zwei Fortsätze: Dendriten und Axone. Erstere sind kurz, und ihre großen Oberflächen dienen dem Empfang von Impulsen und deren Weiterleitung an den Zellkörper. Kleine Vorwölbungen, die Dornenfortsätze (Dornen), vergrößern die Oberfläche der Dendriten. Das Axon (die Nervenfaser) dagegen leitet Nervenimpulse weg vom Zellkörper zu benachbarten Nervenzellen oder Muskeln. Die Länge der Axonen variiert; sie können von einer Myelin-Lage, der mehrschichtigen Markscheide aus Photolipiden, umgeben sein, die der weißen Substanz ihre Farbe verleiht. Myelin wird im peripheren Nervensystem von Schwannschen Zellen und im Zentralnervensystem von Oligodendrozyten gebildet. Die Myelinisation (Bildung der Markscheide) isoliert die Axone und erhöht die Übertragungsgeschwindigkeit der elektrischen Nervenimpulse im Axon.

▸ **UNI- AND MULTIPOLARE NERVENZELLEN**

Multipolare Nervenzellen, zu denen unter anderem die Interneuronen und Motoneuronen gehören, kommen am häufigsten vor. Sensible Nervenzellen werden als unipolare Neuronen klassifiziert.

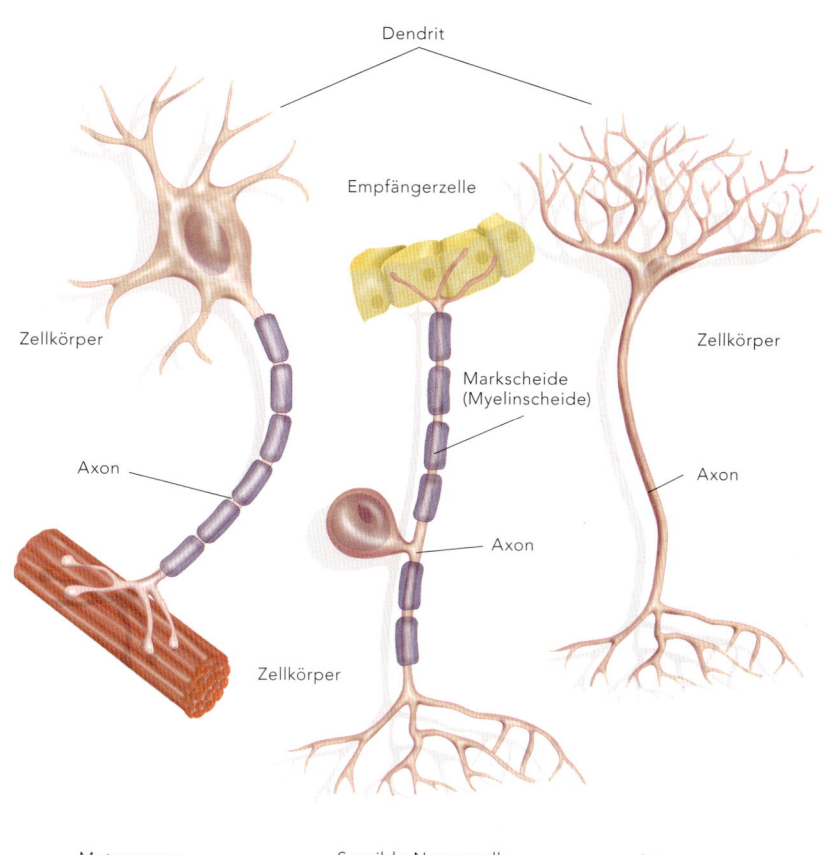

Neurotransmitter

NERVENZELLEN KOMMUNIZIEREN durch Freisetzung von Botenmolekülen, sogenannten Neurotransmittern.

Neurotransmitter sind chemische Botenstoffe, die durch eine Synapse übertragen und erst dann ausgeschüttet werden, wenn das Aktionspotential (siehe S. 130) in der Nervenzelle erreicht ist. Man unterteilt sie in kleinmolekulare Neurotransmitter und neuroaktive Peptide.

Zu den kleinmolekularen Neurotransmittern gehören Aminosäuren wie Glutamat und Glycin. Diese sind Teil eines präzise arbeitenden Systems zur Aktivierung der präsynaptischen Freisetzung und der postsynaptischen Rezeption. Diese für den überwiegenden Teil der exzitatorischen (erregenden) Signalgebung im Zentralnervensystem (ZNS) verantwortlichen Systeme sind von grundlegender Bedeutung für schnelle und präzise Impulse im sensorischen und motorischen Teilbereich der Nervenzelle. Der kleinmolekulare Neurotransmitter Acetylcholin spielt eine wichtige Rolle im vegetativen Nervensystem (VNS) und im Gehirn. Im VNS steuert es als wichtigster Neurotransmitter die Muskelkontraktion, im ZNS trägt es zu kognitiven Phänomenen wie Aufmerksamkeit bei.

▸ **NEUROTRANSMITTER**

Neurotransmitter (in Synapsenvesikeln) werden zum Ende des Axons befördert und in den synaptischen Spalt zwischen dem Axon und der benachbarten Nervenzelle freigesetzt.

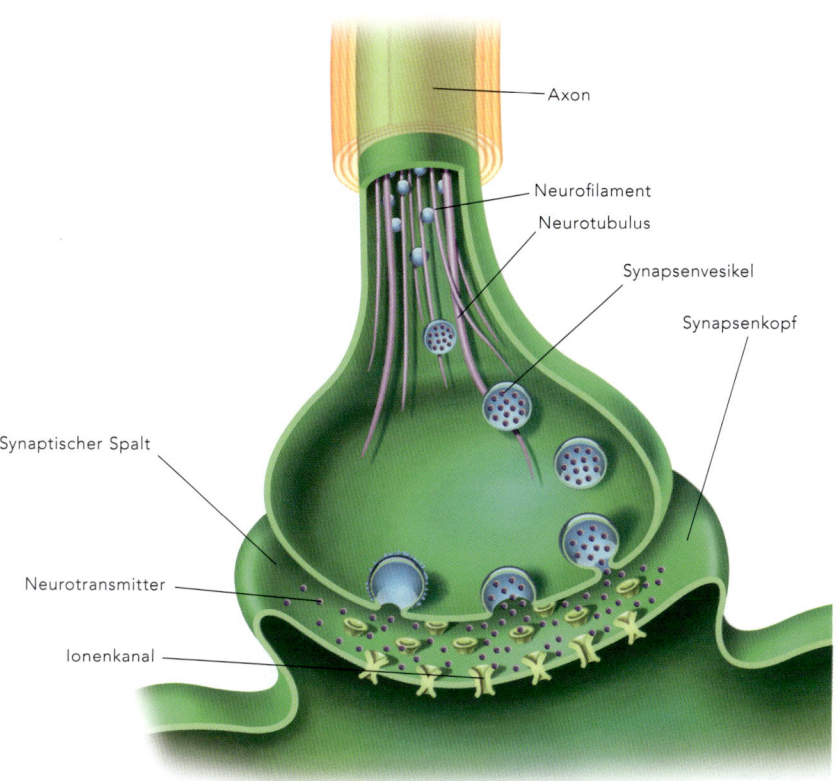

Aktionspotentiale

NERVENZELLEN HABEN EINE NEGATIVE elektrische Ladung von etwa −70 bis −80 Millivolt, die man als Ruhepotential bezeichnet. Erreicht ein Reiz die Zelle, so öffnet sie spannungsgesteuerte Ionenkanäle und kehrt die eigene Polarität um (Depolarisation). Der Zustrom positiv geladener Natriumionen erzeugt einen elektrischen Strom durch die Zellmembran und als Folge einen elektrischen Impuls – ein Aktionspotential, das durch das Axon wandert. Um ein Aktionspotential zu generieren, muss der Reiz von einer gewissen Stärke sein, bekannt als Schwellenreiz. Nach der Depolarisation kann für kurze Zeit, die Refraktärzeit (meist 0,5–1,0 Millisekunden), kein weiteres Aktionspotential ausgelöst werden.

Als Synapse bezeichnet man den Treffpunkt zweier Nervenzellen. Nach der Art der Erregungsübertragung unterscheidet man elektrische und chemische Synapsen. Die in unserem Körper deutlich häufigeren chemischen Synapsen zeichnen sich dabei typischerweise durch eine langsamere Übertragungsgeschwindigkeit im Vergleich zu den elektrischen Synapsen in Gehirn und Netzhaut aus. Die Zelle, die das Signal sendet, nennt man präsynaptische, diejenige, die es empfängt, entsprechend postsynaptische Nervenzelle. Die Signale werden durch den synaptischen Spalt zwischen den Zellen zur postsynaptischen Nervenzelle übertragen, die sie wieder in ein elektrisches Signal (Aktionspotential) umwandelt.

▸ **RUHE- UND AKTIONSPOTENTIAL**

In Ruhe (Ruhepotential) ist die Nervenzelle negativ geladen, und ihre Membrankanäle sind geschlossen. In erregtem Zustand (Aktionspotential) öffnen sich die Membrankanäle und ermöglichen den positiv geladenen Natriumionen, ins Axon zu strömen und dessen Ladung zu erhöhen.

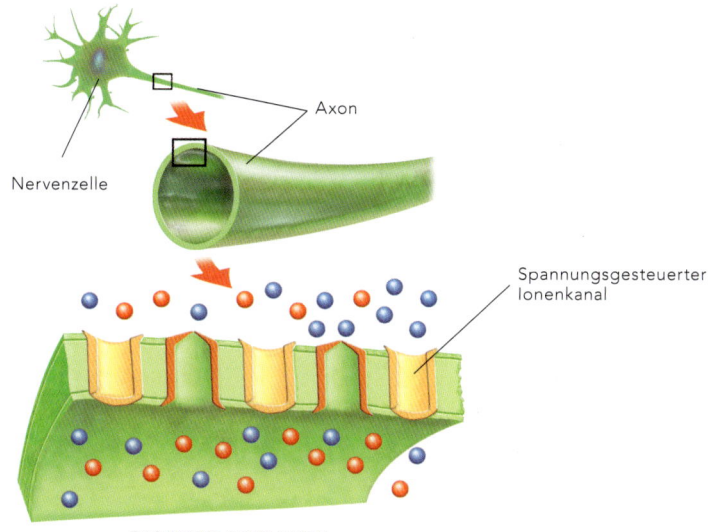

DAS INNERE EINES AXONS

Natriumionenkanäle vor oder nach Vorhandensein des Aktionspotentials geschlossen

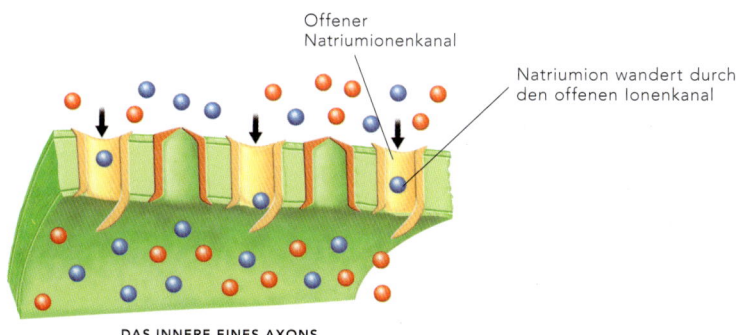

DAS INNERE EINES AXONS

Natriumionenkanäle offen, solange das Aktionspotential vorhanden ist

DAS NERVENSYSTEM | 131

Sensorische und motorische Bahnen

DIE NERVENZELLEN ERSTER ORDNUNG des Spinalganglions (Hinterwurzelganglions) innervieren sensible Strukturen wie die Haut über deren Axone. Das Neuron erster Ordnung tritt ins Zentralnervensystem (ZNS) ein und projiziert auf eine Nervenzelle zweiter Ordnung, diese wiederum weiter oben im ZNS auf eine drittrangige. Schließlich gehen Letztere Kontakte mit dem komplexen neuronalen Netzwerk in einem der Hirnlappen ein, zum Beispiel in der Großhirnrinde. Aufgrund der Richtung, in der der Impuls wandert (von den Empfindungsrezeptoren zum Gehirn) werden Bahnen wie die Kleinhirnseitenstrangbahn (*tractus spinocerebellaris*) als aufsteigende Nervenbahnen bezeichnet. Diese Bahnen leiten propriozeptive (die Tiefensensibilität betreffende) Informationen von den Muskeln zum Kleinhirn.

Der motorische Teil des Gehirns verarbeitet die sensorischen Signale der aufsteigenden Nervenbahnen. Dieses motorische Netzwerk erzeugt daraufhin einen Impuls und leitet diesen an eine Nervenfaser weiter, die ihn an eine Nervenzelle übergibt, die ihrerseits einen Effektor, zum Beispiel einen Muskel, versorgt. Aufgrund ihrer Richtung vom Gehirn zum Muskel ist sie als absteigende motorische Nervenbahn bekannt. Zu diesem Typus gehören zum Beispiel die kortikobulbäre Bahn (*tractus corticobulbaris, tractus corticonuclearis*) und die Pyramidenbahn (*tractus corticospinalis, tractus pyramidalis*).

▶ **SENSORISCHE UND MOTORISCHE NERVENBAHNEN**
Verlauf einer aufsteigenden sensorischen und einer absteigenden motorischen Nervenbahn

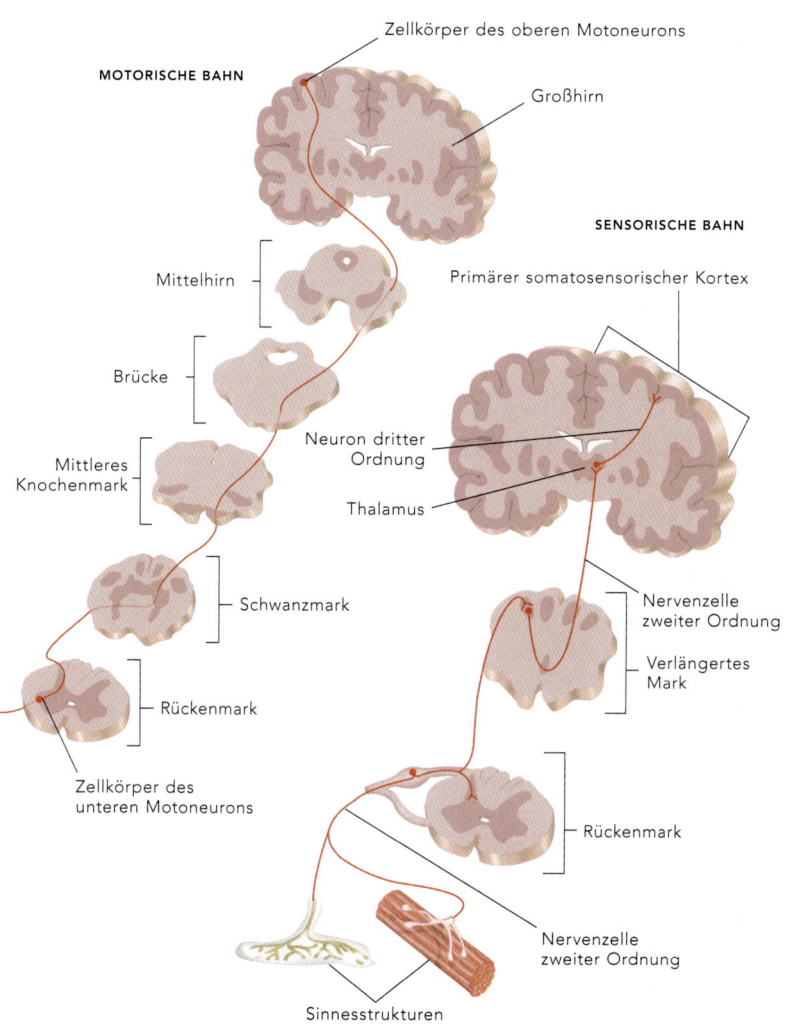

Rückenmarksverletzungen

Eine Verletzung des Rückenmarks kommt zwar nur selten vor, ist aber lebensbedrohlich und führt oft zum Funktionsverlust in einem bestimmten Teil des Körpers.

Der Hauptunterschied zwischen Zellen des Zentralnervensystems (ZNS) und solchen des peripheren Nervensystems (PNS) besteht in ihrer Fähigkeit zur Regeneration. Die Nervenzellen des ZNS regenerieren sich nicht und verlieren deshalb durch Schädigung oder Absterben an Funktionsfähigkeit.

Zwar ist das Rückenmark gut geschützt, doch Verletzungen treten unter anderem als Folge von Brüchen oder Verrenkungen (Durchtrennung des Rückenmarks), Quetschungen oder Durchblutungsstörungen auf. Wie stark Verletzungen die Funktion beeinträchtigen, hängt davon ab, am welcher Stelle das Rückenmark verletzt wurde.

Der Funktionsverlust unterhalb der Verletzungsstelle rührt ggf. daher, dass die Kommunikation zwischen ZNS und Peripherie nun nicht mehr gelingt. Bei einem kompletten Querschnitt funktionieren sämtliche Nervenfasern unterhalb der verletzten Stelle nicht mehr, bei einem unvollständigen sind nicht alle betroffen.

Etwas mehr als die Hälfte aller Rückenmarksverletzungen führen zur Lähmung sowohl der oberen als auch der unteren Gliedmaßen – einer Tetra- oder Quadriplegie, die bei einer Verletzung der Halswirbelsäule eintritt.

Wurde das Rückenmark weiter unten geschädigt, bleibt die Funktion der Arme erhalten, während die der unteren Gliedmaßen verloren geht. Dies ist als Querschnittslähmung bekannt.

▸ **FUNKTIONSVERLUST**

Eine Rückenmarksverletzung auf der Höhe von C4 resultiert in der Lähmung der oberen und unteren Gliedmaßen (Tetraplegie), eine auf der Höhe von T1 dagegen »nur« in einer Lähmung der unteren Gliedmaßen (Paraplegie).

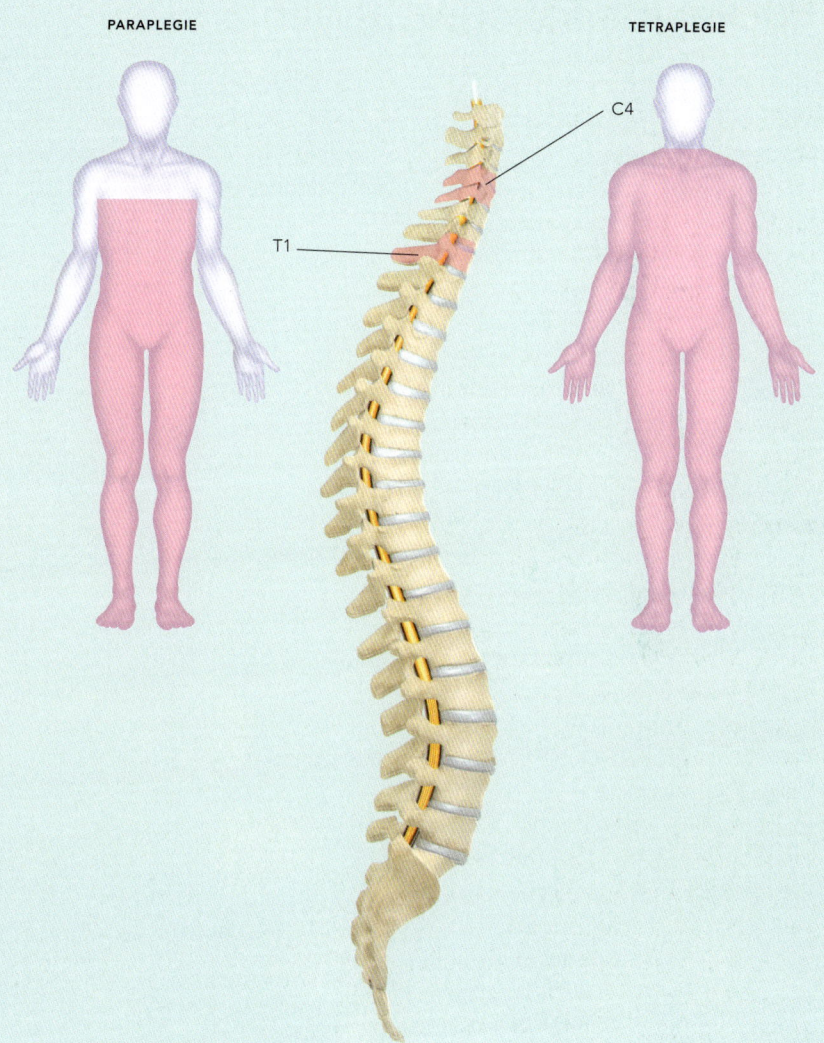

Rückenmarksverletzungen *(Forts.)*

Der medizinische Fortschritt in jüngerer Zeit hat die Überlebensrate bei Rückenmarksverletzungen stark erhöht. Dagegen waren die Bemühungen um Reparatur und Regeneration von Nerven weniger erfolgreich. Nach einer Rückenmarksverletzung bestehen etliche Hindernisse für eine Regeneration der Axone. Eines dieser Hindernisse ist die Glialnarbenbildung. Diese erschwert das Nachwachsen der Axone durch Freisetzung hemmender Moleküle; außerdem ist das Narbengewebe infunktional. Die vollständige Entfernung der Glialzellen ist kein gangbarer Weg, da diese eine sich ausbreitende Exzitotoxizität und eine Abnahme der neurotrophischen Faktoren verursacht.

Es bedarf weiterhin intensiver Forschung, um zu einer für die Reparatur und Regeneration von Axomen optimalen Umgebung zu gelangen. Es ist wahrscheinlich, dass erfolgreiche Behandlungen von Rückenmarksverletzungen aus einer ganzen Palette von Therapien zur Förderung der Regeneration bestehen werden.

▶ **AXON-REGENERATION**

Eine Möglichkeit, wie Nervenzellen dereinst Axone künstlich regenerieren könnten, besteht in der Einfügung von Helferzellen (in der Abbildung rote Kreise in Phase 1).

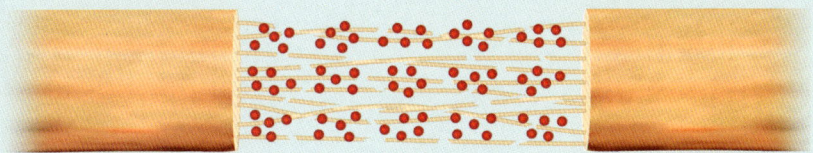

1. Flüssige Phase
Anreicherung neurotrophischer Faktoren
und extrazellulärer Matrixmoleküle

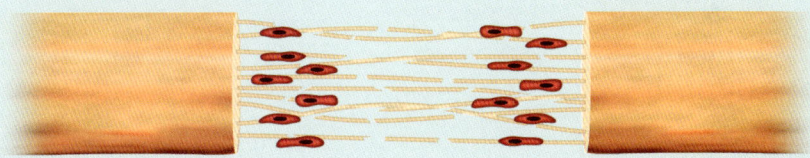

2. Zellphase
Migration, Proliferation und Ausrichtung
der Zelle, Axonbildung

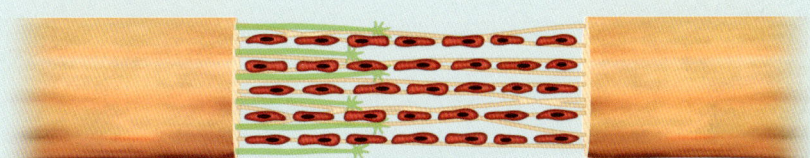

3. Axonalphase
Wachstum der Axome

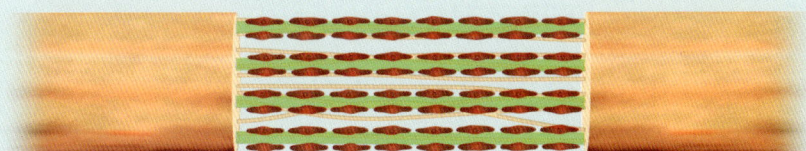

4. Myelinisierungsphase
Myelinisierung von regenerierten, unreifen
Axomen durch Bildung reifer axonaler Fasern.

Kapitel 6:
Sinneswahrnehmung

Wie unterstützen uns unsere Sinne bei unseren Bewegungen und wie ermöglichen sie es unserem Gehirn, die Position der Gliedmaßen in unserer äußeren Umgebung zu erkennen? Die Rückmeldungen aus dem Sinnessystem lassen den Körper oft unbewusst und mit nur geringer Verzögerung feinmotorisch reagieren. Rezeptoren und Nerven ihrerseits senden Signale ans Gehirn; ihre Rolle bei der Wiedererlangung der Kontrolle über die eigenen Bewegungen nach einer Verletzung ist kaum zu überschätzen.

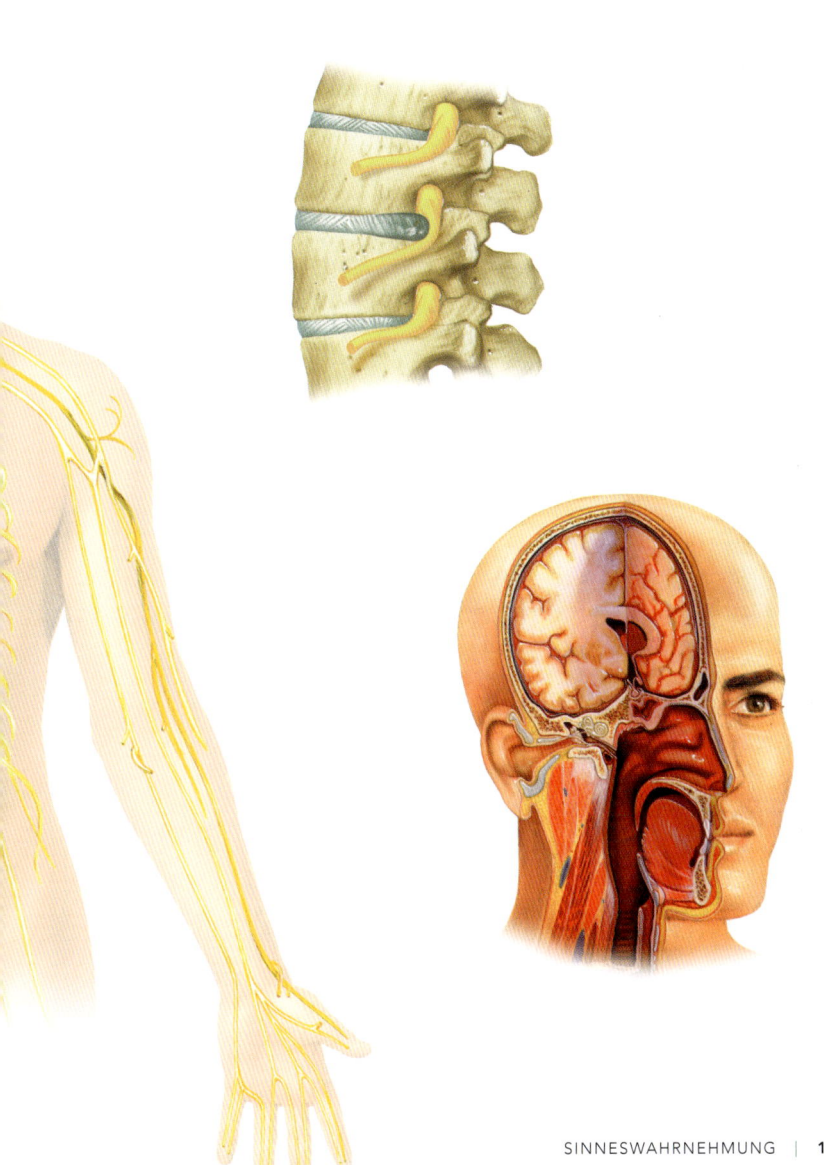

SINNESWAHRNEHMUNG | **139**

Die Sinne

ZUM SINNESSYSTEM UNSERES KÖRPERS gehören eine Reihe von Rezeptoren (Sensoren), die auf unterschiedliche innere und äußere Reize reagieren und diese anschließend in neurologische Impulse umwandeln, die das Nervensystem über die Umgebung in Kenntnis setzen, in der sich unser Körper befindet. Die Kodierung dieser Impulse wird als sensorische Transduktion bezeichnet. Die verschiedenen Sinnesrezeptoren werden nach der Art der Umweltreize, auf die sie reagieren, in Chemorezeptoren, Mechanorezeptoren, Nozirezeptoren, Photorezeptoren, Thermorezeptoren, Magnetorezeptoren und Elektrorezeptoren unterteilt. Eine Klassifizierung kann auch nach der Lage der Quelle des auslösenden Reizes erfolgen: So können Sensoren auf Ereignisse reagieren, die weiter weg vom Körper auftreten, oder auf solche in unmittelbarer Nähe. Andere Rezeptoren nehmen Veränderungen des Blutdrucks, des Sauerstoffs und des Kohlendioxidgehalts im Blut oder die Ausschüttung von Substanzen nach einer Verletzung von Geweben wahr.

Wiedere andere Sensoren ermöglichen es uns, unsere Stellung und die unserer Gliedmaßen im Raum zu erkennen, vor allem, wenn sie für Bewegungen von grundlegender Bedeutung sind. Die beiden Letzteren nennt man Gleichgewichtsrezeptoren bzw. Propriozeptoren.

Der Reiz, der einen bestimmten Rezeptor anspricht, wird als adäquater Reiz bezeichnet. So ist Vibration der adäquate Reiz für die Vater-Pacini-Körperchen der Haut, und die Thermorezeptoren der Haut reagieren auf Temperaturschwankungen.

▸ **DIE SINNE**
Unsere fünf Schlüsselsinne und wodurch sie im Körper gesteuert werden.

DIE SINNE

Gleichgewicht
Sensoren in den Bogengängen und im Innenohr überwachen die Position unseres Körpers. Bewegungen reizen die Haarzellen, die die entsprechende Information über den Hörnerv ans Gehirn übermitteln.

Hören
Das Innenohr enthält Haarzellen, Mechanorezeptoren, die Signale, Informationen zu Klängen und Geräuschen, über den Hörnerv ans Gehirn leiten.

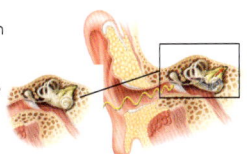

Riechen
Die mit Chemorezeptoren ausgestatteten Flimmerhärchen der Riechzellen in der Nasenhöhle senden Signale an die Geruchszentren im Gehirn, wo sie in Gerüche übersetzt werden.

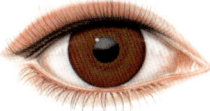

Sehen
Die Photorezeptoren in den Augen sind lichtempfindlich und übertragen Signale über den Sehnerv an den visuellen Kortex im Gehirn, wo sie zu visueller Information weiterverarbeitet werden.

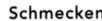

Schmecken
Die Chemorezeptoren auf der Zunge, im Hals und im Gaumen sind als Geschmacksknospen bekannt. Sie übermitteln Informationen zum Geschmack (süß, sauer, salzig, bitter) über die Hirnnerven ans Gehirn.

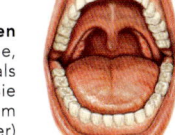

Die Sinne *(Forts.)*

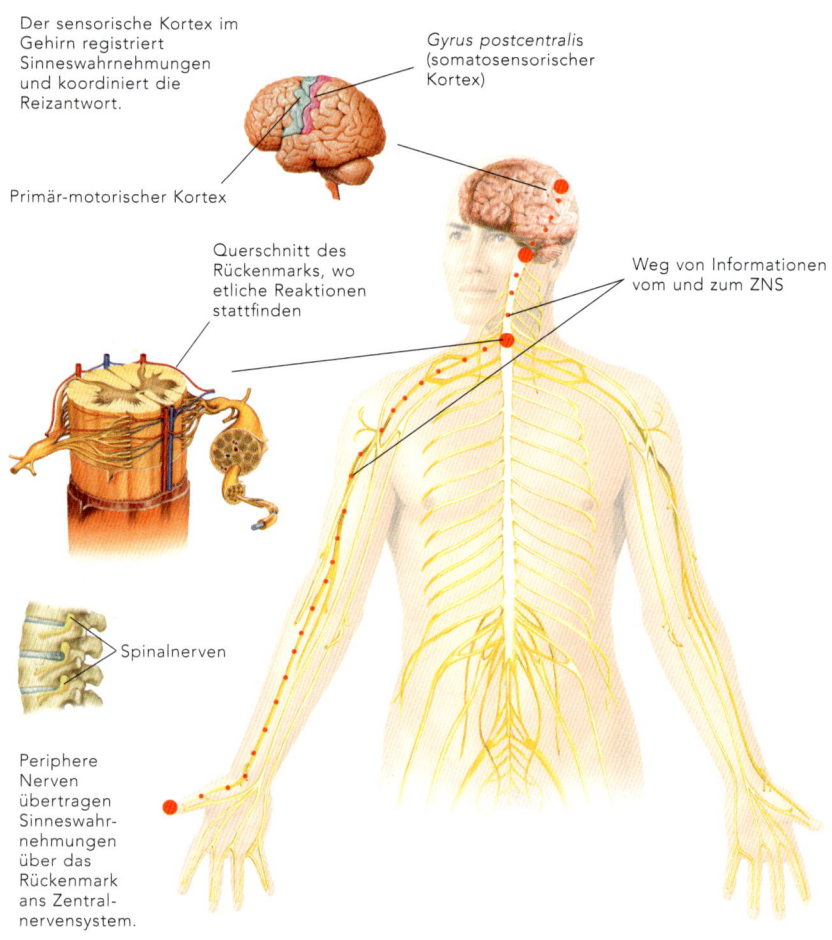

Der sensorische Kortex im Gehirn registriert Sinneswahrnehmungen und koordiniert die Reizantwort.

Gyrus postcentralis (somatosensorischer Kortex)

Primär-motorischer Kortex

Querschnitt des Rückenmarks, wo etliche Reaktionen stattfinden

Weg von Informationen vom und zum ZNS

Spinalnerven

Periphere Nerven übertragen Sinneswahrnehmungen über das Rückenmark ans Zentralnervensystem.

◀ **ÜBERTRAGUNGSWEGE VON SINNESINFORMATIONEN**
Die verschiedenen Teile des Sinnessystems und die Verbindungen der Nervenbahnen zum Zentralnervensystem

Die Funktion des Sinnessystems beruht auf einem Feedback-Mechanismus. Ein bestimmter Rezeptor reagiert auf einen Reiz und sendet ein afferentes Signal ans Zentralnervensystem (ZNS). In der Folge wird ein efferentes Signal an den betroffenen Körperbereich zurückgesandt und ruft dort eine passende Reaktion hervor. Einige Rezeptoren werden von einer bestimmten afferenten Nervenfaser mit rezeptivem Feld gereizt. Da Nervenzellen im ZNS in der Lage sind, Signale von mehreren afferenten Nervenfasern zu empfangen, ist das rezeptive Feld eines Neurons meist größer als die zu ihm führenden, konvergierenden Nervenfasern. Danach treten Nervenzellen zweiter Ordnung in Kontakt mit anderen Nervenzellen und verbreiten Sinnesinformationen an immer mehr Zellen (Divergenz). Konvergenz und Divergenz sind von grundlegender Bedeutung für die Verarbeitung von Sinnesinformationen und bestimmen über Verhaltensmuster mit.

Tiefensensibilität

Was ist das?

TIEFENSENSIBILITÄT (PROPRIOZEPTION) kann als bewusste oder unbewusste Sinneswahrnehmung der Position bzw. des Aktivitätszustands der Gelenke definiert werden. Sie ist von grundlegender Bedeutung für die Fähigkeit der Gelenke zur unwillkürlichen Steuerung der Muskeln, um so deren Funktion anzupassen und die Stabilität der Gelenke zu erhöhen. Zwei Mechanismen steuern die efferenten Reizantworten: Feed-forward, die Planung von Bewegungen aufgrund von Erfahrungen in der Vergangenheit, und Feedback, die fortlaufende Regulierung der motorischen Kontrolle über die Muskeln um das Gelenk herum durch Reflexe. Somit beruht proaktive Muskelaktivität auf Feed-forward und reaktive auf Feedback. Die Koordination dieser beiden Systeme schränkt die Dynamik um das Gelenk ein.

Was gilt es zu beachten?

ZAHLREICHE, VERÄNDERBARE ODER UNveränderliche, Faktoren beeinträchtigen die Tiefensensibilität. Ein Faktor, der sich nicht beeinflussen lässt, ist das Altern, das beim Menschen zur Verlangsamung vieler Körpersysteme führt, so auch beim Feedback der Tiefensensibilität. Durch periodische Belastung der Gelenke bei entsprechenden Bewegungsübungen lassen sich die Propriozeptoren trainieren. Regelmäßiges Training wirkt sich somit positiv auf die Tiefensensibilität aus, während Verletzungen diese beeinträchtigen können. Deshalb gehören Übungen zur Verbesserung der Tiefensensibilität und Bewegungsübungen zur Therapie nach einer Verletzung.

▼ WAS BEEINTRÄCHTIGT DIE TIEFENSENSIBILITÄT?

Eine Verstauchung des Knöchels gehört zu den weit verbreiteten Verletzungen. Solche Belastungen oder Dehnungen der Bänder beinträchtigen die Funktion des Gelenks und damit möglicherweise auch die Tiefensensibilität.

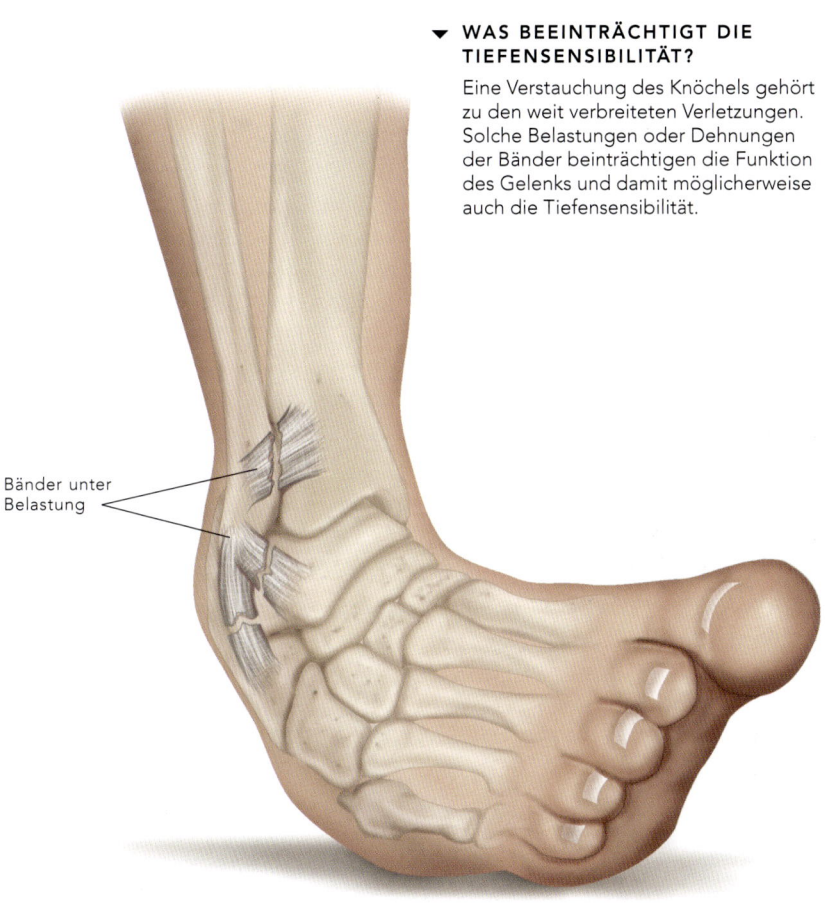

Bänder unter Belastung

Muskelspindeln

MUSKELSPINDELN LIEGEN IM INNEREN der Muskeln parallel zu den Muskelfasern. Sie dienen der Erfassung von Veränderungen der Länge und der Geschwindigkeit eines Muskels. Wird ein Muskel stimuliert, sendet er ein Signal über die zuführenden Nerven ans Zentralnervensystem (ZNS). Muskelspindeln werden durch feine Nervenfasern, sogenannte Y-Motoneuronen (Gamma-Motoneuronen), innerviert. Da die sensorischen und motorischen Fasern separat laufen, kann eine Längenänderung stattfinden, ohne die Übermittlung zuführender Nervensignale zu beeinträchtigen. Sobald das Signal das ZNS erreicht, projiziert es über einen Eigenreflexbogen auf skelettale Motoneuronen. Diese Projektion geschieht sehr schnell, da nur eine Synapse beteiligt ist. Anschließend wird ein efferentes Signal an den Muskel zurückgesandt und ruft eine Kontraktion des gedehnten Muskels hervor. Dieser Dehnreflex schützt uns vor Verletzungen.

Sehnenspindeln

DIE HAUPTFUNKTION DER SPINDELN IN den Sehnen im Übergangsbereich zwischen Muskel- und Sehnenfasern besteht darin, Änderungen der Muskelspannung zu erfassen und eine entsprechende Hemmung des Muskels einzuleiten. Sehnenspindeln werden gereizt, wenn der Muskel unter Belastung steht, und erzeugen eine den Muskelspindeln entgegengesetzte Wirkung. Die Rückkopplungsschleife ist identisch mit dem Eigenreflexbogen der Muskelspindeln in Bezug auf die afferenten Signale, die es ans ZNS sendet. Dort wird ein Eigenreflex ausgelöst und ein efferentes Signal zum Muskel zurückgesandt, das dort eine Reflexentspannung (Hemmung) verursacht. Auch dieser Reflex schützt uns somit vor Verletzungen.

▶ **MUSKEL- UND SEHNENSPINDELN**
Lokalisierung und Bahnen der entsprechenden Rezeptoren

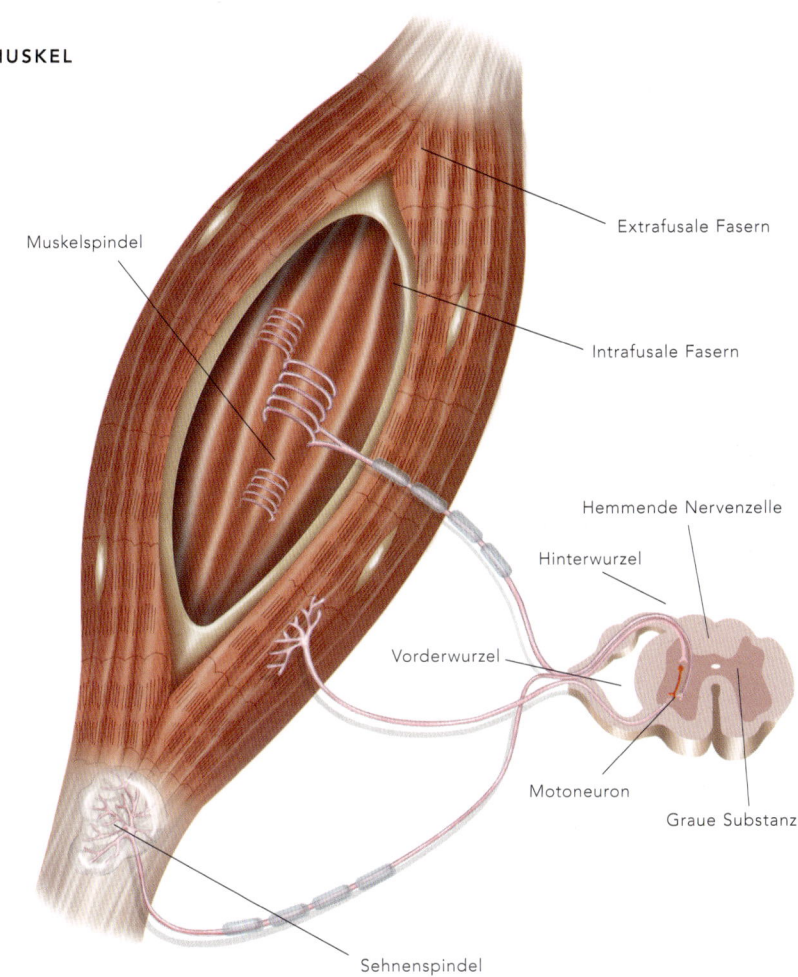

Rezeptoren des Gelenks

IM INNEREN DER GELENKE BEFINDEN sich Mechanorezeptoren, die auf eine Gewebeverformung am Gelenk, zum Beispiel bei einer Verletzung, reagieren. Die Verformung ist mit einer afferenten, von der stärkeren Aktivierung der Mechanorezeptoren hervorgerufenen Entladung verbunden. Zu den Mechanorezeptoren gehören unter anderem die Vater-Pacini-Körperchen, die Meissner-Körperchen oder freie Nervenendigungen. Die Mechanorezeptoren der Gelenke sind entweder langsam (SA-Rezeptoren) oder schnell adaptierend (RA-Rezeptoren). Erstere entladen sich schon bald nach dem Einsetzen des Reizes und sind für bewusste und unbewusste kinästhetische Empfindungen nach Bewegungen der Gelenke verantwortlich; Letztere dagegen entladen sich weiter, solange der Reiz vorhanden ist, und sorgen für

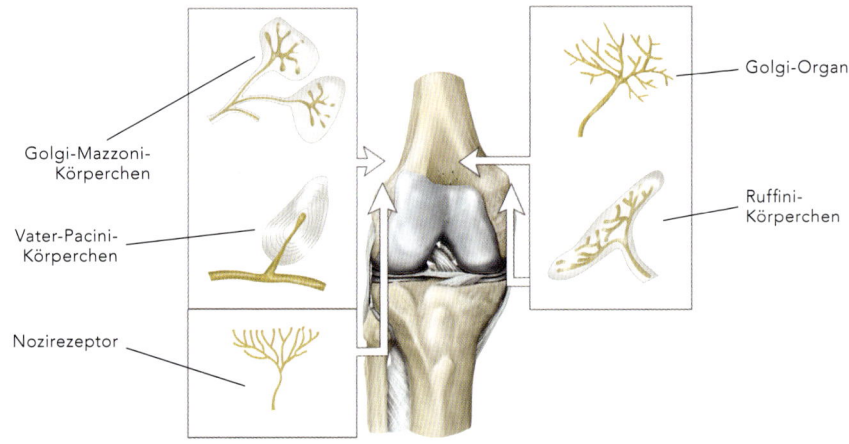

▲ **MECHANOREZEPTOREN**
Die Mechanorezeptoren des Knies

fortwährende Informationen zur Lage des Gelenks. Eine Reizung der Mechanorezeptoren der Gelenke scheint nur unter größerer Last zu erfolgen.

Eine Gelenkverletzung, zum Beispiel eine Knöchelverstauchung, kann die Mechanorezeptoren des betreffenden Gelenks stark in Mitleidenschaft ziehen und damit die Tiefensensibilität beeinträchtigen. Geeignetes Training trägt jedoch zur Stabilisierung des Gelenks und zur Verbesserung des Feedbacksystems bei, sodass sich das Risiko einer erneuten Verletzung vermindert. Vieles deutet darauf hin, dass bei derartigen Verletzungen die geringe Stabilität der Gelenke infolge mangelnden propriozeptiven Trainings ein wesentlicher Risikofaktor ist – das macht die Bedeutung der Tiefensensibilität deutlich.

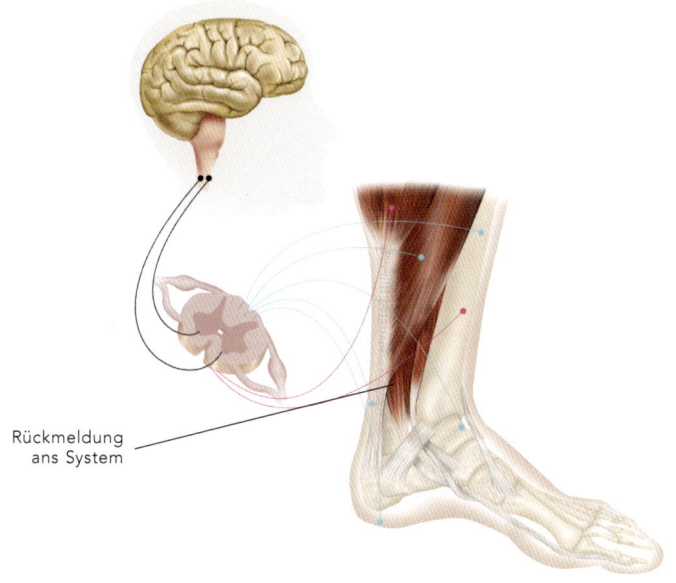

Rückmeldung ans System

Reflexe

REFLEXE SIND DIE EINFACHSTE FORM von motorischer Aktivität, die vom Nervensystem ausgelöst wird. Sie setzen stets die Beteiligung von mindestens zwei Nervenzellen voraus: einer afferenten sensiblen und einer efferenten motorischen. Afferente sensible Nervenfasern übertragen Informationen vom Rezeptor zum Zentralnervensystem (ZNS), efferente motorische vom ZNS zu einem Effektormuskel. Den Zeitraum zwischen Reiz und Reizantwort bezeichnet man als Latenzzeit. Diese wird durch höhere Aktivität im ZNS beeinflusst.

Der einfachste Reflex, der Eigenreflex, kommt mit zwei Neuronen und einer Synapse aus. Bei anderen Reflexbogen sind eine größere Anzahl Nervenzellen zwischen dem afferenten und dem efferenten Neuron beteiligt – die Interneuronen. Alle Reflexe mit Interneuronen und der entsprechenden Anzahl von (mehr als zwei) Synapsen nennt man Fremdreflexe. Der Dehnungsreflex ist ein Eigenreflex, der Lidschlussreflex dagegen ein Fremdreflex.

Der Patellarsehnenreflex gehört zu den Muskeldehnungsreflexen (myotaktischen Reflexen). Ein Schlag auf das Knieband (die Patellarsehne) dehnt es, reizt im Quadrizeps die Rezeptoren der Kernsackregion der Muskelspindeln und erzeugt in deren afferenten Ia-Fasern ein Aktionspotential. Sobald das afferente Signal das Rückenmark erreicht, wird ein Teil davon über eine Synapse auf α-Motoneuronen übertragen, die den Quadrizeps versorgen und dort eine Kontraktion hervorrufen. Das Knie wird sofort gedehnt. Die Reaktionszeit bis zur Reizantwort wird durch eine Schädigung der hinteren Spinalnervenwurzeln in der Lendengegend verlangsamt. Auch andere Reflexe können nach dem betroffenen Bereich der Wirbelsäule beurteilt werden.

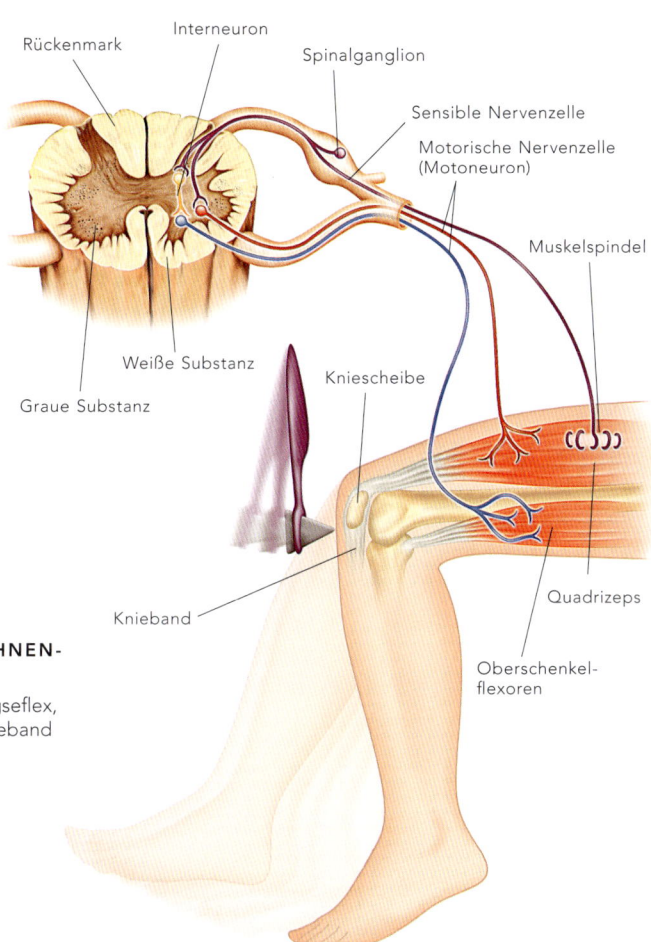

▶ **PATELLARSEHNEN-REFLEX**

Muskeldehnungsreflex, an dem das Knieband beteiligt ist

Sinne und Rehabilitation

Mit am besten kann man die praktische Funktion der Sinneswahrnehmung anhand der Rehabilitation nach Verletzungen aufzeigen. Ein typisches Beispiel für eine Verletzung, die die Funktion eines Sinnes beeinträchtigt, ist eine Knöchelverstauchung, die sowohl bei sportlicher Betätigung als auch im Alltag sehr häufig vorkommt.

Bei einer Knöchelverstauchung erleiden die Bänder des Sprunggelenks je nach Grad der Verletzung und der äußeren Krafteinwirkung geringeren oder stärkeren Schaden.

Die aus der Verletzung folgende Dehnung der Bindegewebe reizt die Rezeptoren des Gelenks. Ist die äußere Belastung auf die Gewebe größer als die Widerstandskraft der Gewebe, werden sie beschädigt. Dies wiederum beeinträchtigt die Fähigkeit der Propriozeptoren, in der weiter oben beschriebenen Weise für eine Stabilisierung zu sorgen.

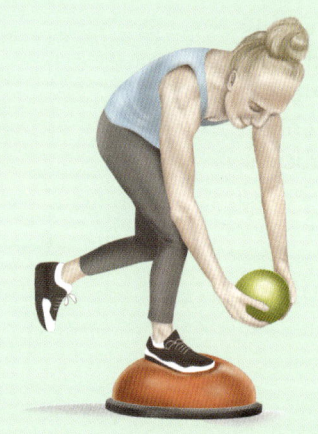

▲ **REHABILITATION DES SINNESSYSTEMS**

Eine fortgeschrittene Rehabilitationsübung zur Schärfung der Tiefensensibilität. Hierbei werden die Propriozeptoren von neuem trainiert, sodass sie wieder mehr Stabilität bieten.

Um eine ausreichende Stabilität zurückzuerlangen, müssen die Propriozeptoren trainiert werden. Dies erfolgt durch anfangs wenig anspruchsvolle Übungen, deren Schwierigkeitsgrad im Verlauf der Rehabilitation immer weiter gesteigert wird.

Bei Übungen zum Trainieren der Tiefensensibilität wird die Körperhaltung so gewählt, dass zusätzliches Gewicht auf dem Gelenk lastet, um eine größere Stabilität des Gelenks zu gewährleisten. Ein Beispiel für eine solche Übung ist das Balancieren auf einem Bein. Zur Erhöhung des Schwierigkeitsgrads wird der Patient später gebeten, die Augen zu schließen. Aufgrund des nun fehlenden visuellen Feedbacks müssen andere Teile des Sinnessystems wie der Gleichgewichts- und der Tastsinn härter arbeiten. Die Propriozeptoren und die Rezeptoren der Haut an der Fußsohle, die auf Berührung reagieren, senden Signale ans Sinnessystem.

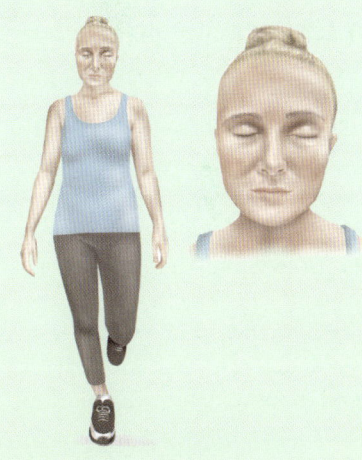

▲ **ANPASSUNG DER REHABILITATION**

Bei geschlossenen Augen fällt einer der Sinne aus, und der Patient muss sich in erhöhtem Maß auf die anderen Sinne verlassen, um das Gleichgewicht zu halten.

Sinne und Rehabilitation *(Forts.)*

Für fortgeschrittenere Übungen wie das Balancieren auf einem Bein ist Sportgerät, etwa ein Balancebrett, erforderlich. Dabei wird die Herausforderung zum Halten des Gleichgewichts vergrößert. Beteiligt sind hier die Rezeptoren der Gelenke sowie in ausgleichender Weise Muskel- und Sehnenspindeln. Weiter spielt auch die Vorsteuerung eine Rolle, denn die vorangehenden, einfacheren Übungen haben die Erfahrungen geliefert, die nun eine Planung der Bewegungen und der dazu erforderlichen Muskelaktivitäten ermöglichen.

An dieser Stelle ist anzumerken, dass propriozeptive Übungen Teil jeder Rehabilitation sein sollten. Auch Athleten sollten sie in ihr tägliches Training einbauen, um die Stabilität von Gelenken aufrechtzuerhalten und Verletzungen vorzubeugen.

▼ REHA- UND ÜBUNGSROUTINEN

Propriozeptive Übungen, zum Beispiel mit der Strickleiter, sind für alle umfassenden Trainingsprogramme von wesentlicher Bedeutung.

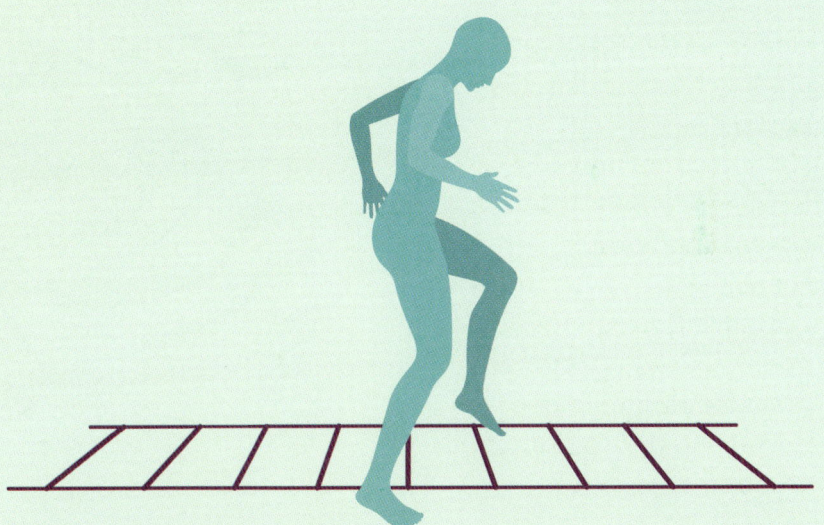

Kapitel 7:
Supraspinale Bewegungssteuerung

Das menschliche Gehirn ist ein hochkomplexes Organ mit einer gewaltigen Kapazität zur Datenspeicherung und -verarbeitung. Zugleich steuert es die Funktionen unseres Körpers. Das Gehirn besteht aus zahlreichen unabhängig und im Verbund funktionierenden Teilen, die unser Leben bestimmen. Erkrankungen des Gehirns wie zerebrale Bewegungsstörung oder Parkinson beeinträchtigen die Kontrolle über die Bewegungen des Körpers in erheblichem Maße.

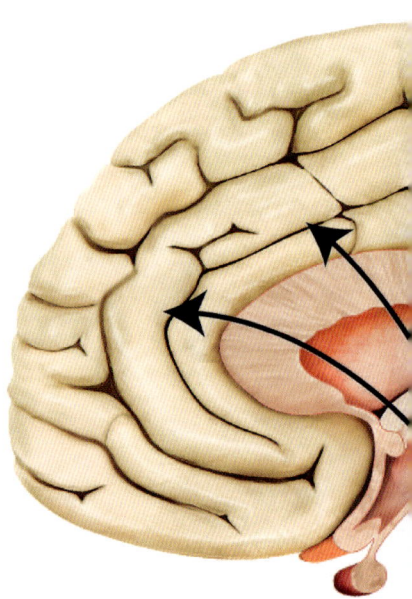

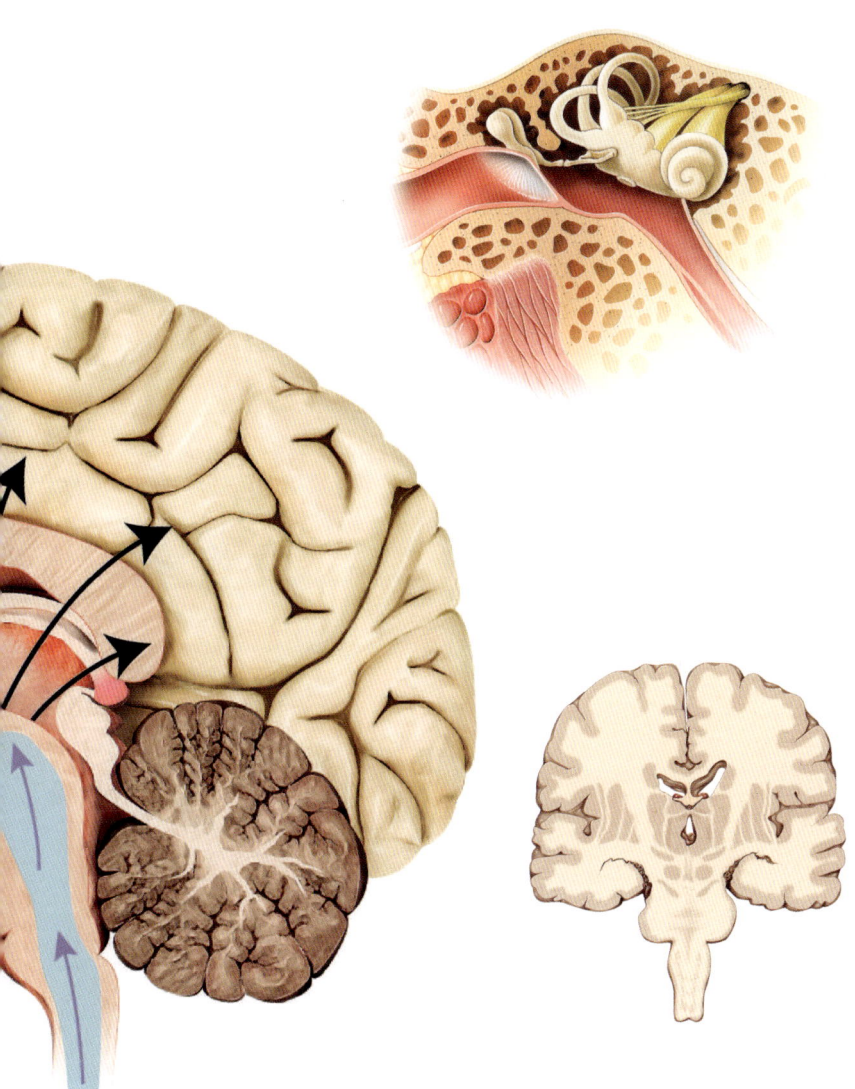

SUPRASPINALE BEWEGUNGSSTEUERUNG | 157

Die Hirnrinde

DIE GROSSHIRNRINDE, DIE ÄUSSERSTE Schicht des Großhirns, ist auch als Kortex bekannt. Sie besteht aus grauer Substanz, ist etwa 5 Millimeter dick und umhüllt die Axonen der weißen Substanz in der Mitte, die einen Großteil des Hirnvolumens ausmacht. Dagegen ist die Rinde zwar dünn, doch beläuft sich ihre Masse auf etwa 40 Prozent der Gesamthirnmasse. Der Kortex als komplexester Teil des Nervensystems besteht aus unzähligen, dicht gedrängten Axonen, die für die Steuerung der zahlreichen Körperfunktionen verantwortlich sind.

Ein komplexes Muster von Windungen (Gyri) und Furchen (Sulci) verleiht der Oberfläche der Großhirnrinde ihr typisches runzeliges Aussehen. Sein eigentlicher Zweck aber ist eine erhebliche Vergrößerung der Großhirnoberfläche, die dazu führt, dass ein größerer Teil des Gehirns für komplexe Datenverarbeitungsaufgaben zur Verfügung steht.

Spalten (Fissuren) und Furchen trennen einzelne Segmente der Hirnrinde, die sogenannten Gehirnlappen, voneinander. Die tiefe Längsfurche in der Mitte (*fissura longitudinalis cerebri*) teilt das Großhirn in die linke und die rechte Hemisphäre. Obwohl einige grundlegende Hirnfunktionen mit einem bestimmten Lappen oder einer der beiden Hemisphären assoziiert werden, spiegelt die Segmentierung der Großhirnrinde eher anatomische als funktionelle Unterschiede wider. So können übergeordnete Funktionen wie der kognitive Sprachprozess mehreren Lappen und beiden Hemisphären der Hirnrinde zugeordnet werden.

Nach ihrer Funktion lassen sich primärer und assoziativer Kortex unterscheiden. Ersterer ist für die Grundfunktionen der Sinnesverarbeitung und des motorischen Outputs mitverantwortlich, Letzterer für komplexere Aufgaben. Dass der assoziative Kortex so benannt ist, rührt von seiner Funktionsweise her. Dieser Kortex berücksichtigt eine größere Vielfalt von Informationstypen, um komplexere Datenverarbeitungsaufgaben ausführen zu können. So werden die Grundbewegungsfunktionen vom

DIE GROSSHIRNRINDE

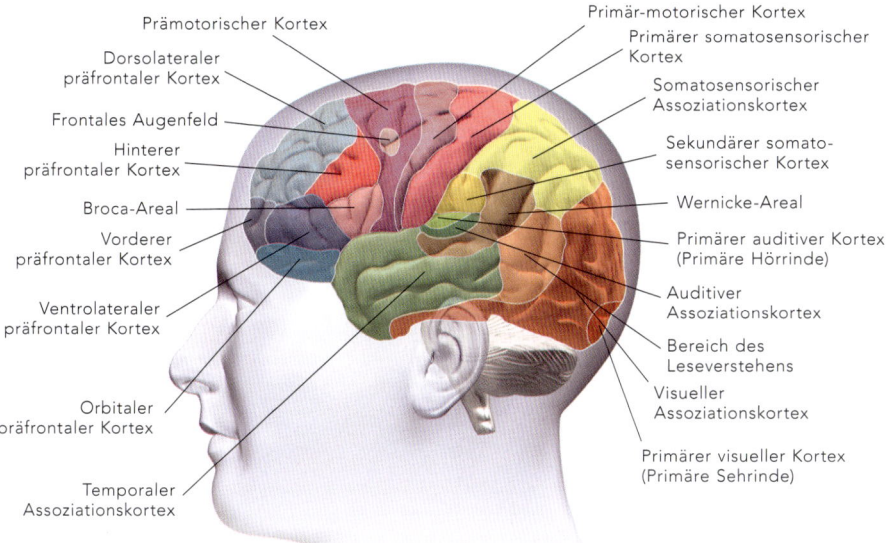

▲ **GROSSHIRNRINDE**

Die Großhirnrinde kann in Bereiche gegliedert werden, die für bestimmte Funktionen wie Sehen, Hören oder Tasten zuständig sind und sich bei den meisten Menschen an derselben Stelle befinden.

Die Hirnrinde *(Forts.)*

primär-motorischen Kortex gesteuert, komplexere Manöver und Prozesse wie die vorausgehende Planung von Bewegungen (man denke an die Visualisierungstechniken im Sport) können jedoch die Verarbeitung von Daten im assoziativen Kortex voraussetzen. Assoziative Datenverarbeitung ist außerdem für die übergeordneten Funktionen des Nervensystems wie Wahrnehmung, Gefühle und Bewusstsein erforderlich.

QUERSCHNITT DURCH DAS GEHIRN

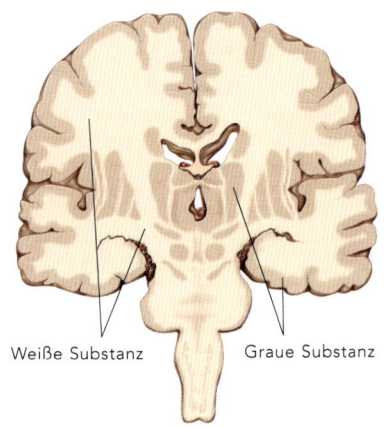

Weiße Substanz   Graue Substanz

▸ **AUFBAU DES GEHIRNS**

Die äußerste Schicht des Gehirns besteht aus grauer Substanz. Dieses Nervengewebe ist von rosa-grauer Farbe und enthält die Körper, Dendriten und Endköpfchen von Zellen. Das Innere des Gehirns, die weiße Substanz, besteht aus Axonen, die die verschiedenen Teile der grauen Substanz miteinander verbindet.

AUFBAU DES MOTORISCHEN UND DES SOMATOSENSORISCHEN KORTEX

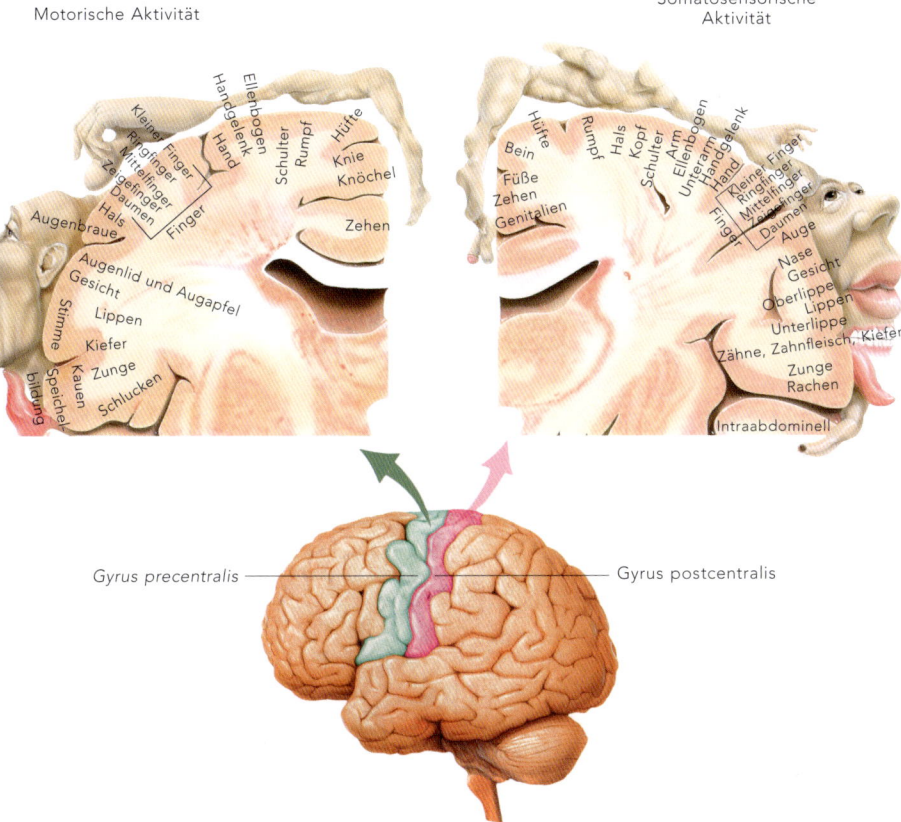

Basalganglien

TIEF IM INNEREN DES GEHIRNS LIEGT eine als Basalganglien bekannte Gruppe von Kernen (Gebiete aus grauer Substanz). Diese neuralen Strukturen arbeiten zusammen und spielen eine wichtige Rolle bei der Bewegung. Die Basalganglien bestehen aus vier Einzelgebilden, die Bewegung entweder fördern oder einschränken. Den am nächsten zur Oberfläche liegenden Kern von der Form einer Kaulquappe bezeichnet man als Streifenkörper (*striatum*), der seinerseits aus äußerem Linsenkern (*putamen*) und Schweifkern (*nucleus caudatus*) besteht.

Unter dem Streifenkörper liegt eine weitere Neuronengruppe namens Pallidum (*globus pallidus*). Zu den Basalganglien gehören noch zwei weitere Gebilde: der *Nucleus subthalamicus* und die *Substantia nigra*.

Die genaue Rolle der Basalganglien bei der Bewegungssteuerung ist noch nicht restlos aufgeklärt. Der derzeitige Stand der Forschung auf dem Gebiet legt einen direkten und einen indirekten Weg nahe. Danach hemmt der *Globus pallidus externus* den Thalamus, der seinerseits den Output des motorischen Kortex vermindert. Bei Stimulation der direkten Verbindung wird neuronale Aktivität in der Hirnrinde über das Putamen empfangen, das die Funktion des *Globus pallidus externus* hemmt. Dies wiederum führt zu einer Aufhebung der Wirkung des *Globus pallidus externus* auf den Thalamus und damit zu einem größeren Output des Thalamus in Richtung Hirnrinde. Der daraus folgende Anstieg der Kortextätigkeit veranlasst den motorischen Kortex zu Output in Richtung Körper, der Bewegung initiiert.

Beim indirekten Weg verhält es sich genau umgekehrt. Eine Reizung des *Nucleus subthalamicus* führt, so nimmt man an, zur Hemmung der Thalamus-Aktivität, was wiederum die Tätigkeit des motorischen Kortex und damit Bewegung vermindert.

▼ DIE BASALGANGLIEN

Die Basalganglien, von denen einige unten markiert sind, sind Gruppen von Kernen im Zentrum des Gehirns, die bei der Bewegungssteuerung eine Rolle spielen.

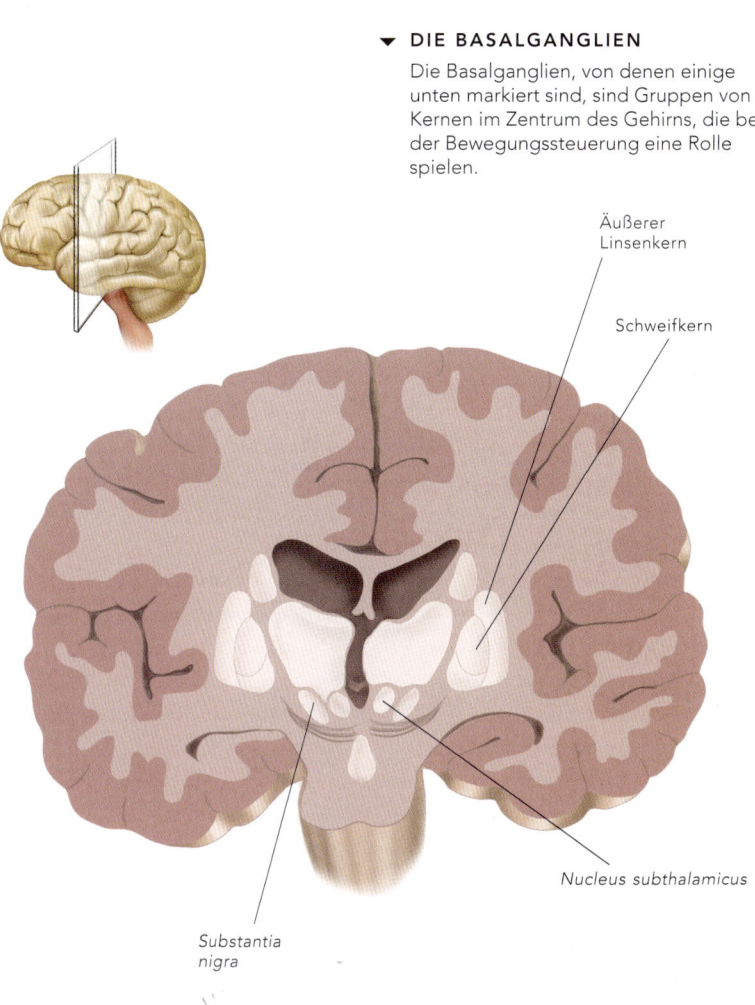

Äußerer Linsenkern

Schweifkern

Nucleus subthalamicus

Substantia nigra

Die Retikulärformation

DIE RETIKULÄRFORMATION (FORMATIO *reticularis*) ist eine netzartige Anordnung von Nervenzellen im Inneren des Hirnstamms, die Informationen aus allen wichtigen Zweigen des Nervensystems empfängt. Es wird vermutet, dass sie eine Rolle bei der Filterung der Signale spielt, die an die Gehirnbereiche weitergeleitet werden, die Sinneseindrücke verarbeiten und Bewegungen steuern. Außerdem trägt die Retikulärformation ausschlaggebend zur Weiterleitung der Signale aus dem Hinterhirn ans periphere Nervensystem (PNS) bei. Dieser Prozess der direkten und indirekten Projektion macht die Retikulärformation im Hinblick auf sämtliche Funktionen des Nervensystems zu einer der Schlüsselstukturen in unserem Körper.

Zu den wichtigen Aufgaben dieses Bereichs des Hirnstamms gehören die Steuerung autonomer Funktionen wie Herz- und Atemfrequenz sowie die Regulierung des Tonus der für die Körperhaltung verantwortlichen Muskeln.

Die Retikulärformation empfängt afferente Sinnesinformationen vom PNS über das Rückenmark und führt diese mit dem Input zusammen, den sie vom Gleichgewichtsorgan über den Hirnstamm und vom Auge über den *Tractus tectoreticularis* empfängt. Anschließend filtert sie die Signale und leitet sie verstärkt oder gedämpft zur Verarbeitung ans Gehirn weiter.

Eine Schlüsselfunktion der Retikulärformation bei der Bewegungssteuerung ist die Kontrolle des Muskeltonus der Extensoren (Streckmuskeln), die unter anderem zur aufrechten Haltung des Körpers beitragen – im Ruhetonus. Wird durch Nervenimpulse der Großhirnrinde eine Bewegung initiiert, wandern die entsprechenden Signale vom motorischen Kortex über die Retikulärformation zum Rückenmark und durch dieses weiter abwärts. Dies führt zu einer Stimulierung der Streckmuskeln und damit zu einem höheren Tonus.

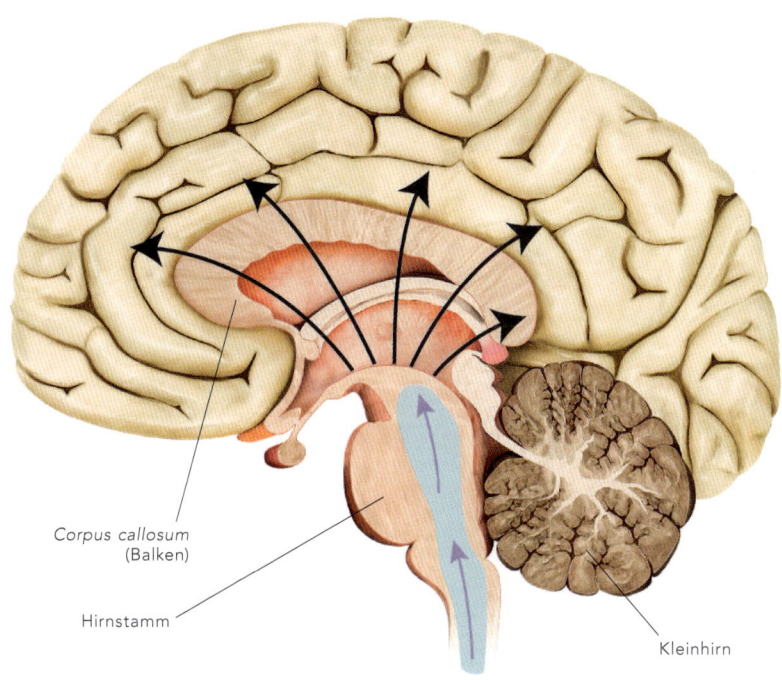

Corpus callosum
(Balken)

Hirnstamm

Kleinhirn

▲ DIE RETIKULÄRFORMATION

Die Retikulärformation ist eine Projektion des Hirnstamms, die Informationen filtert (Pfeile) und zur Steuerung autonomer Funktionen wie Herzfrequenz oder zur Regulierung des Tonus der für die Körperhaltung verantwortlichen Muskeln beiträgt.

Gleichgewichtsorgan

TIEF IM INNENOHR BEFINDET SICH ein Feld von Hörsensoren an der Schnecke (*Cochlea*). Diese verarbeitet Informationen zu Geräuschen (Schallwellen) und sendet entsprechende Nervenimpulse ans Gehirn. Die spiralförmige Schnecke besitzt drei mit Flüssigkeit gefüllte, halbkreisförmige Röhren, die Bogengänge, die zusammen mit *Utriculus* (Vorhofbläschen) und *Sacculus* das Gleichgewichtsorgan bilden, das Informationen zu Lage und Bewegung des Kopfes liefert. Dies ist von grundlegender Bedeutung für das Gleichgewicht.

Die drei Bogengänge der Hörschnecke, der vordere, hintere und der laterale, sind mit Endolymphe, einer zähen Flüssigkeit, gefüllt und stehen im rechten Winkel zueinander in jeweils einer der drei Raumachsen. Wird der Kopf bewegt, fließt mehr Endolymphe durch die Bogengänge und lässt das Gleichgewichtsorgan die Bewegungen des Kopfes auf jeder der drei Achsen feststellen.

Utriculus und Sacculus dienen der Wahrnehmung der Beschleunigung und der Lage des Kopfes. Diese Sinnesfunktion ermöglichen zahlreiche, mit Kalziumkarbonatkristallen bedeckte Haarzellen in Utriculus und Sacculus, die beide ebenfalls mit Endolymphe gefüllt sind. Die exponierte Lage an den Haarzellen bringt es mit sich, dass die Kristalle auf Schwerkraft und Beschleunigung reagieren und sich minimal bewegen. Dies erzeugt Aktionspotentiale und Nervenimpulse, die zum Gehirn wandern und dort als Lageveränderungen interpretiert werden.

▶ **DAS GLEICHGEWICHTSORGAN**
Sinnesinformationen zu Bewegung, Gleichgewicht und Ausrichtung im Raum liefert das Gleichgewichtsorgan. Tief im Innenohr registriert diese Gruppe von Sinnesorganen Kopfbewegungen und hilft so dabei, das Gleichgewicht zu halten.

NERVUS VESTIBUCOCHLEARIS (VIII)

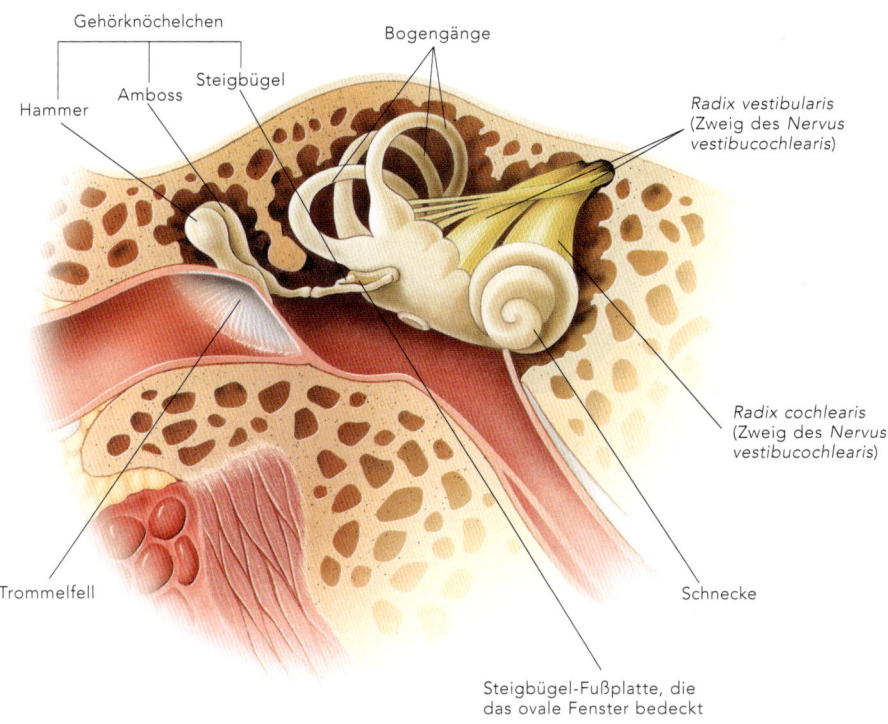

SUPRASPINALE BEWEGUNGSSTEUERUNG

Schädigungen und Krankheiten der Nerven

Eine ganze Reihe von Umständen können die Steuerzentren für die Bewegung des Zentralnervensystems stören. Dies bringt oft erhebliche Beeinträchtigungen der Fähigkeit zur Einleitung und Steuerung von Bewegungen mit sich.

Als Apraxie werden einige Bewegungsstörungen bezeichnet, die funktionale Veränderungen im Gehirn verursachen. Der Patient hat erhebliche Schwierigkeiten, willkürlich zielgerichtete Bewegungen durchzuführen. Deshalb fallen ihm Tätigkeiten wie das Sprechen oder Bewegungen schwer, wenn man ihn diese ausführen lässt. Apraxie betrifft meist die für höhere Funktionen zuständigen Bereiche des Gehirns wie die Großhirnrinde. Auch die Signalwege zwischen den verschiedenen Gehirnbereichen, die motorische Funktionen steuern, können gestört werden. Diese Beeinträchtigung wird als erworben eingestuft, das heißt, sie ist meist auf eine Schädigung des Gehirns infolge von Verletzungen oder Krankheit zurückzuführen. Besonders häufig tritt diese Störung bei Patienten auf, die einen Schlaganfall erlitten haben.

▶ **QUERSCHNITT DURCH DAS GEHIRN**

Das Gehirn ist von zentraler Bedeutung für die Funktion des Zentralnervensystems und das Leitwerk unseres Körpers. Etliche Krankheiten und Beeinträchtigungen können es stören und die Weise, in der sich der Körper bewegt, verändern.

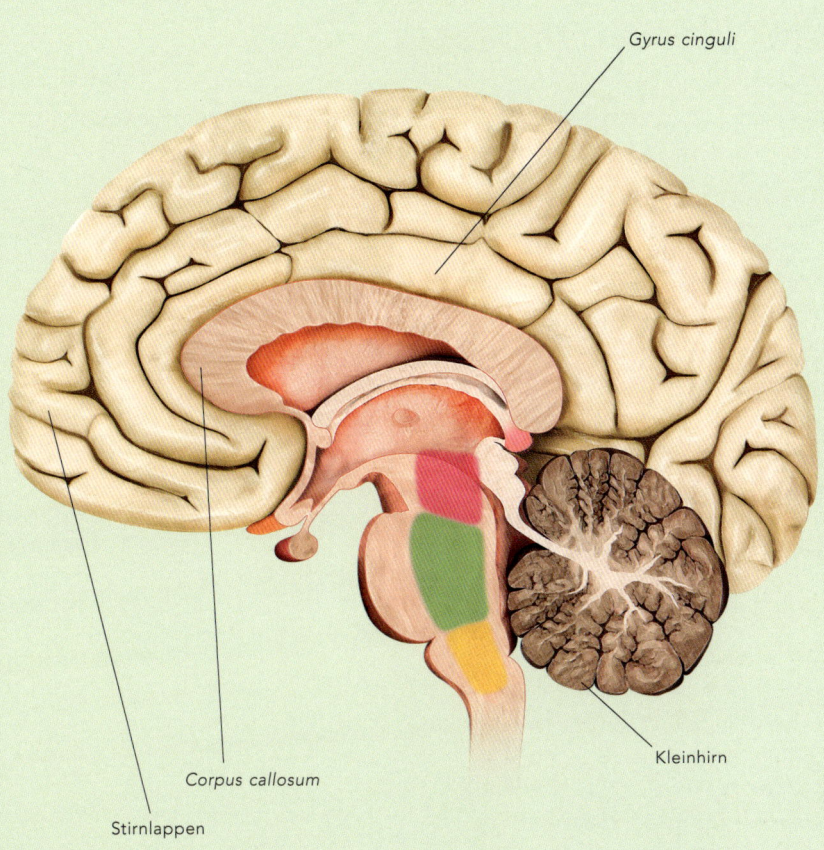

SUPRASPINALE BEWEGUNGSSTEUERUNG | 169

Schädigungen und Krankheiten der Nerven *(Forts.)*

Als infantile Zerebralparese (CP) bezeichnet man neurologische Störungen in den Gehirnbereichen, die Bewegungen, Gleichgewicht und Koordination steuern. Meist sind sie die Folge einer Hirnschädigung während der Schwangerschaft, aber auch Komplikationen bei der Geburt oder Kopfverletzungen in der frühen Kindheit kommen als Ursache in Frage.

Bei Patienten, die an CP leiden, ist die Bewegungskontrolle infolge steifer und schwacher Muskulatur beeinträchtigt. Dies führt zu Veränderungen beim Gleichgewichtssinn und der Koordination. Das Krankheitsbild wird meist im Sinne der topographischen Verteilung klassifiziert, das heißt zur Beschreibung der betroffenen Körperteile. So bedeutet »Diplegie«, dass die Beine stärker betroffen sind als die Arme, während mit »Hemiplegie« gemeint ist, dass eine Seite des Körpers stärker betroffen ist als die andere. »Quadriplegie« besagt, dass die Bewegungsstörungen alle vier Gliedmaßen betreffen.

> **INTANTILE ZEREBRALPARENTHESE**
>
> Die infantile Zerebralparenthese schädigt das Zentralnervensystem und führt zum Verlust der Bewegung in verschiedenen Körperregionen. Die Krankheit kann nach den betroffenen Bereichen klassifiziert werden.

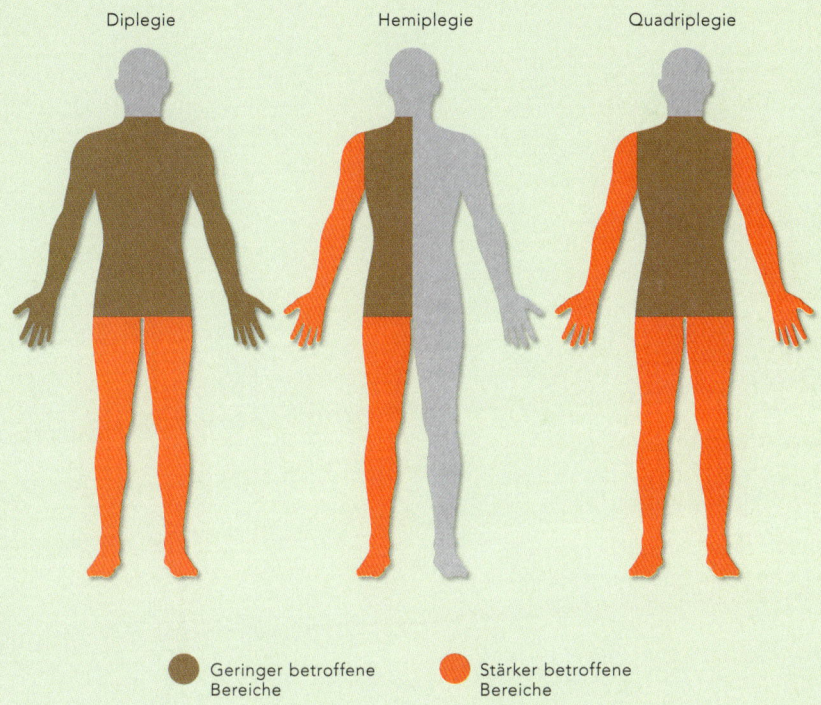

TEIL DREI:
BIOMECHANIK

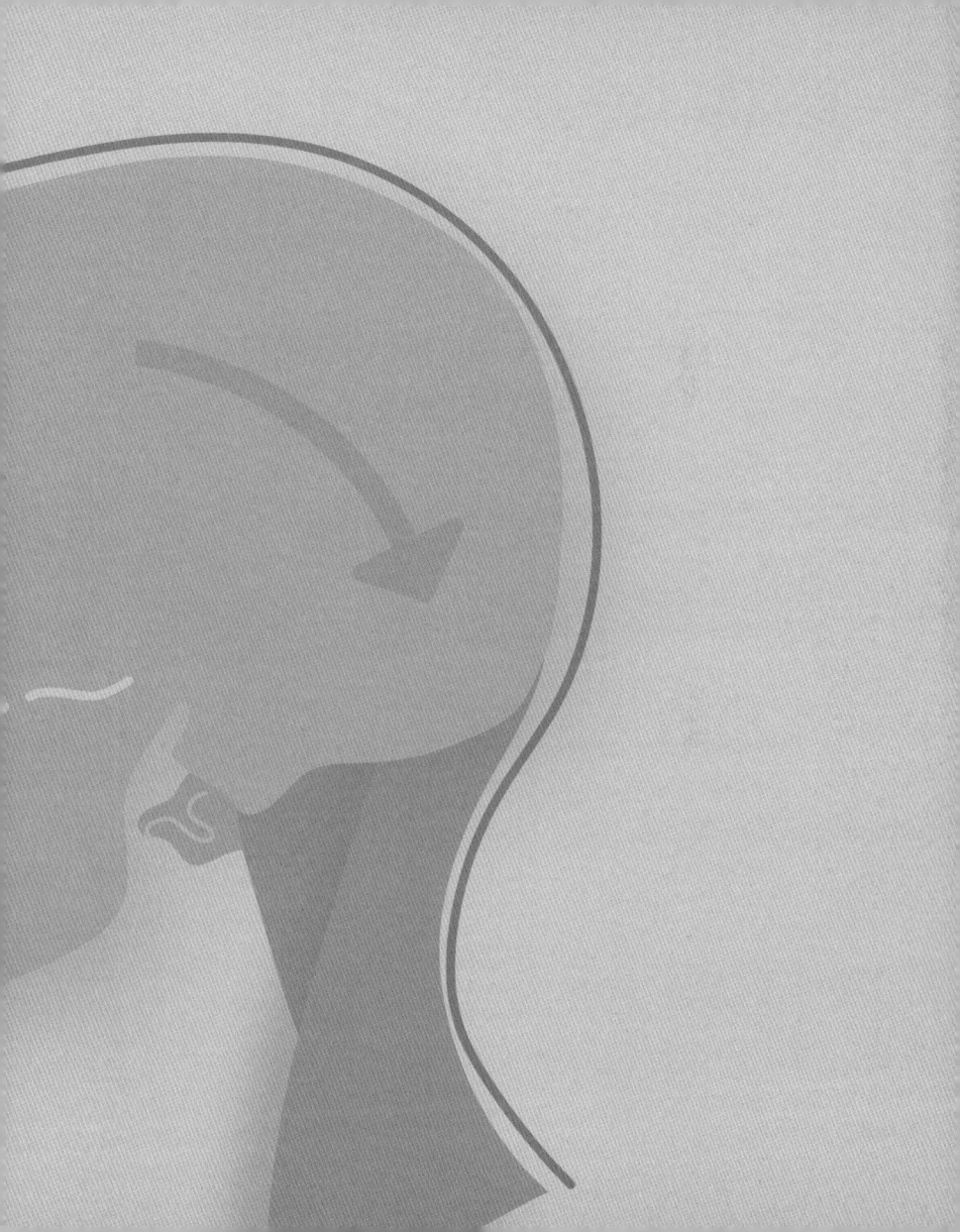

Kapitel 8:
Prinzipien der Bewegung

Hinter jeder Bewegung des Menschen steckt eine Kraft, die sehr unterschiedlicher Art sein kann und durch zahlreiche innere und äußere Faktoren beeinflusst wird. Wie groß die für eine Bewegung erforderliche Kraft ist, hängt von der Masse ab, auf die sie einwirkt. Um die gewünschte Kraft zu erzeugen, arbeiten Gliedmaßen, Gelenke und Muskeln zusammen. Äußere Faktoren wie Schwerkraft und Luftwiderstand bestimmen, wie stark die Kraft für eine bestimmte Bewegung sein muss.

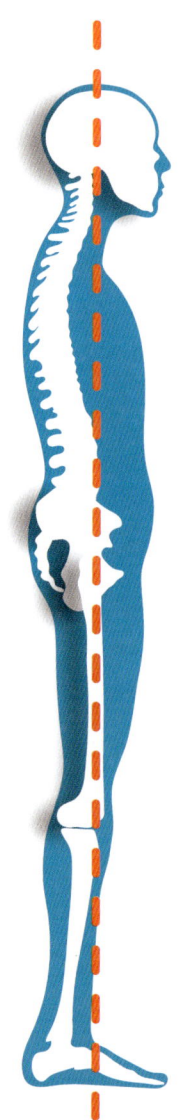

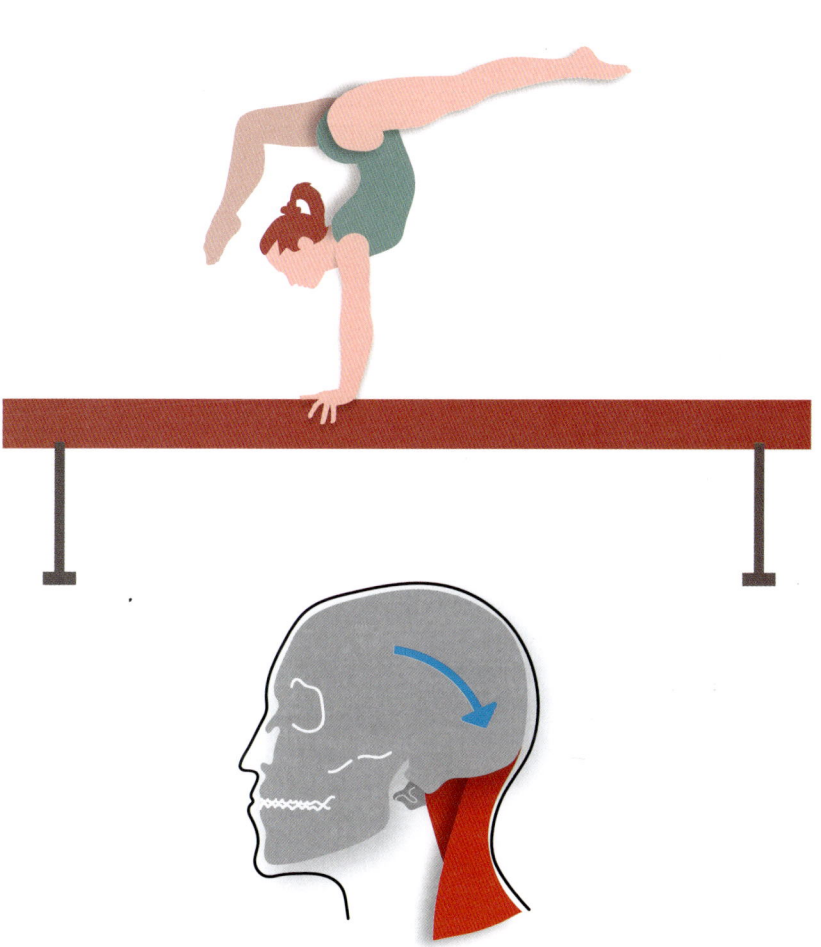

Kraft

Was ist Kraft?

IN DER BIOMECHANIK IST MIT KRAFT die Wirkung gemeint, die ein Körper auf einen anderen ausübt. Kraft ist erforderlich, um ein Objekt zu bewegen, anzuhalten oder dessen Form zu ändern. Gemessen wird sie in Newton (N), wobei ein Newton der Kraft entspricht, die erforderlich ist, um eine Masse von einem Kilogramm mit einem Meter pro Quadratsekunde zu beschleunigen. Um zu verstehen, wie wir uns bewegen, ist die Kenntnis von Kraft und deren Wirkung von grundlegender Bedeutung.

Kinematik und Kinetik

DIE BIOMECHANIK UMFASST DIE BEIDEN Teilgebiete Kinematik (wie bewegt sich der Körper?) und Kinetik (welche Kräfte setzen eine Bewegung in Gang?). So können beispielsweise die Daten aus einer Ganganalyse Aufschluss über die in verschiedenen Phasen des Gangzyklus am Kniegelenk auftretenden Winkel geben. Mithilfe der kinetischen Informationen aus solchen Analysen lässt sich die Kraft berechnen, die ein bestimmter Muskel zur Kontrolle der Bewegung einer Gliedmaße aufwendet. Ein tieferes Verständnis der Kinematik und Kinetik des Gehens ermöglicht es Sportlern, ihre Bewegungsabläufe zu optimieren. Ärzte können so die Gefahr von Verletzungen verringern und die Reha-Therapie nach Verletzungen besser planen.

KRÄFTE BEIM LAUFEN

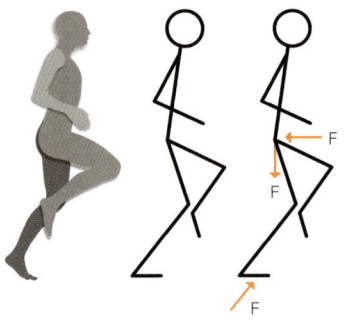

◀ **DIE PHYSIK DES LAUFENS**

Die Kenntnis der Kräfte, die beim Gangzyklus eines Läufers wirken (hier mit »F« gekennzeichnet), trägt zur Leistungssteigerung und zur Verringerung des Verletzungsrisikos bei.

Newtonsche Gesetze

UNSER VERSTÄNDNIS DER WIRKUNG VON KRÄFTEN AUF DEN KÖRPER DES MENSCHEN gründet auf den Newtonschen Prinzipien, den drei Gesetzen der Bewegung, wie sie Isaac Newton neben dem universellen Gesetz der Schwerkraft in seinem 1687 erschienenen dreibändigen Werk *Philosophiae Naturalis Principia Mathematica* formulierte.

Erstes Newtonsches Gesetz

»Ein Körper verharrt im Zustand der Ruhe oder der gleichförmig geradlinigen Bewegung, sofern er nicht durch einwirkende Kräfte zur Änderung seines Zustands gezwungen wird.«

Das erste Newtonsche Gesetz ist auch als Trägheitsgesetz bekannt, denn Körper sind träge und behalten ihren Zustand der Ruhe oder Geschwindigkeit und Richtung ihrer Bewegung bei, sofern keine Kraft auf sie einwirkt. Das erste Newtonsche Gesetz kann mit einem Beispiel aus der Welt des Sports illustriert werden: einem Elfmeter. Bevor er getreten wird, befindet sich der Ball in einem Zustand der Ruhe, doch mit dem Tritt wirkt eine Kraft auf ihn ein und er gerät in Bewegung. In Bezug auf die Bewegung von uns Menschen darf nicht vergessen werden, dass es nicht nur einer Kraft bedarf, um irgendeine Bewegung in Gang zu setzen, sondern auch, um sie anzuhalten oder zu verändern.

Zweites Newtonsches Gesetz

»Die Änderung der Bewegung ist der Einwirkung der bewegenden Kraft proportional und geschieht nach der Richtung derjenigen geraden Linie, nach welcher jene Kraft wirkt.«

IN FORMELN GEFASST LAUTET DAS ZWEIte Newtonsche Gesetz $F = m \times a$, wobei F für die Kraft in Newton, m für die Masse in Kilogramm und a für die Beschleunigung in Meter pro Quadratsekunde steht. Dieses Gesetz ist von grundlegender Bedeutung für die Erfassung von Kräften, die auf Körper in Bewegung wirken. Um beim Sport zu bleiben: Man stelle sich einen Basketballspieler vor, der von der Dreierlinie erst mit einem Basketball, dann mit einer Bowlingkugel einen Korb zu werfen versucht. Um einer Bowlingkugel mit ihrer deutlich größeren Masse dieselbe Beschleunigung in Richtung Korb zu verleihen, ist auch eine deutlich größere Kraft erforderlich. Im Rahmen biomechanischer Analysen kann mithilfe dieses Gesetzes bei bekannter Masse und Beschleunigung des Objekts die Kraft berechnet werden, die zur Ingangsetzung der Bewegung erforderlich war.

DIE NEWTONSCHEN GESETZE

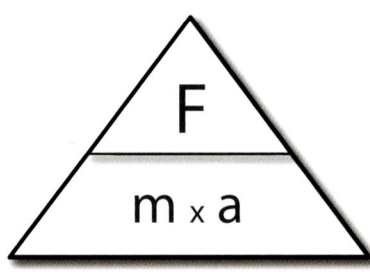

1. Ein Körper bleibt in Ruhe oder bewegt sich mit konstanter Geschwindigkeit weiter, wenn keine äußere Kraft auf ihn einwirkt.

2. Kraft gleich Masse mal Beschleunigung ($F = m \times a$)

3. Kraft gleich Gegenkraft

▲ **BERECHNUNG EINER KRAFT**

Wer Masse und Beschleunigung eines Körpers kennt, kann die darauf einwirkende Kraft berechnen.

Drittes Newtonsches Gesetz

»Übt ein Körper A auf Körper B eine Kraft aus, so wirkt eine gleich große, aber entgegengerichtete Kraft von Körper B auf Körper A.«

DAS DRITTE GESETZ LAUTET KURZ: Aktion gleich Reaktion. Nehmen wir zum Beispiel einen Tennisball und werfen ihn zu Boden. Aufgrund seiner Masse beschleunigt er und trifft mit einer bestimmten Kraft auf den Boden auf. Am Aufprallpunkt erfährt er eine gleich große Gegenkraft, die einen Rückprall verursacht und die man als Bodenreaktionskraft bezeichnet. Wichtig ist dieses Gesetz für die Biomechanik, die die Kräfte untersucht, welche von außen auf den Körper einwirken, während er sich bewegt.

◀ **MASSE**
Nimmt die Masse eines Objekts zu, so gilt dasselbe auch für die Kraft, die für eine bestimmte Beschleunigung des Körpers erforderlich ist.

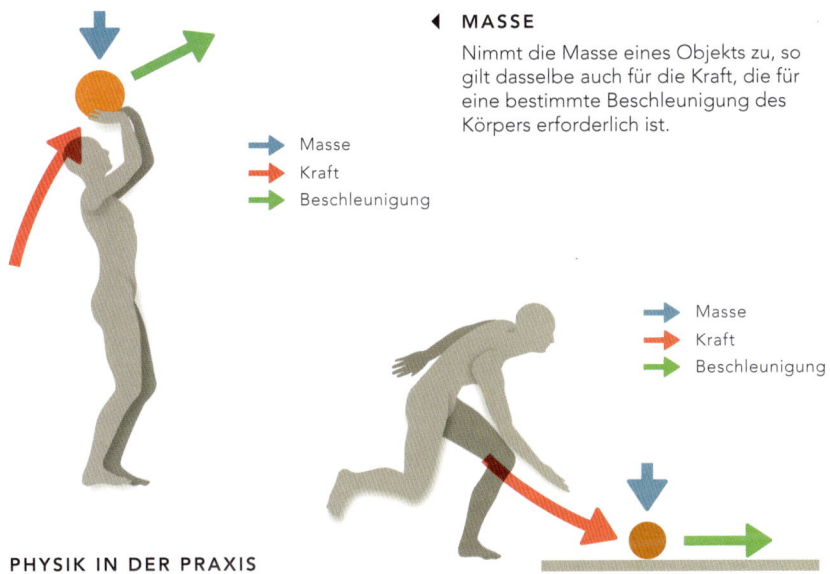

→ Masse
→ Kraft
→ Beschleunigung

PHYSIK IN DER PRAXIS

Kräfte

DIE PHYSIK ERKENNT IM ALLGEMEINEN vier Naturkräfte an: die starke, die schwache und die elektromagnetische Wechselwirkung sowie die Gravitation. Davon ist die Schwerkraft für die biomechanischen Prinzipien zur Analyse der Bewegungen des Menschen die wichtigste.

»Zwei Körper ziehen sich mit einer Kraft gegenseitig an, die proportional zum Produkt der beiden Massen und umgekehrt proportional zum Quadrat ihres Abstands ist.«

Die Gravitation ist die Anziehungskraft zwischen zwei Körpern, die Masse besitzen – je größer, desto stärker ist die Anziehungskraft eines Objekts. Für die Bewegungen von uns Menschen ist die Schwerkraft insofern von Bedeutung, als sie ohne Unterlass auf unseren Körper einwirkt. Auf der Erdoberfläche oder in geringer Entfernung dazu beschleunigt die Gravitation unseren Körper ständig mit 9,81 m/s². Da aber der Boden, wie zuvor erwähnt, eine gleich große Gegenkraft ausübt, spüren wir die Schwerkraft auf der Erdoberfläche nicht. Hingegen kennen Fallschirmspringer ihre Wirkung sehr gut. Nach dem Sprung aus dem Flugzeug beschleunigen sie im freien Fall zur Erde bis auf eine Höchstgeschwindigkeit (Endgeschwindigkeit) von rund 300 Stundenkilometer. Die Schwerkraft könnte zwar den Fallschirmspringer noch weiter beschleunigen, doch die Wirkung anderer Kräfte, so des Luftwiderstands, verhindern dies.

Luftwiderstand

Obwohl dem menschlichen Auge verborgen, besteht die Erdatmosphäre aus unzähligen, dicht gedrängten Gaspartikeln. Somit trifft ein sich bewegender Körper in dieser Umgebung auf einen Widerstand, den er überwinden muss. Aus diesem Grund passen Läufer oder Radfahrer ihre Körperhaltung so an, dass sie aerodynamischer sind und der auf sie einwirkenden Kraft weniger Angriffsfläche bieten. Der angesprochene Widerstand beruht hauptsächlich auf der Reibung zwischen dem Körper des Athleten und den Gaspartikeln der Luft.

Reibung

Reibung kann als Widerstand definiert werden, den zwei sich berührende und sich gegeneinander bewegende Objekte oder Oberflächen erfahren. Starke Reibung gilt gemeinhin als schädlich und kann zu Verletzungen führen. Sie ist aber auch durchaus von Nutzen – man denke nur an sportliche Spitzenleistungen. So erzeugen die Sprinter mithilfe der Reibung zwischen ihren Füßen und dem Bodenbelag die starken Kräfte, die sie mit großer Geschwindigkeit vorwärtsschnellen lassen. Der Versuch, dasselbe in einer Umgebung mit geringerer Reibung, etwa in einer Eissporthalle, zu erreichen, wäre nicht von Erfolg gekrönt.

BEWEGUNGSGLEICHUNG

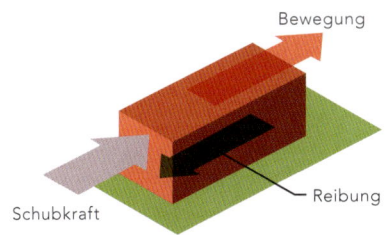

Masse und Gewicht

Die Masse eines Objekts ist die Menge an Materie, aus der es besteht. Die Maßeinheit der Masse ist das Kilogramm (kg), während man das Gewicht richtigerweise in Newton (N) misst. Die Masse eines Körpers bleibt konstant und verändert sich je nach Umgebung nicht. Dagegen hängt das Gewicht eines Objekts von dessen Masse und der schwerkraftbedingten Beschleunigung ab. Auf der Erdoberfläche beträgt diese 9,81 m/s², sodass ein Kilogramm Materie 9,81 Newton wiegt. In einer anderen Umgebung, zum Beispiel auf dem Mond, wo die Schwerkraft eine geringere Beschleunigung verursacht, wiegt dasselbe Kilogramm Materie weniger. Bei der Analyse der Bewegungen des Menschen sind sowohl die Masse als auch das daraus folgende Gewicht des Körpers von Bedeutung.

Moment, Hebelarm und Drehmoment

BEIM MENSCHEN VERURSACHT DIE Muskelkontraktion an Gelenkachsen Bewegung (Drehung). Die Wirkung der Kraft auf diese Achsen bezeichnet man als Drehmoment. Um ein Drehmoment zu erzeugen, bedarf es einer Kraft (Moment) und eines Hebelarms. Letzterer ist der senkrechte Abstand zwischen der Wirkungsrichtung der Kraft und dem Drehpunkt. In unserem Körper entspricht dem Drehpunkt ein Gelenk und der auf den Hebelarm wirkenden Kraft die Zugkraft, die über den sich zusammenziehenden Muskel auf einen Knochen einwirkt. Der Hebelarm ist die Entfernung zwischen dem Muskelansatz und der Gelenkachse.

Gelenk- und Muskelmoment

Die Prinzipien der angreifenden Kraft, des Hebelarms und des Drehmoments können anhand der am Öffnen einer Tür beteiligten Mechanik erläutert werden. Greift die Stoßkraft nahe der Kante mit den Scharnieren an, öffnet sie sich nicht. Tut sie das jedoch an der gegenüberliegenden Seite, geht die Tür um ihre fixe Achse auf. Das unterschiedliche Ergebnis beruht auf dem Vorhandensein eines Hebelarms im letzteren Fall – wie weiter oben ausgeführt, eine notwendige Voraussetzung für ein Drehmoment: Ver-

▸ **DREHMOMENT**

Je größer der Abstand zwischen dem Drehpunkt und dem Angriffspunkt der Kraft, sprich der Hebelarm, desto größer ist bei gleichbleibender Kraft das Drehmoment.

DREHMOMENT

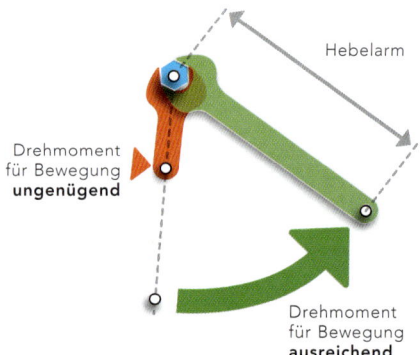

Hebelarm

Drehmoment für Bewegung **ungenügend**

Drehmoment für Bewegung **ausreichend**

sucht man die Tür an der Seite mit den Scharnieren aufzustoßen, entsteht wegen fehlendem Abstand zwischen dem Drehpunkt (Scharniere) und dem Angriffspunkt der Kraft (Hände) kein Drehmoment; erfolgt die Kraftausübung dagegen nahe der Außenkante, ist ein Hebelarm vorhanden und ein Drehmoment wird erzeugt.

In Bezug auf die Bewegung des Menschen folgen daraus einige grundsätzliche Überlegungen. Der Muskelansatz muss sich in genügender Entfernung (Hebelarm) von der Gelenkachse befinden, um ein Drehmoment und damit Bewegung zu erzeugen. Muskeln mit einem Ansatz weiter weg vom Gelenk müssen weniger Kraft erzeugen als solche mit einem näher gelegenen Ansatz. Die Kenntnis der Lokalisierung der Gelenkachse und der Muskelansätze ermöglicht den Biomechanikern die Entwicklung von Modellen zur Berechnung der Kräfte (Momente), die unsere einzelnen Muskeln bei der Bewegung generieren.

MUSKELMOMENT

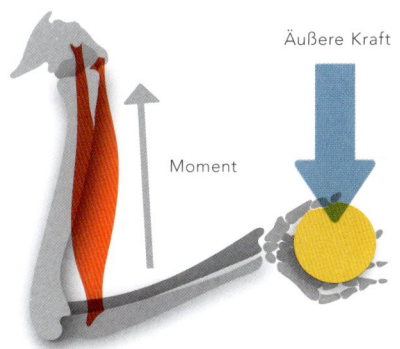

◀ **ABSTAND DES MUSKELS**
Die Nähe des Muskels zum Gelenk hat einen Einfluss auf die Kraft, die benötigt wird, um eine bestimmte Funktion auszuführen.

Druck

DRUCK IST DAS ERGEBNIS EINER AUF eine Fläche einwirkenden Kraft. Bei großer Kraft und großer Fläche ist der daraus resultierende Druck gering.

Wirkt dagegen dieselbe Kraft auf eine weit kleinere Fläche, wird daraus ein hoher Druck. Zur Angabe des Drucks werden zumindest zwei weiter verbreitete Einheiten verwendet. Die in der Biomechanik übliche ist von der SI-Einheit Pascal (Pa) abgeleitet.

Ein Pascal entspricht dem Druck, der aus einer Krafteinwirkung von einem Newton auf eine Fläche von einem Quadratmeter resultiert. Wenn der Mensch sich bewegt, entstehen im ganzen Körper, besonders aber im Bereich der Füße, hohe Drücke. Aufgrund der Größe der Körperoberfläche wird der Druck für biomechanische Analysen nicht in Pascal, sondern meist in Kilopascal (kPa) gemessen.

DRUCK

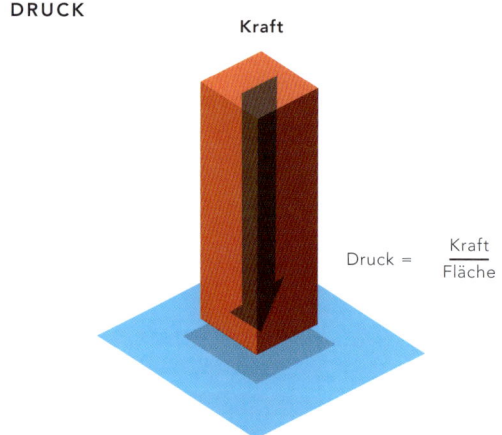

$$\text{Druck} = \frac{\text{Kraft}}{\text{Fläche}}$$

Druckmittelpunkt

Der Druckmittelpunkt ist der Angriffspunkt der zu einer Summenkraft zusammengefassten einzelnen Druckkräfte, die auf einen Körper einwirken. So befindet sich bei einem Fuß mit Bodenkontakt der Druckmittelpunkt an der Stelle, wo die Bodenreaktionskraft an der Fußsohle ausbalanciert ist.

▼ **GEHEN**

Die Wanderung des Druckmittelpunkts im Verlauf der fünf Phasen des Gehens

DRUCKMITTELPUNKT

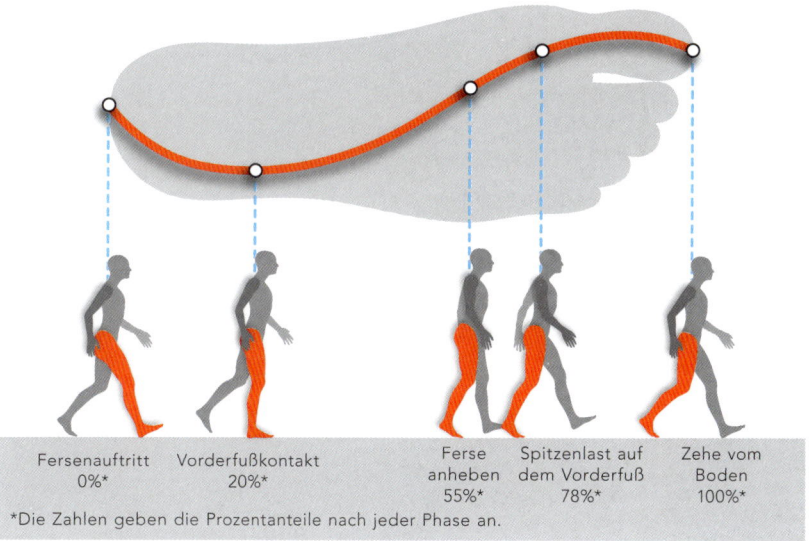

Fersenauftritt 0%*
Vorderfußkontakt 20%*
Ferse anheben 55%*
Spitzenlast auf dem Vorderfuß 78%*
Zehe vom Boden 100%*

*Die Zahlen geben die Prozentanteile nach jeder Phase an.

Massenmittelpunkt

An diesem gedachten Punkt ist die Masse eines Körpers gleichmäßig verteilt. Der Massenmittelpunkt stimmt nicht unbedingt mit dem geometrischen Zentrum des Körpers überein, sondern ist die mittlere Position seiner Masse. Der Massenmittelpunkt wird oft synonym auch als Schwerpunkt bezeichnet. Da die Wirkung der Schwerkraft das Bewegungsverhalten einer Masse beeinflusst, entspricht diese synonyme Verwendung nicht ganz den Tatsachen. Dagegen ist zu bedenken, dass die Wirkung der Schwerkraft innerhalb der Erdatmosphäre konstant ist, und so befinden sich in dieser Umgebung Massenmittelpunkt und Schwerpunkt an ein und derselben Stelle. Außerdem bezieht sich die biomechanische Analyse fast ausschließlich auf die Bewegung des Menschen auf der Erdoberfläche, sodass die wahlweise Verwendung der beiden Begriffe als angemessen gelten darf.

Unterstützungsfläche

Mit »Unterstützungsfläche« ist der Bereich gemeint, der von den Punkten eingeschlossen wird, an denen der Körper eine stützende Fläche berührt. In Bezug auf Menschen in Bewegung wird sie meist irgendwo zwischen den beiden Füßen verortet. Die Unterstützungsfläche ist ein wichtiger Faktor für das Verständnis von Balancieren, Stabilität und Gleichgewicht.

▶ **MASSENVERTEILUNG**

Oben: Die Unterstützungsfläche eines aufrecht stehenden Menschen befindet sich ungefähr in der Mitte zwischen den beiden Füßen.
Unten: Der Massenmittelpunkt während der Phasen eines Purzelbaums

UNTERSTÜTZUNGSFLÄCHE

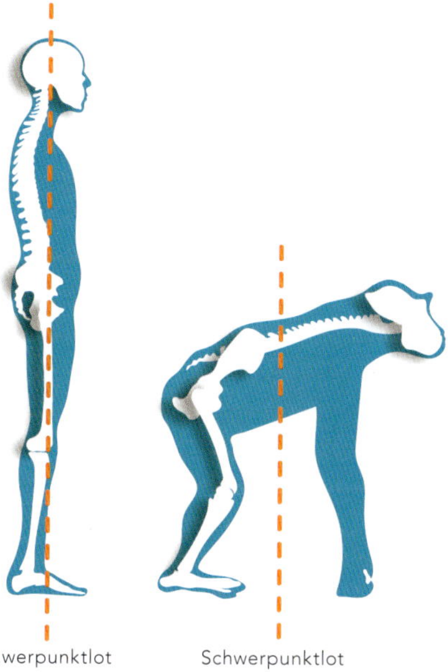

Schwerpunktlot   Schwerpunktlot

MASSENMITTELPUNKT / SCHWERPUNKT

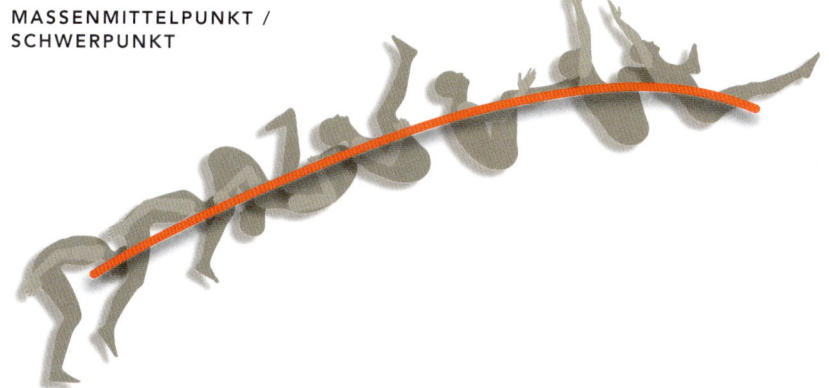

Gleichgewicht

DER WIDERSTAND DES KÖRPERS GEGEN geradlinig und schräg auf ihn einwirkende Kräfte wird als Standfestigkeit bezeichnet. Balancieren ist die Fähigkeit, den Körper nach Einwirkung einer äußeren Kraft wieder ins Gleichgewicht zu bringen. Gleichgewicht und Standfestigkeit sind von grundlegender Bedeutung in unserem täglichen Leben. Informationen von peripheren Quellen (Augen, Gleichgewichtsorgan, Muskeln und Gelenken) werden ans Gehirn geleitet und dort verarbeitet. Anschließend sendet es eine motorische Antwort an die betreffenden Muskeln.

Zu den Faktoren, die das Gleichgewicht beeinflussen, gehören die Lage des Schwerpunkts, die Unterstützungsfläche, die Vorausahnung der einwirkenden Kraft sowie Gewicht und Reibung zwischen Oberflächen. Die Größe der Unterstützungsfläche – des Bereichs zwischen den Unterstützungspunkten – ist im Stehen deutlich geringer als bei der Abstützung auf Hände und Knie. Befindet sich der Schwerpunkt über der Unterstützungsfläche (trifft das Schwerpunktlot die Unterstützungsfläche), so ist der Körper stabil. In diesem Gleichgewichtszustand besteht weniger die Gefahr, dass man sich bei äußeren Störungen verletzt oder stürzt.

Drei Gleichgewichtsarten werden unterschieden: labil, stabil und indifferent. Wird ein Objekt in Bewegung versetzt und bewegt sich weiter, bezeichnet man es als labil. So bewegt sich ein Ball, der oben auf einer gewölbten Rampe liegt, wenn er in Bewegung versetzt wird, immer weiter von seinem Ursprungsort weg. Ein stabiles Gleichgewicht liegt dann vor, wenn ein Objekt, das bewegt wird, an seinen Ursprungsort zurückkehrt. Beim indifferenten Gleichgewicht bleibt das an eine andere Stelle versetzte Objekt dort.

▸ **BALANCIEREN UND GLEICHGEWICHT**
Indem sie auf dem Balken laufend die Haltung wechselt und dabei die Balance hält, gelangt die Kunstturnerin zu einem indifferenten Gleichgewicht.

GLEICHGEWICHT

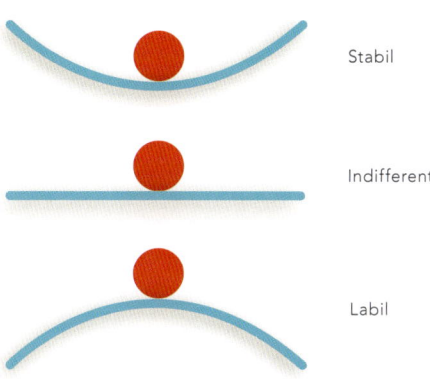

Stabil

Indifferent

Labil

BALANCIEREN

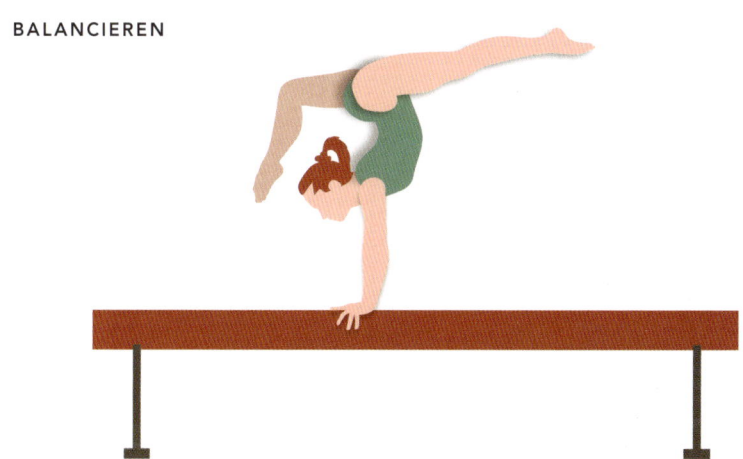

Hebel

DIE FUNKTIONALITÄT, DIE WIR IM LAUFE der Evolution entwickelt haben, lässt sich stellvertretend an körperlichen Hebeln ablesen. Hebel sind einfache Mechanismen, die Bewegung erleichtern, indem sie Kraft und/oder Geschwindigkeit vergrößern. Vier Komponenten machen den Hebel aus: ein Angelpunkt bzw. Drehpunkt, ein starrer Körper (Hebelarm), eine (ausgeübte) Kraft und ein Widerstand (Last, erzeugte Kraft). Im menschlichen Körper entsprechen diese vier Komponenten Gelenken, Knochen, Muskeln und dem Körpergewicht.

Eine Bewegung mit Hebeln ist in mechanischer Hinsicht vorteilhafter als eine direkte Bewegung des Objekts. Der mechanische Vorteil (MV) wird als Verhältnis zwischen ausgeübter und erzeugter Kraft ausgedrückt und gibt Auskunft darüber, wie stark der Hebel die auszuführende Arbeit erleichtert. Ein MV von eins bedeutet somit, dass ein neutrales Verhältnis vorliegt und ausgeübte Kraft und Widerstand identisch sind. Beträgt dieser Wert dagegen weniger als eins, ist die ausgeübte Kraft größer als die erzeugte, und man benötigt mehr Kraft zum Bewegen des Objekts – die Arbeit fällt einem schwerer.

Drei Klassen von Hebeln findet man in unserem Körper: Hebel erster, zweiter und dritter Klasse.

Bei einem Hebel erster Klasse, zum Beispiel bei einer Wippe, sind ausgeübte und erzeugte Kraft an gegenüberliegenden Seiten des Angelpunktes zu lokalisieren. Dieser Hebeltyp kommt in unserem Körper nur selten vor – ein Beispiel ist der Hebel auf der Höhe des ersten Halswirbels und des Schädels. Das Gewicht des Kopfes stellt in diesem Fall die Last dar und die hinteren Muskeln die ausgeübte Kraft; das Gelenk fungiert als Angelpunkt. Der MV dieser Art von Hebel beträgt in der Regel eins.

▸ **DIE DREI KLASSEN VON HEBELN**
Alle drei Klassen von Hebeln kommen in unserem Körper vor.

ERSTE KLASSE

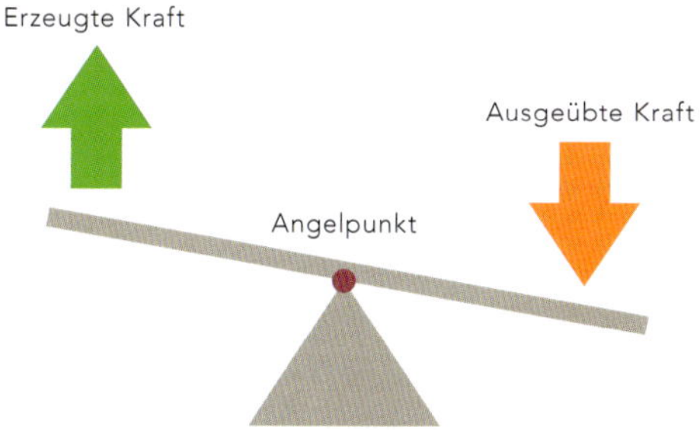

Erzeugte Kraft

Ausgeübte Kraft

Angelpunkt

ZWEITE KLASSE

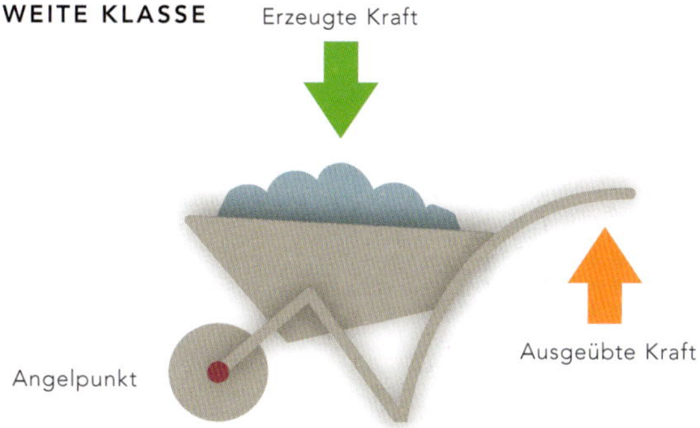

Erzeugte Kraft

Erzeugte Kraft

Angelpunkt

Ausgeübte Kraft

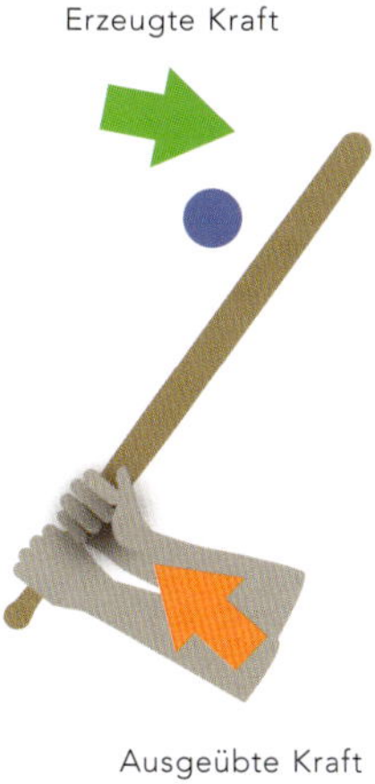

Ausgeübte Kraft **DRITTE KLASSE**

Hebel *(Forts.)*

Beim Hebel zweiter Klasse, zum Beispiel bei einer Schubkarre, sind sowohl die ausgeübte als auch die erzeugte Kraft auf derselben Seite des Angelpunktes zu lokalisieren, Letztere zwischen ausgeübter Kraft und Angelpunkt. Auch diese Art Hebel kommt in unserem Körper nur selten vor – ein typisches Beispiel ist das Anheben der Ferse. Die Zehengrundgelenke (*articulationes metatarsophalangeales*) fungieren hier als Angelpunkt, die ausgeübte Kraft kommt von den Wadenmuskeln, der Widerstand vom Körper. Der MV dieser Hebel beträgt oft mehr als eins.

Auch beim Hebel dritter Klasse, zum Beispiel einem Baseballschläger oder einer Schaufel, sind beide Kräfte auf derselben Seite des Angelpunktes zu lokalisieren, jedoch greift hier die ausgeübte Kraft zwischen Angelpunkt und Widerstand an.

Diese Klasse von Hebeln ist in unserem Körper am weitesten verbreitet. So ist beim Ellenbogengelenk der Widerstand (Last) weiter vom Angelpunkt (Ellenbogengelenk) entfernt als die Kraft (Bizeps). Der MV dieser Hebel beträgt weniger als eins.

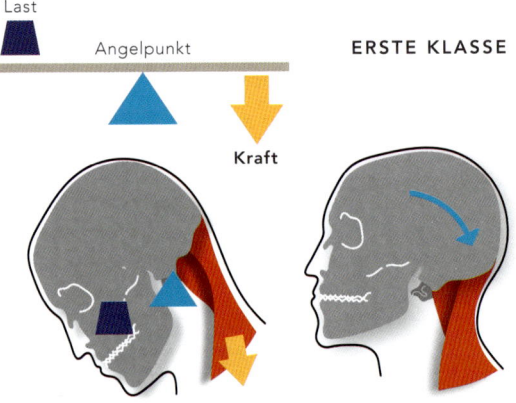

ERSTE KLASSE

ZWEITE KLASSE

◀ HEBEL IM KÖRPER DES MENSCHEN

Hebel dritter Klasse wie das unten dargestellte Ellenbogengelenk sind in unserem Körper in größerer Zahl zu finden. Einer der seltenen Hebel erster Klasse besteht zwischen Schädel und erstem Halswirbel. Ein Beispiel für einen Hebel zweiter Klasse ist die Ferse.

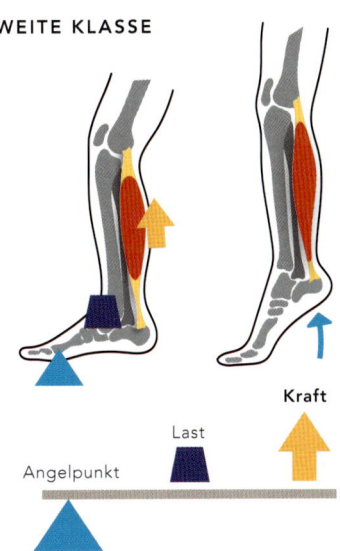

DRITTE KLASSE

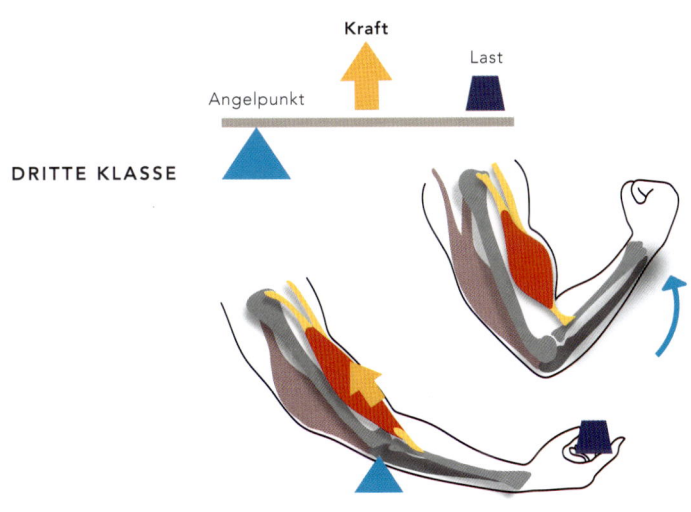

Bewegung
Einteilung und praktische Anwendungen

UNTER BEWEGUNG VERSTEHT MAN DIE Orts- oder Haltungsänderung relativ zu einem Bezugspunkt in Abhängigkeit von der Zeit. Unterschieden werden geradlinige und kreisförmige Bewegungen.

Die geradlinige Bewegung verläuft entlang einer Geraden oder einer Kurvenlinie, wobei alle Punkte des Körpers in derselben Zeitspanne dieselbe Strecke zurücklegen. Richtung, Bahn und Geschwindigkeit der Bewegung stehen im Zentrum des Vorgangs. Zur Beurteilung einer solchen Bewegung wird oft der Massenmittelpunkt (MMP) des betreffenden Körpers herangezogen. Der MMP kann als derjenige Punkt des Körpers definiert werden, an dem die Masseverteilung in alle Richtungen gleich ist und nicht vom Gravitationsfeld abhängt. Im Falle bestimmter Fertigkeiten, so im Bereich des Sports, können auch andere Punkte im Körper zur Beobachtung der Bewegung herangezogen werden.

Kreisförmige Bewegungen erfolgen um einen Punkt herum, und verschiedene Bereiche desselben Körpers legen dabei in einer bestimmten Zeitspanne unterschiedliche Strecken zurück. Oft handelt es sich um eine Bewegung um eine Achse. Ein Musterbeispiel aus dem Bereich des Sports ist der Riesenumschwung am Reck, bei dem sich die Arme des Turners weniger weit bewegen als die Beine. Die Identifikation der einzelnen Kreisbewegungen und deren Abfolge ist von großer Bedeutung für das erfolgreiche Ausführen von Bewegungsabläufen.

▶ **BEWEGUNG**
Oben: Ohne äußere Krafteinwirkung bewegt sich das Objekt nicht.
Unten: Ohne äußere Krafteinwirkung hält das Objekt nie an.

BEISPIEL 1

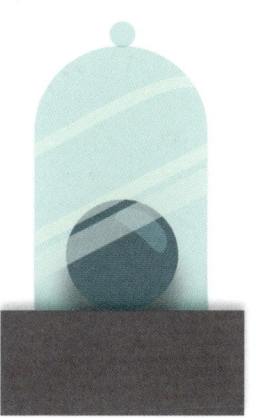

BEISPIEL 2

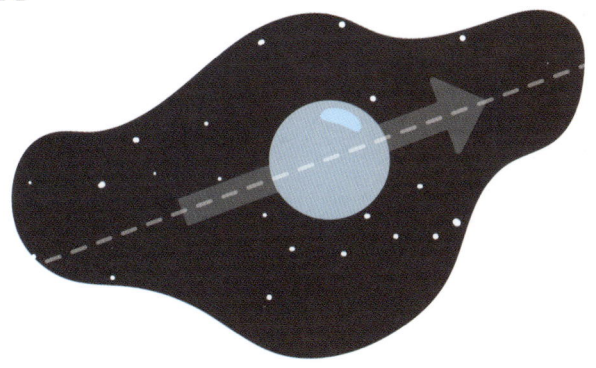

PRINZIPIEN DER BEWEGUNG | **195**

Beschleunigung und Impuls

UNTER BESCHLEUNIGUNG VERSTEHT man eine Änderung der Geschwindigkeit in Abhängigkeit von der Zeit. Sie wird wie folgt berechnet:

Geschwindigkeit = Änderung der Geschwindigkeit / Zeitspanne

Meist wird für die Geschwindigkeit als Einheit Meter pro Sekunde verwendet. Bewegt sich der Mensch, ändert sich seine Geschwindigkeit oder die eines Teils seines Körpers oft, auch wenn sie gleich zu bleiben scheint. So mag es den Eindruck erwecken, als würde ein Läufer beim Training jede 400-Meter-Runde mit derselben Geschwindigkeit zurücklegen, doch selbst innerhalb einer Runde erhöht oder verringert er sie, auch wenn er sich dessen selbst nicht bewusst sein mag. Beschleunigung und Verlangsamung eignen sich gut als Begriffe, solange sich ein Körper immer in dieselbe Richtung bewegt. Bei Richtungsänderungen, insbesondere in Gegenrichtung, die zudem beschleunigt erfolgen kann, spricht man von negativer Beschleunigung.

Unter Impuls versteht man die Quantität an Bewegung eines Objekts, das heißt die relative Menge seiner Bewegung. Berechnet wird er durch Multiplikation der Körpermasse mit seiner Geschwindigkeit. Der Impuls eines Körpers in Bewegung hat die Richtung der auf ihn einwirkenden Kraft. Es gilt: Je schwerer ein Objekt oder eine Person, desto größer der Impuls. Drehimpuls (Drall) ist entsprechend die Quantität der Drehbewegung eines Körpers und wird in Kilogramm mal Quadratmeter pro Sekunde gemessen. Wirkt als einzige äußere Kraft die Gravitation, bleibt der Drehimpuls während der ganzen Bewegung konstant. Beim Gehen jedoch wirken Kräfte aus verschiedenen Richtungen, nämlich Gravitation, Bodenreaktions- und Muskelkraft, sodass hier ein Vorwärts-, ein Seitwärts- und ein senkrechter Impuls vorhanden sind.

▶ **DER LÄUFER UND DER EIS-KUNSTLÄUFER**

Oben: Nach einer anfänglichen Beschleunigung kann der Läufer die Geschwindigkeit nicht halten und verlangsamt.
Unten: Ein Drehimpuls ist bei der engen Drehung des Eiskunstläufers am Werk.

BESCHLEUNIGUNG

DREHIMPULS

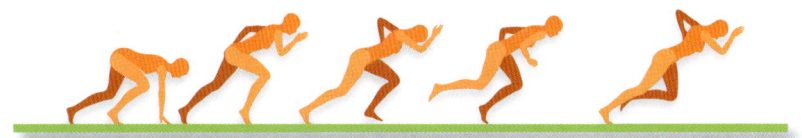

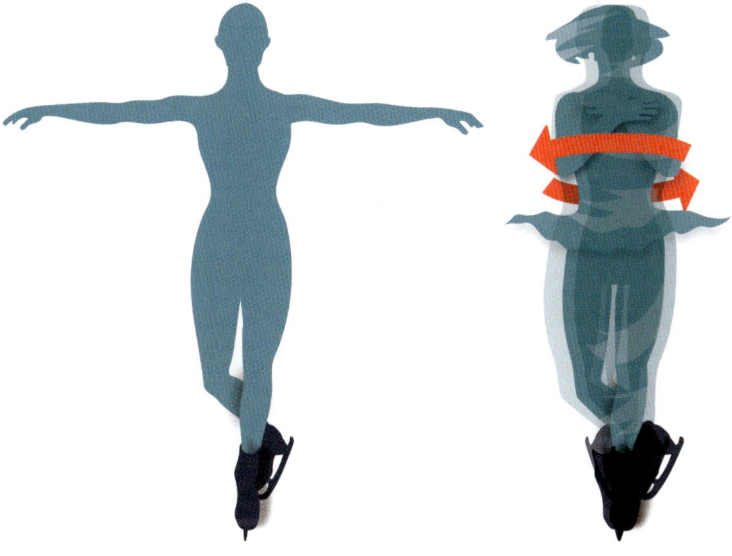

PRINZIPIEN DER BEWEGUNG | 197

Geschwindigkeit

DIE GESCHWINDIGKEIT BESCHREIBT, wie schnell und in welcher Richtung sich ein Körper bewegt. Ihr Betrag errechnet sich aus der Weglänge zwischen Ausgangspunkt und Endpunkt geteilt durch die aufgewendete Zeit. Oft wird der Begriff »Geschwindigkeit« jedoch nicht im Sinne einer vektoriellen (mit Richtung), sondern einer skalaren Größe (nur Betrag) verwendet – das augenblickliche »Tempo«. Mit der üblichen Berechnungsmethode erhalten wir dagegen die Durchschnittsgeschwindigkeit für den Berechnungszeitraum.

▶ **VEKTOR VERSUS SKALAR**

Skalare Werte beziehen sich nur auf den Betrag (hier auf das Gewicht des auf dem Boden liegenden Schlägers), Vektoren dagegen auf Betrag (Gewicht) und Richtung des Schlägers, der sich auf den Ball zubewegt und ihn trifft.

▼ **GESCHWINDIGKEIT**

Als vektorielle Größe beschreibt die Geschwindigkeit, wie schnell und in welcher Richtung sich ein Körper bewegt.

MASSE FÜR DIE GESCHWINDIGKEIT

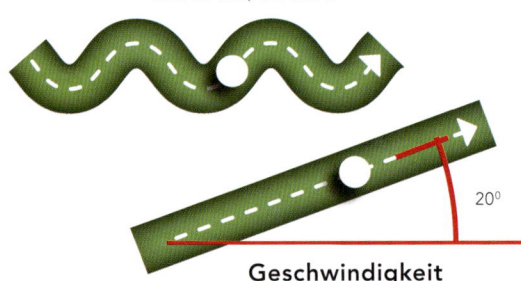

Tempo
z. B. 20 m/s, 120 km/h

20⁰

Geschwindigkeit
z. B. 20 m/s in einem Winkel von 20⁰

Vektoren und Skalare

IN DER BIOMECHANIK MUSS DIE PHYSIkalische Größe des Analysierten beschrieben werden. Dies kann mithilfe von Skalaren und Vektoren geschehen. Ein Skalar wird zur Beschreibung verwendet, wenn die Größe richtungsunabhängig ist. Ein Beispiel hierfür ist das Gewicht eines Objekts, das von seiner Masse abhängt. Spielen sowohl Betrag als auch Richtung eine Rolle, kommen Vektoren zum Einsatz. So ist Kraft eine vektorielle Größe, denn neben ihrem Betrag (ihrer »Stärke«) besitzt sie auch eine Richtung. Beim Menschen werden Vektoren zur Beschreibung von Bewegungen der Gliedmaßen oder um ein Gelenk verwendet.

VEKTORIELLE EIGENSCHAFTEN **SKALARE EIGENSCHAFTEN**

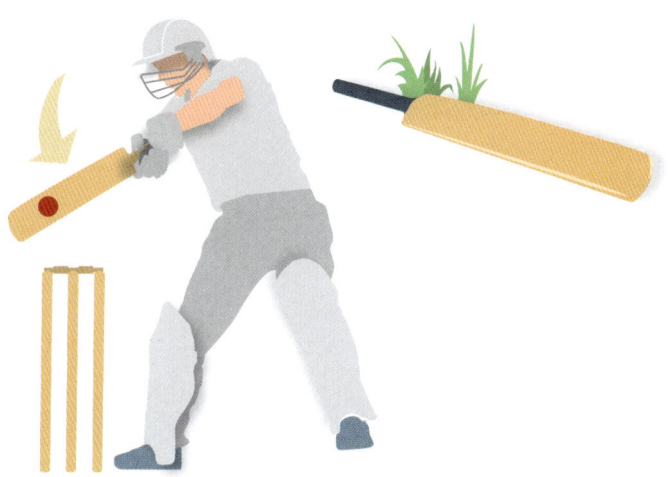

PRINZIPIEN DER BEWEGUNG

Sprint und Muskelverletzungen

Muskelfaserrisse der hinteren Oberschenkelmuskulatur gehören zu den häufigsten Sportverletzungen und treten beispielsweise beim Kurzstreckenlauf auf. Typischerweise geschieht dies, wenn der Sprinter in der Schwungphase abbremst und den Fuß auf den Boden aufsetzt. Zudem können bei Kurzstreckenläufern die Beine beim Auftreten mit dem Vorderfuß weiter gedehnt werden, wenn sie mit Spikes auf der Bahn laufen. Der Sprinter überanstrengt sich zusätzlich und provoziert damit eine Verletzung geradezu.

Die größte Verletzungsgefahr besteht, wenn die Oberschenkelflexoren am stärksten gedehnt sind und zugleich mittels exzentrischer Kontraktion zur Verlangsamung des Ganges beitragen müssen. Überfordern die augenblicklichen Kräfte im Bein die Oberschenkelmuskeln, reißen möglicherweise ihre Fasern ein oder ab. Der Grad der Verletzung – Muskelzerrung, Muskelfaserriss oder Muskelriss – hängt dabei von einer ganzen Reihe von Faktoren ab, so der Geschwindigkeit des Läufers und den auf die Gliedmaßen einwirkenden Kräften wie den Bodenreaktionskräften. Einen Einfluss hat des Weiteren die Kraft, die zur Kontrolle des Beines oder Verlangsamung des Ganges erforderlich ist. Außerdem müssen die hinteren Oberschenkelmuskeln manchmal eine verminderte Effizienz anderer Muskeln kompensieren, was sie zusätzlich belastet.

▸ **SCHWUNGPHASE**

Das Maß, in dem die hinteren Oberschenkelmuskeln dazu fähig sind, die Kräfte in der Schwungphase zu kontrollieren, entscheidet über ihre Anfälligkeit für Verletzungen.

SPRINT

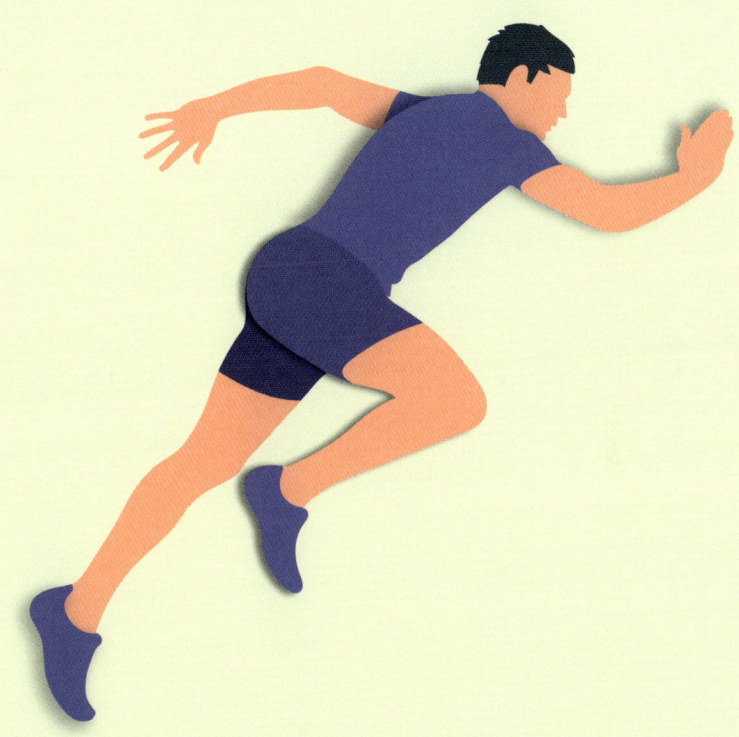

Sprint und Muskelverletzungen *(Forts.)*

Eine der geeigneten Methoden zur Vermeidung von Verletzungen der Oberschenkelmuskulatur oder zur Rehabilitation nach einer Verletzung ist das exzentrische Training dieser Muskeln. Damit wird die Widerstandskraft des Muskels bei gefährlich starker Dehnung vergrößert. Eine besondere Bedeutung kommt bei der Auswahl der Übungen der möglichst guten Abstimmung auf die Aktivitäten der betreffenden Person zu. So dehnt ein Fußballer die Muskeln in mehrere Richtungen, und entsprechend sollte auch das Training aufgebaut sein. Auch im Falle des Sprinters, der sich auf einer Ebene (100 Meter) bewegt, gilt es, verschiedene äußere Einflussfaktoren zu berücksichtigen, so die Bahn und die Umgebung. Kurzstreckenläufer sollten womöglich Übungen zur Belastung der hinteren Oberschenkelmuskeln in ihr Training einbauen, bei denen die Hüfte nach vorne und der Fuß nach hinten gebeugt wird. Dies ist in etwa die Haltung, in der Muskelverletzungen bei Sprintern auftreten.

Bei der Zusammenstellung eines Trainings-Wiederaufbauprogramms sollte man stets die biomechanischen Einflüsse des Sports berücksichtigen, den der Patient betreibt. Einige der in diesem Kapitel dargelegten Prinzipien, so die Schaffung mechanischer Vorteile mithilfe von Hebeln oder durch bessere Kontrolle der äußeren Kräfte, die auf den Sportler einwirken, sind einfach zu integrieren.

▸ **REHABILITATION NACH VERLETZUNGEN DER HINTEREN OBERSCHENKELMUSKELN**

Oben: Ein Sprinter bewegt sich meist zweidimensional; eine Rehabilitation, die sich auf diese Dimensionen beschränkt, greift allerdings zu kurz. Unten: Eine Übung, die die hinteren Oberschenkelmuskeln exzentrisch belastet.

DER SPRINTER

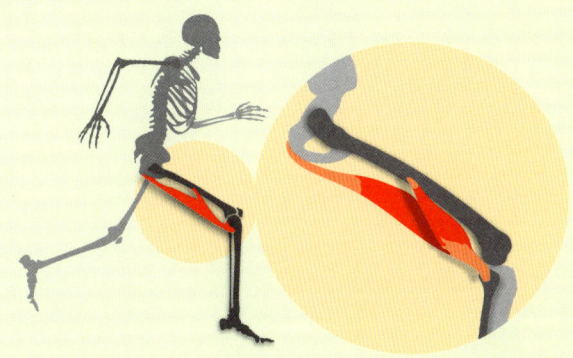

BEUGUNG DER HÜFTE

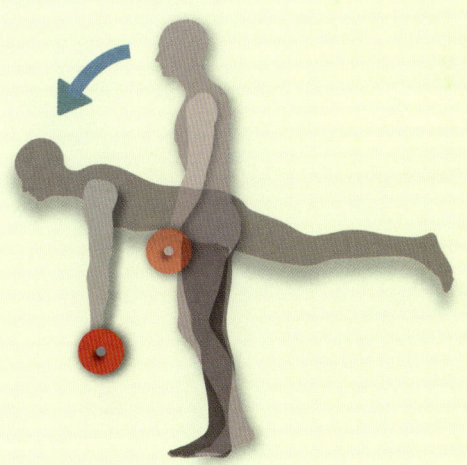

TEIL VIER:
ANATOMIE DER BEWEGUNG

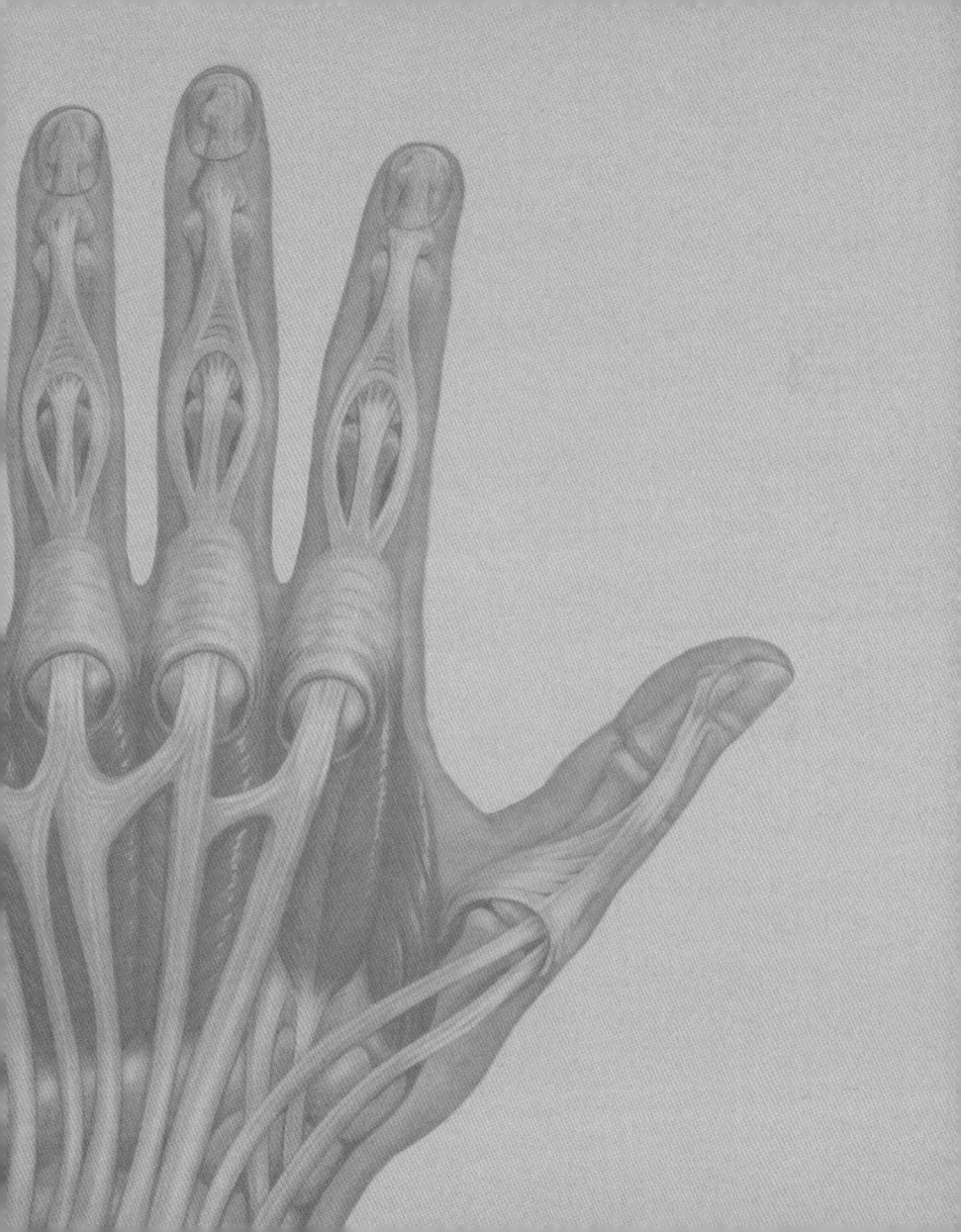

Kapitel 9:
Schultergürtel und obere Gliedmaßen

Schulter und obere Gliedmaßen (Arme) funktionieren durch ein komplexes Zusammenspiel von Knochen, Muskeln, Sehnen und Bändern. Größe und Beschaffenheit der Knochen variieren stark; die Gelenke ermöglichen so unterschiedliche Handlungen wie stoßen, schlagen und ziehen. Schultern und Arme erzeugen im Zusammenspiel zahlreiche Bewegungen wie werfen und schlagen.

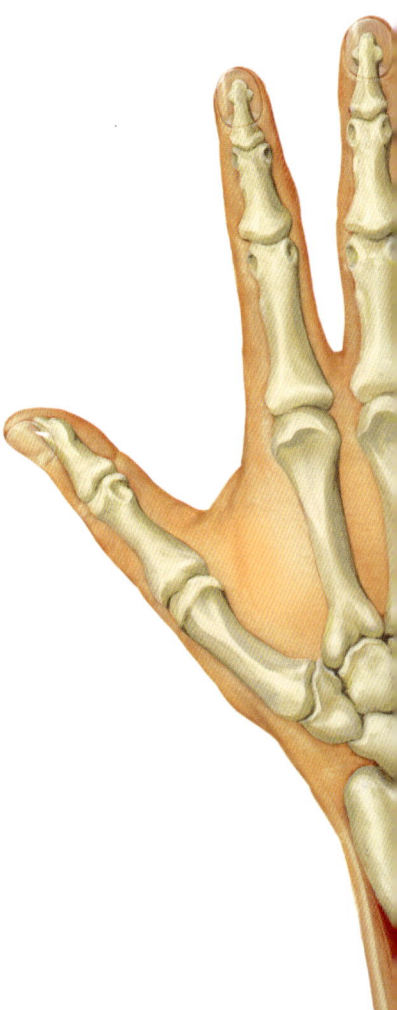

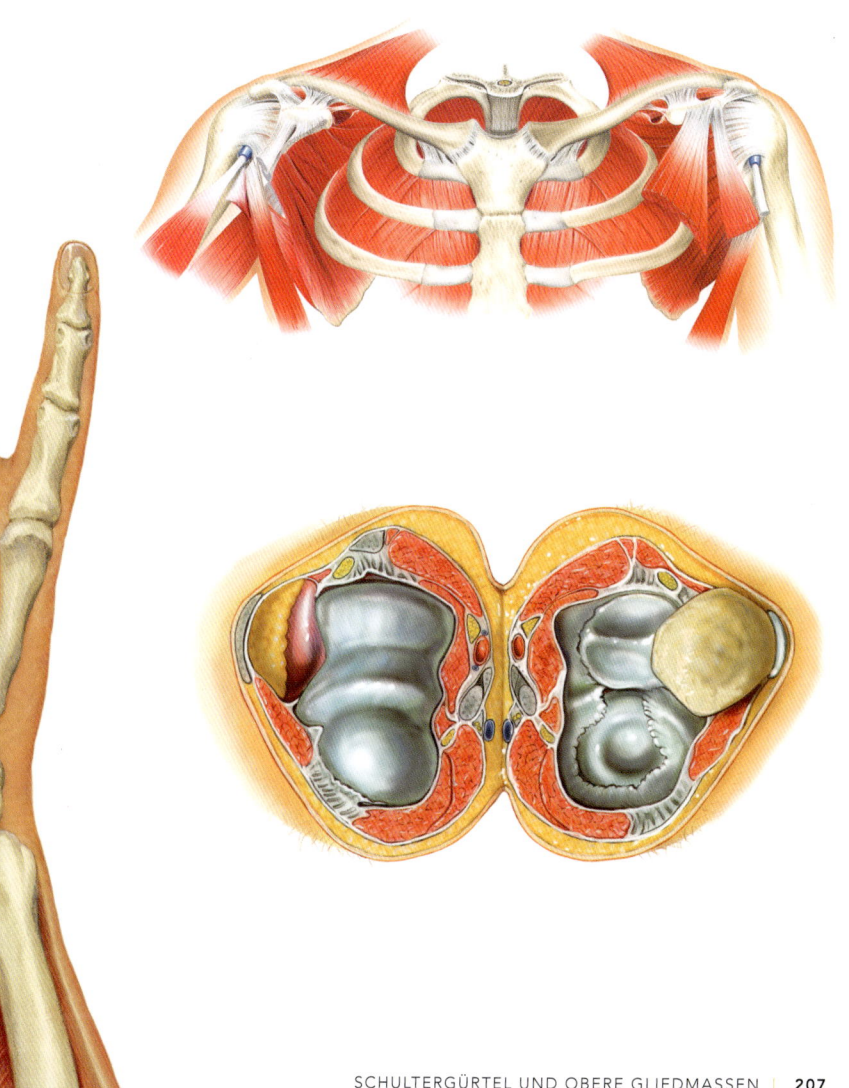

Knochen des Arms
Knochen des Oberarms

DER OBERARM IST DER TEIL DES ARMS zwischen Schulter und Ellenbogengelenken. Der einzige Knochen im Oberarm ist der Oberarmknochen (*humerus*), der am Rumpf in einem Winkel von etwa 135 Grad zur Armachse ein Gelenk mit dem Schulterblatt (*scapula*) bildet. Unterhalb des Kopfes schließt beim Oberarmknochen ein schmaler Hals (*collum anatomicum humeri*) an. Zwei Knochenvorsprünge (Tuberkel), das *Tuberculum majus* und das *Tuberculum minus* mit der Vertiefung *Sulcus intertubercularis* dazwischen, flankieren den Kopf und dienen als Ansatz für wichtige Muskeln, die den Arm bewegen und stabilisieren.

An der aufgerauten vorderen seitlichen Fläche, der *Tuberositas deltoidea*, setzt der Deltamuskel (*musculus deltoideus*) an. Weiter weg vom Rumpf (distal), am unteren Ende des Knochens, befinden sich zwei Knochenvorwölbungen (*epicondylus lateralis* und *epicondylus medialis*). Der mediale Epicondylus ist der größere von beiden und dient den Beugemuskeln des Unterarms als Ansatz, während am lateralen Epicondylus zahlreiche Streckmuskeln des Unterarms entspringen. Außerdem weist das distale Ende drei Vertiefungen, sogenannte Fossa, auf, die beim Beugen und Strecken des Unterarms den Unterarmknochen Bewegungsfreiheit gewähren.

▶ **DER OBERARM**
Der Oberarmknochen bildet an seinem einen Ende ein Gelenk mit dem Schulterblatt, am anderen mit Elle und Speiche.

KNOCHEN DES ARMS

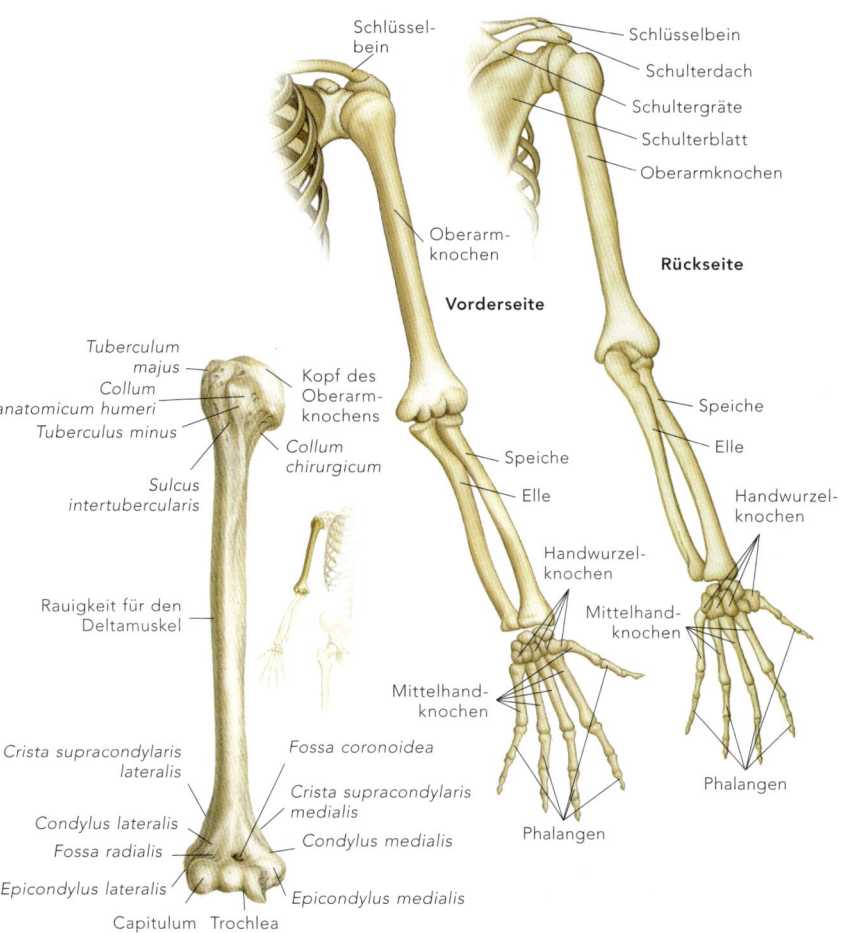

Knochen des Unterarms

DER UNTERARM ENTHÄLT ZWEI PARALlel zueinander verlaufende Knochen: Elle (*ulna*) und Speiche (*radius*). Der längere davon ist die Elle an der medialen Seite des Unterarms. Ihr körpernahes Endstück weist eine C-förmige Gelenkfläche namens *Incisura trochlearis* auf, die genau zur Trochlea des Oberarmknochens passt und mit dieser das Ellenbogengelenk bildet. Der Hakenfortsatz (*olecranon*) der Elle am selben Ende greift in das körperferne Ende des Oberarmknochens und bildet die knochige Spitze des Ellenbogens. Der Schaft der Elle mit beinahe dreieckigem Querschnitt wird gegen Ende immer dünner und bildet dort mit der Speiche ein Gelenk.

Die Speiche an der Außenseite des Unterarms ist der kürzere und dünnere Knochen. Am Ellenbogen ist er schmaler und verbreitert sich in Richtung Handgelenk. Ihr körpernahes Ende, das zylindrische Radiusköpfchen (*caput radii*), bildet mit der *Incisura radialis ulnae* ein Gelenk, das uns ermöglicht, Unterarm und Hand zu drehen. Das körperferne Ende, wo die *Incisura ulnaris* der Speiche das körperferne Speichen-Ellen-Gelenk (*articulatio radioulnaris distalis*) bildet, ist rechteckig. Dabei fungiert die Elle als stabilisierender Knochen, während das körperferne Ende der Speiche um die Elle rotiert (Drehgelenk), wenn Hand und Unterarm sich einwärts oder auswärts drehen.

▶ **UNTERARM**

Am oberen Ende bilden Elle und Speiche mit dem Oberarmknochen das Ellenbogengelenk, am unteren Ende das Handgelenk.

KNOCHEN DES UNTERARMS

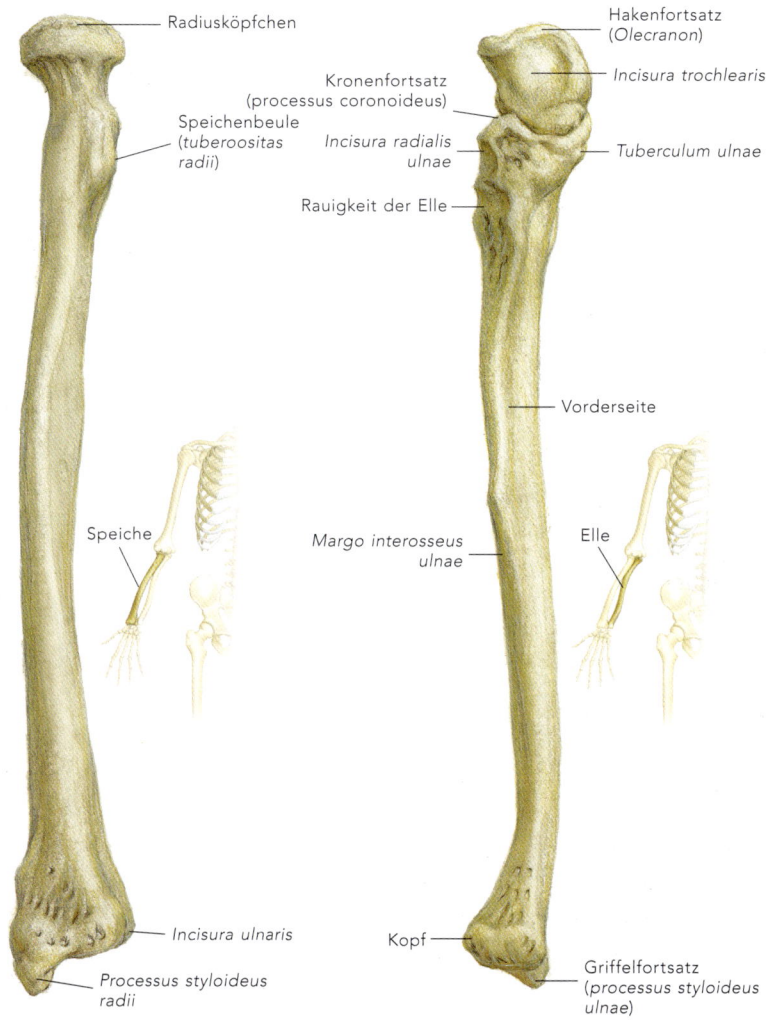

Oberarmmuskulatur
Tief liegende Muskeln

VIELE DER BEWEGUNGEN DES OBER-arms haben ihren Ursprung in der Schulter, doch einige tief liegende Oberarmmuskeln tragen auch zur Bewegung von Schulter und Ellenbogen bei.

Auf der Vorderseite des Oberarms befindet sich unter dem Bizeps (*biceps brachii*) der Oberarmmuskel (*musculus brachialis*), der an der Vorderseite des Oberarmknochens entspringt und körperseitig an der Elle ansetzt. Dieser Muskel ist – als einziger in allen Armpositionen – für die Beugung des Ellenbogens verantwortlich. Über diesem Muskel liegt der Bizeps, der an zwei Stellen am Schulterblatt entspringt, nämlich der kurze Kopf am Rabenschnabelfortsatz (*processus coracoideus*) und der lange Kopf am *Tuberculum supraglenoidale*, unmittelbar oberhalb des Schultergelenks. Der Ursprung etlicher Beugemuskeln des Unterarms am Knochenvorsprung *Epicondylus medialis humeri* ist gut sichtbar.

Auf der Rückseite des Oberarms finden wir als einzigen Muskel den Trizeps (Armstrecker, *Musculus triceps brachii*), einen dreiköpfigen Muskel, der am körperfernen Ende in eine Sehne mündet. Sein Ursprung ist gut zu erkennen, der größere der langen Köpfe tritt aus dem *Tuberculum infraglenoidale*, der außenseitige (laterale) Kopf aus dem größeren Knochenvorsprung (*tuberculum majus humeri*) am körpernahen Teil des Oberarmknochens aus. Der mittlere, großteils von den beiden anderen Köpfen überdeckte Kopf entspringt an der Vertiefung *Fossa radialis* rückseitig in der Mitte des Schaftes.

▸ **BEWEGUNG DES HANDGELENKS**

Der radiale Handbeuger (*m. carpi radialis*), der ulnare Handbeuger (*m. flexor carpi ulnaris*) und der lange Hohlhandmuskel (*m. palmaris longus*) beugen das Handgelenk, während der ulnare Handstrecker (*m. extensor carpi ulnaris*) und der radiale Handstrecker (*m. extensor carpi radialis*) es strecken.

VORDERANSICHT

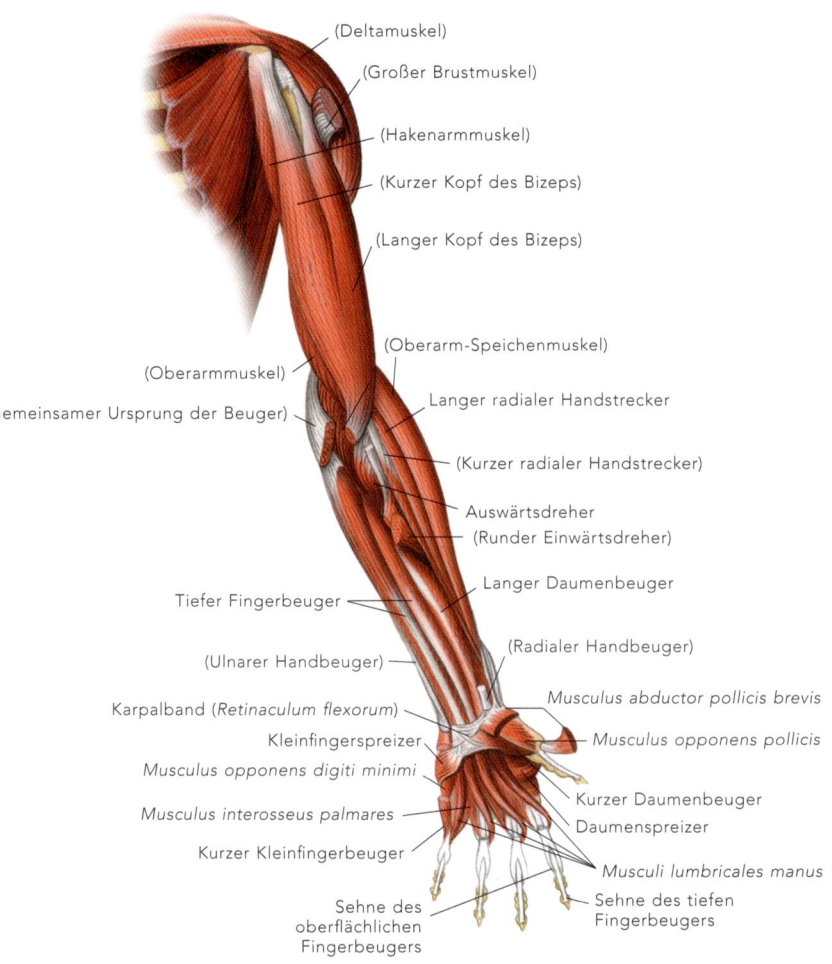

SCHULTERGÜRTEL UND OBERE GLIEDMASSEN | 213

Oberflächliche Oberarmmuskulatur

DIE OBERFLÄCHLICHE MUSKULATUR DES Oberarms verleiht ihm seine Form, und ihre Konturen sind oft an der Oberfläche zu erkennen. Der Bauch des Bizeps liegt über allen anderen Muskeln der Vorderseite des Oberarms. An der körperfernen Seite setzt er an der Rauigkeit der Speiche (*tuberositas radii*) an und kann gleichzeitig den Unterarm nach außen drehen und den Ellenbogen beugen. Der Bizeps strahlt am körperfernen Ende über den Sehnenstreifen *Aponeurosis musculi bicipitis* in die Unterarmfaszie ein. Der zähe Sehnenstreifen schützt den medianen Nerv und die Arterie, die darunter verlaufen.

Den Trizeps (*musculus triceps brachii*) an der Rückseite des Oberarms bedeckt in Rumpfnähe nahe seinem Ursprung der Deltamuskel. Distal laufen die drei Köpfe in einer Sehne zusammen, die am Hakenfortsatz der Elle ansetzt und sich in Faszien fortsetzt, die sich auf den Unterarm erstrecken. Der Trizeps ist der wichtigste Strecker des Ellenbogens, trägt aber, da er das Schultergelenk überquert, auch zur Adduktion und Streckung des Oberarms bei.

▸ **BEWEGUNG AM ELLENBOGEN**
Viele der Muskelbewegungen des Arms haben ihren Ursprung an der Schulter. Die entgegengesetzt wirkenden Muskeln Bizeps und Trizeps beugen bzw. strecken den Arm am Ellenbogen.

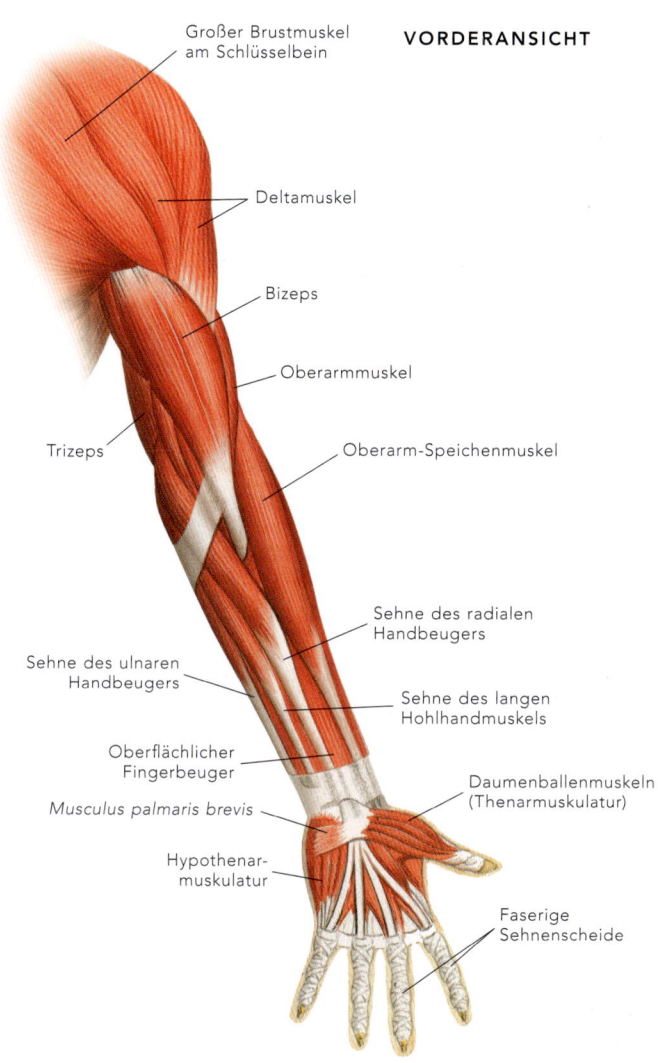

Knochen der Schulter
Vorderansicht

DER SCHULTERGÜRTEL BESTEHT AUS drei Gelenken mit Beteiligung von Brustbein (*sternum*), Schlüsselbein (*clavicula*) und Oberschenkelknochen (*humerus*). Das lange Schlüsselbein erstreckt sich in einer S-Kurve vom Brustbein bis zum Schulterblatt (*scapula*). Sein großflächiges mittleres Ende bildet eine gelenkartige Verbindung mit dem Handgriff (*manubrium sterni*) des Brustbeins – das Sternoklavikulargelenk. Dieses stellt die wichtigste und einzige knochige Verbindung zwischen je einer oberen Gliedmaße und dem Achsenskelett dar. Am Schaft des Schlüsselbeins entspringen eine Reihe von Muskeln. Das seitliche Ende bildet ein Gelenk mit dem Schulterdach – das Schultereckgelenk (*articulatio acromioclavicularis*).

Das Schlüsselbein bildet zusammen mit dem Schulterblatt den Schultergürtel, der die Knochen der Arme mit dem Rumpf verbindet und daran befestigt. Zugleich lässt es genug Bewegungsspielraum für Schulterblatt und Schultergelenke in Bezug auf den Rumpf übrig. Die Bewegung des Schlüsselbeins vergrößert die Beweglichkeit der Schultergelenke. Das Schulterblatt ist ein dreieckiger, flacher Knochen, an dem eine Reihe von Muskeln entspringen. Es bildet mit dem Oberarmknochen das Schultergelenk oder Glenohumeralgelenk und mit dem Schlüsselbein das Schultereckgelenk.

▶ **BEWEGUNGEN DER SCHULTER**
In der Regel beugen oder drehen die Muskeln, die das Schultergelenk an der Vorderseite überziehen, den Oberarmknochen, während diejenigen, die es an der Rückseite überziehen, ihn strecken und/oder drehen. Die Muskeln, die über die Schulter laufen, spreizen ihn ab.

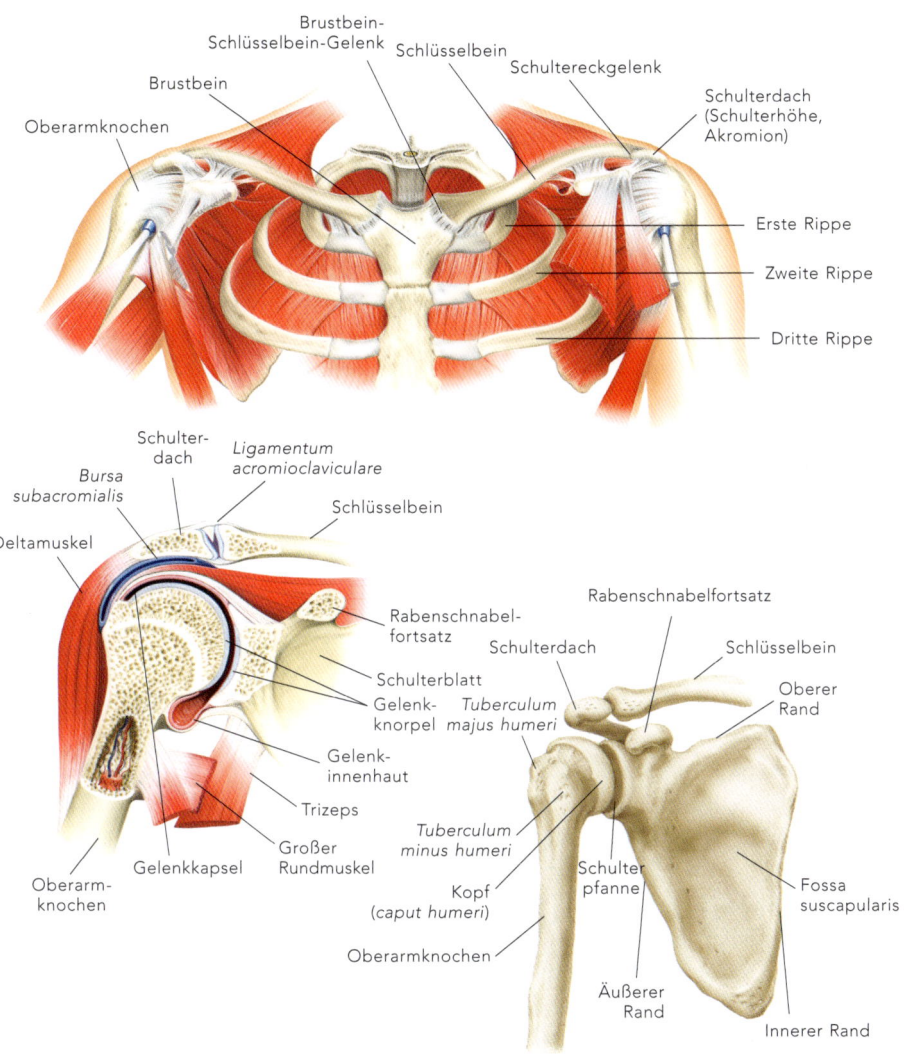

SCHULTERGÜRTEL UND OBERE GLIEDMASSEN | 217

Rückansicht der Schulter

DIE VENTRALE, DEN RIPPEN ZUGEWANDTE Fläche des Schulterblatts (*facies ventralis oder costalis*) weist eine Knochenvertiefung auf, die *Fossa subscapularis*, ausgefüllt vom Unterschulterblattmuskel (*musculus subscapularis*). Seitlich oberhalb davon befindet sich der hakenförmige Rabenschnabelfortsatz (*processus coracoideus*), der unter dem Schlüsselbein liegt und an dem drei Muskeln ansetzen.

Die Mehrheit der vier zur Rotatorenmanschette (Muskel-Sehnen-Kappe) gehörenden Muskeln trägt zur Stabilisierung des Schultergelenks bei und entspringt an der Rückseite des Schulterblatts. Als markantes Merkmal auf dieser Seite des Schulterblatts passiert in der Mitte die Wirbelsäule. Unter der Wirbelsäule im Inneren verläuft die Grube *Fossa infraspinata*, darüber die *Fossa supraspinata*, an denen je ein Muskel der Rotatorenmanschette seinen Ursprung hat. Das Schulterdach (Akromion) ist ein seitlicher Vorsprung des Schulterblatts und bildet mit dem Schlüsselbein das Schultereckgelenk (*articulatio acromioclavicularis*).

Unterhalb des Akromions liegt die *Fossa mandibularis*, eine Ausbuchtung, die mit dem Oberarmknochen das Schultergelenk bildet. Der Kopf des Oberarmknochens ist im Verhältnis zur wenig tiefen Ausbuchtung zu groß und das Gelenk deshalb eigentlich instabil. Jedoch verleiht die Knorpellippe (*labrum glenoidale*), eine Gelenkklippe, der *Fossa mandibularis* zusätzliche Tiefe und dem Gelenk zusammen mit der umfangreichen Muskulatur rundherum Stabilität.

▶ **DAS SCHULTERBLATT**
Das Schulterblatt bildet mit dem Oberarmknochen das Schultergelenk und ist außerdem mit dem Schlüsselbein verbunden.

SCHULTER

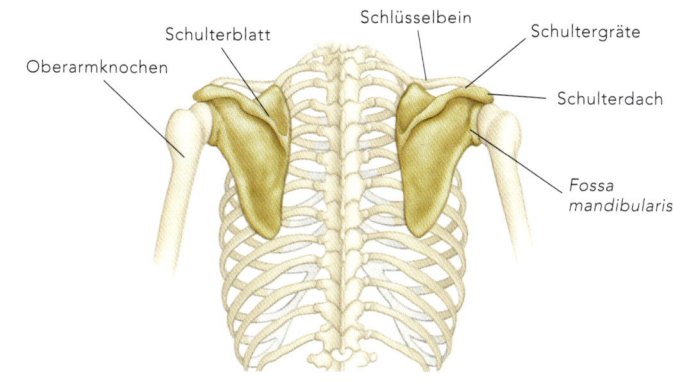

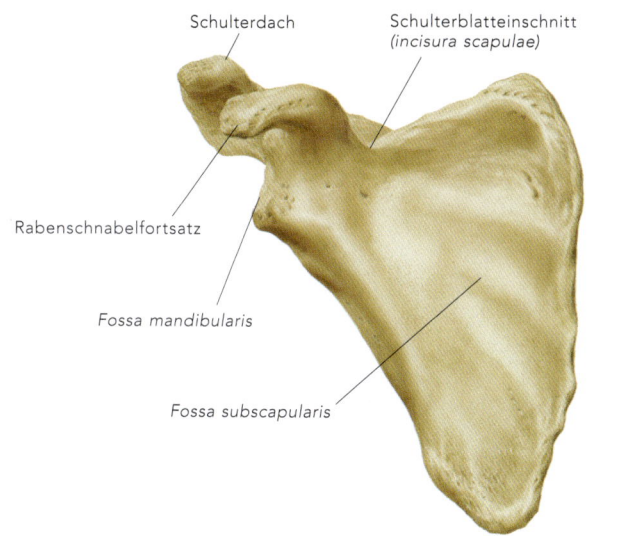

Bänder und Sehnen der Schulter

ZUR STABILISIERUNG DES BRUSTBEIN-Schlüsselbein-Gelenks (*articulatio sternoclavicularis*) tragen mehrere Gelenkbänder bei. Das vordere und das hintere Band (*ligamentum sternoclaviculare anterius* bzw. *posterius*) verstärken die Gelenkkapsel auf der entsprechenden Seite. Das *Ligamentum costoclaviculare* zieht sich von der ersten Rippe schräg nach oben zum vorderen und hinteren Rand des Schlüsselbeins (*clavicula*) und verhindert, dass es vom Brustkorb weggezogen wird. Das *Ligamentum interclaviculare* verbindet die sternalen Enden der beiden Schlüsselbeine miteinander und verstärkt die Gelenkkapsel von oben.

Die Kapsel des Schultereckgelenks (*articulatio acromioclavicularis*) und die das Gelenk umgebenden Bänder sorgen zusammen für Stabilität und halten es zwischen Schlüsselbein und Schulterdach (Akromion). Von den drei Hauptbändern des Gelenks spannt sich das *Ligamentum acromioclaviculare* vom Schulterdach zum lateralen Schlüsselbein, überdacht die Gelenkkapsel und verstärkt ihren oberen Teil.

Das *Ligamentum coracoclaviculare* besteht aus den beiden Faserzügen *Ligamentum conoideum* und *Ligamentum trapezoideum*. Der erstgenannte Faserzug zieht vertikal vom Rabenschnabelfortsatz (*processus coracoideus*) des Schulterblatts zum *Tuberculum conoideum* am Schlüsselbein, während der Zweitgenannte den Rabenschnabelfortsatz mit dem Schlüsselbein verbindet.

Die Gelenkkapsel und die Bänder des Schultergelenks tragen mit dazu bei, den Kontakt zwischen dem Kopf des Oberarmknochens und der *Fossa mandibularis* aufrechtzuerhalten. Das *Ligamentum coracoacromiale* zieht vom Schulterdach zum Rabenschnabelfortsatz und verhindert eine Verschiebung des Humeruskopfes nach oben. Die weiteren Bänder des Schultergelenks können als Verdickungen der Gelenkkapsel betrachtet werden. Die drei

▶ **DAS SCHULTERGELENK**
Bänder und Sehnen rund um das Schultergelenk erleichtern die Bewegung, indem sie die Gelenkverbindung aufrechterhalten und verstärken.

Ligamenta glenohumeralia erstrecken sich von der *Fossa mandibularis* zum *Collum anatomicum* des Oberarmknochens und stabilisieren die Vorderseite des Gelenks. Das *Ligamentum coracohumerale* verbindet den Rabenschnabelfortsatz mit dem *Tuberculum majus* des Oberarmknochens und stützt den oberen Teil der Gelenkkapsel. Und schließlich spannt sich das *Ligamentum transversum* des Oberarmknochens über den *Sulcus intertubercularis* und hält die Sehne des langen Bizepskopfes an Ort und Stelle.

RÜCKANSICHT

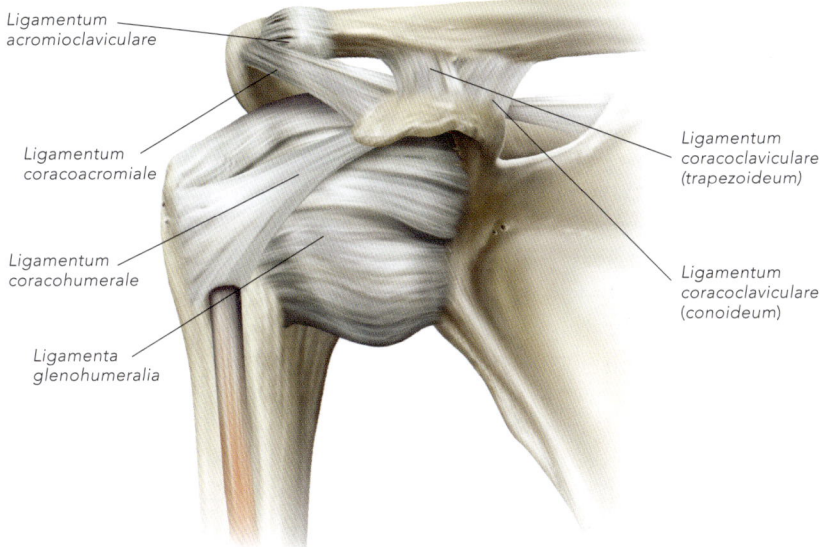

Ligamentum acromioclaviculare

Ligamentum coracoacromiale

Ligamentum coracohumerale

Ligamenta glenohumeralia

Ligamentum coracoclaviculare (trapezoideum)

Ligamentum coracoclaviculare (conoideum)

SCHULTERGÜRTEL UND OBERE GLIEDMASSEN

Die Schultermuskulatur
Vorderansicht der Schulter

DER FÄCHERFÖRMIGE GROSSE BRUSTmuskel (*musculus pectoralis major*) mit Ursprung am Brustbein und an den Knorpeln der zweiten bis sechsten Rippe (*pars sternocostalis*) bzw. an der medialen Hälfte des Schlüsselbeins (*pars clavicularis*) und mit Ansatz an der *Crista tuberculi majoris* am Oberarmknochen bewirkt die Adduktion und Innenrotation des Oberarms, der Teil am Schlüsselbein trägt außerdem zur Beugung der Schulter bei.

Der große bedeckt den kleinen Brustmuskel (*m. pectoralis minor*), der das Schulterblatt schräg nach unten zur Brustwand zieht. Letzterer entspringt an der dritten bis fünften Rippe und setzt am medialen Rand des Rabenschnabelfortsatzes (*processus coracoideus*) des Schulterblattes an. Seitlich des kleinen Brustmuskels liegt der vordere Sägemuskel (*m. serratus anterior*) mit Ursprung an der zweiten bis achten Rippe und Ansatz am medialen Rand des Schulterblatts. Er zieht das Schulterblatt nach vorne und oben – das heißt, er rotiert es – und verbessert die Beweglichkeit der Schulter.

Die Fasern des langen Trapezmuskels (*m. trapezius*) laufen in verschiedene Richtungen. Er entspringt an der *Protuberantia occipitalis externa* am Hinterhaupt, den Dornfortsätzen der Wirbel C7 bis T12 und am Nackenband (*ligamentum nuchae*) und setzt am Schlüsselbein, am Schulterdach und am -blatt an. Die Fasern des oberen Teils heben das Schulterblatt an und drehen es während der Abspreizung des Arms, die des mittleren Teils ziehen es nach hinten in Richtung Wirbelsäule und die des unteren Teils nach unten.

Auch der Bizeps (*m. biceps brachii*), dessen langer Kopf am *Tuberculum supraglenoidale*, der kurze am Rabenschnabelfortsatz entspringt, trägt zur Beugung der Schulter bei. Der Hakenarmmuskel (*m. coracobrachialis*) im Inneren unter dem Bizeps mit Ursprung am Rabenschnabelfortsatz und Ansatz am medialen Rand des mittleren Oberarmknochens ist mit für die Beugung des Oberarms verantwortlich.

Der große Rückenmuskel (*m. latissimus dorsi*) entspringt an den Dornfortsätzen der Wirbel T6–T12, am Darmbeinkamm (*crista iliaca*), der *Fascia thoracolumbalis* und an der neunten bis zwölften Rippe. Er läuft in eine Sehne aus, die am *Sulcus intertubercularis* des Oberarmknochens ansetzt. Mit viel Kraft sorgt er für Streckung, Adduktion und Einwärtsdrehung des Unterarms. Der dicke und flache große Rundmuskel (*m. teres major*) mit Ursprung am unteren Winkel des Schulterblatts und Ansatz an der *Crista tuberculi minoris* des Oberarms bewirkt seine Adduktion und Streckung.

▼ **SCHULTERMUSKELN**

Zu den Muskeln, die den Oberarmknochen mit dem Schultergürtel verbinden, gehören der Deltamuskel, der große Brustmuskel, der große Rückenmuskel, der große Rundmuskel und die Rotatorenmanschette.

SCHULTERGÜRTEL

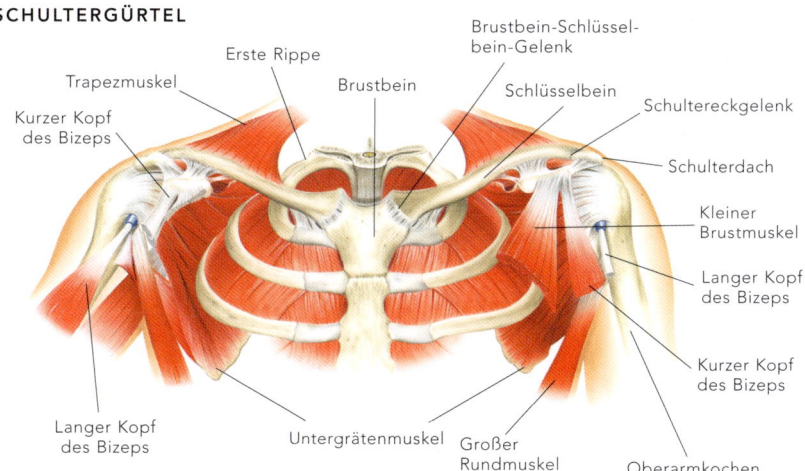

SCHULTERGÜRTEL UND OBERE GLIEDMASSEN

Rückansicht der Schulter

DER WOHL AUFFÄLLIGSTE MUSKEL DES Schulterbereichs ist der Deltamuskel (*musculus deltoidus*), benannt nach seiner V-Form, die an ein auf dem Kopf stehendes griechisches Delta (Δ) erinnert. Seine drei Teile entspringen am lateralen Ende des Schlüsselbeins, am Rabenschnabelfortsatz (*processus coracoideus*) sowie am Schulterblatt und setzen vereint an der Rauigkeit für den Deltamuskel(*tuberositas deltoidea*) an der Außenseite des Oberarmknochens an. Der vordere Teil bewirkt die Beugung des Oberarms, der hintere seine Streckung an der Schulter, der mittlere ist der wichtigste Abduktor des Oberarms. Sein Hauptstrecker, der Trizeps (*m. triceps brachii*), dessen langer Kopf am *Tuberculum infraglenoidale* des Schulterblatts entspringt, trägt auch zur Streckung der Schulter bei.

Die zur Rotatorenmanschette (Muskel-Sehnen-Kappe) gehörenden Muskeln – Unterschulterblattmuskel (*m. subscapularis*), Untergrätenmuskel (*m. infraspinatus*), kleiner Rundmuskel (*m. teres minor*) und Obergrätenmuskel (*m. suprapinatus*) – arbeiten zusammen, um den Oberarmknochen in die *Fossa mandibularis* zu ziehen und seine Stabilität zu gewährleisten. Sie schränken die Gleitbewegung des Oberarmknochens gegenüber der Gelenkpfanne auf ein tragbares Maß ein. Jeder dieser Muskeln hat aber auch seine ihm eigenen Funktionen.

Der Unterschulterblattmuskel mit Ursprung an der *Fossa subscapularis* und Ansatz am *Tuberculum minus humeri* dreht den Oberarm einwärts, der Untergrätenmuskel mit Ursprung an der *Fossa infraspinata* des Schulterblatts und Ansatz am *Tuberculum majus humeri* dreht ihn auswärts. Zur Auswärtsdrehung wie auch zur Adduktion des Oberarms trägt auch der kleine Rundmuskel bei. Er entspringt am seitlichen Rand des Schulterblatts und setzt an der Unterseite des *Tuberculum majus humeri* an. Der Obergrätenmuskel mit Ursprung an der *Fossa supraspinata* des Schulterblatts und Ansatz am *Tuberculum majus humeri* hat keine spezifische Funktion, trägt jedoch wesentlich zur Stabilisierung des Schultergelenks bei, indem er den Oberarmknochen in Richtung Gelenkpfanne zieht, besonders während seiner Abduktion.

ROTATORENMANSCHETTE

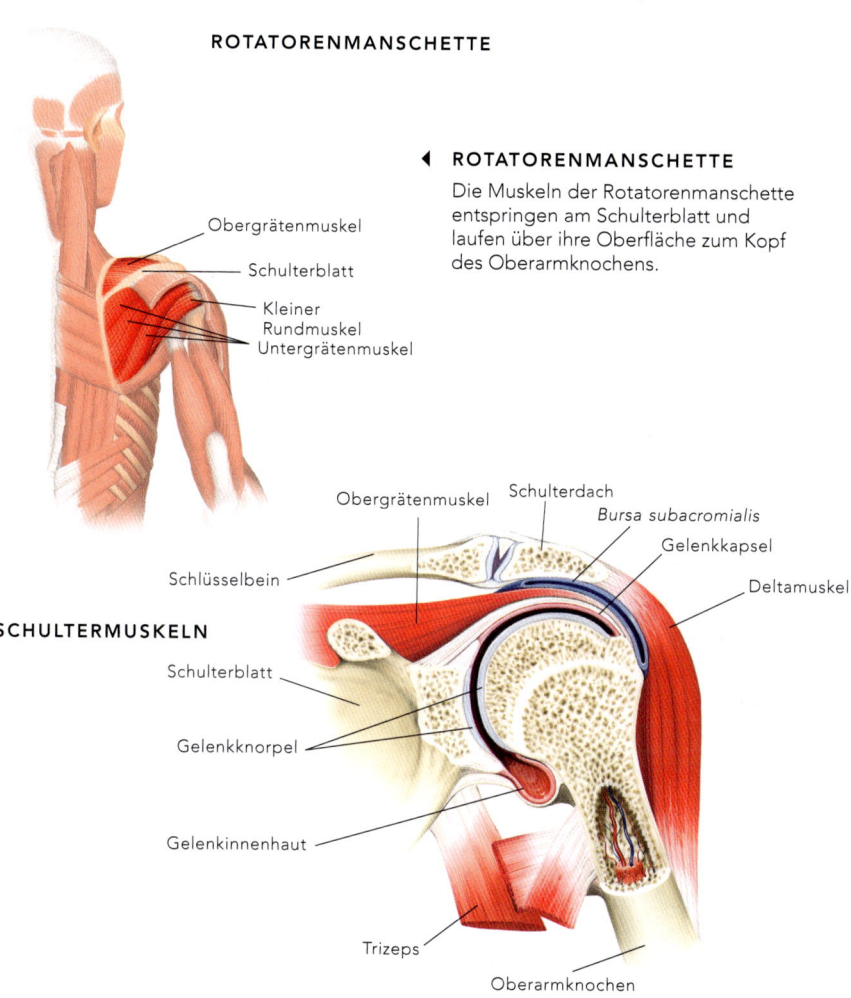

◀ **ROTATORENMANSCHETTE**
Die Muskeln der Rotatorenmanschette entspringen am Schulterblatt und laufen über ihre Oberfläche zum Kopf des Oberarmknochens.

SCHULTERMUSKELN

Knochen des Ellenbogens

AM ELLENBOGENGELENK, EINEM SCHARniergelenk, haben der körperferne Oberarmknochen und die körpernahen Elle und Speiche teil. Es besteht aus drei Teilgelenken: dem Oberarm-Ellen-Gelenk (*articulatio humeroulnaris*), dem Oberarm-Speichen-Gelenk (*articulatio humeroradialis*) und dem proximalen Ellen-Speichen-Gelenk (*articulatio radioulnaris proximalis*), einem Drehgelenk, das die Drehung der Speiche ermöglicht.

Das untere Ende des Oberarmknochens ist so geformt, dass er eine Gelenkverbindung mit den Unterarmknochen eingehen kann und sie mit der erforderlichen Bewegungsfreiheit ausstattet. Im Zusammenhang damit weist dieser Bereich zwei Gelenkfortsätze auf: die Gelenkrolle *Trochlea humeri* an der Innenseite und die vorgewölbte Knorpelfläche *Capitulum humeri* an der Außenseite. Die *Trochlea humeri* bildet ein Gelenk mit der Vertiefung *Incisura trochlearis* der Elle. An der Außenseite bildet das abgerundete *Capitulum humeri* ein Gelenk mit der Speiche. An der Vorderseite weist der Oberarmknochen kleine Vertiefungen auf: die *Fossa radialis* und die *Fossa coronoidea*. Dank dieser Vertiefungen kann der Oberarmknochen bei gebeugtem Unterarm das Radiusköpfchen und den Kronenfortsatz der Elle aufnehmen.

Am körpernahen Ende der Elle bildet die *Incisura trochlearis* das aus dem Hakenfortsatz ausgehöhlte Scharnier des Ellenbogengelenks. Die Rückseite des Hakenfortsatzes dient als Ansatz für Muskeln, die das Ellenbogengelenk überqueren. Am körpernahen Ende der Speiche ist die Oberseite des Kopfes Teil des Ellenbogen-Scharniergelenks, die innere Peripherie bildet mit der Elle das proximale Ellen-Speichen-Gelenk.

▶ **DER ELLENBOGEN**

Das Ellenbogengelenk wird von Oberarmknochen, Elle und Speiche gebildet. Es besteht aus zwei Gelenktypen: Scharniergelenk und Drehgelenk.

KNOCHEN DES ELLENBOGENS

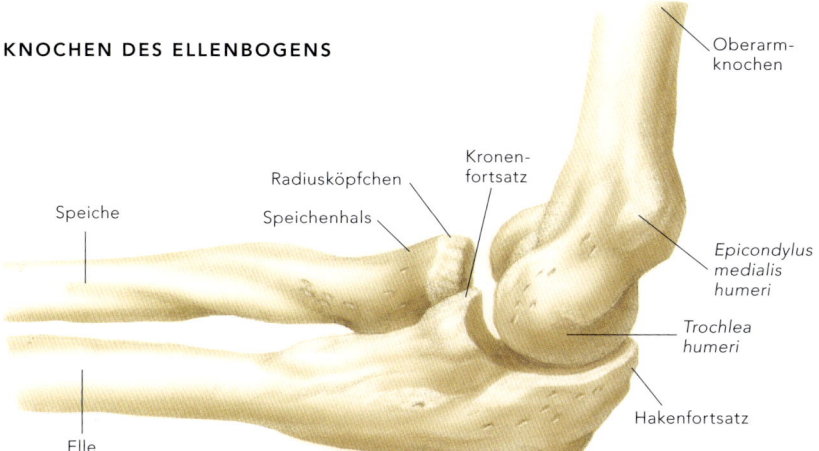

INNENANSICHT DES ELLENBOGENGELENKS

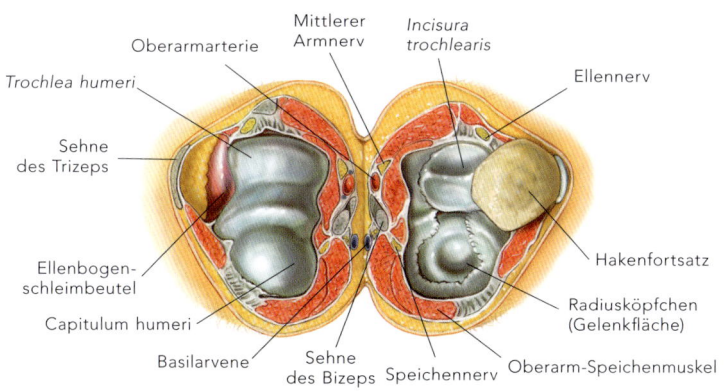

Bänder und Sehnen des Ellenbogens

WIE ALLE ECHTEN GELENKE WIRD DAS Ellenbogengelenk umhüllt von einer dicken, faserigen Gelenkkapsel. Aus Verdickungen dieser Kapsel bilden sich die Kollateralbänder, die während der Beugung und Streckung mediale und laterale Bewegung verhindern. An der Innenseite des Gelenks verhindert das seitliche Ellenband (*ligamentum collaterale ulnare*) eine Verschiebung des Gelenks nach außen. Es besteht aus einem vorderen und einem hinteren dreieckigen Bündel und zieht sich vom medialen Epicondylus des distalen Oberarmknochens zum Kronen- und Hakenfortsatz der Elle. Das seitliche Speichenband (*ligamentum collaterale radiale*) verhindert eine Verschiebung des Ellenbogengelenks nach innen. Das kurze, schmale Band hat seinen Ursprung an der Außenfläche des *Epicondylus lateralis* des Oberarmknochens und setzt am Speichenringband (*ligamentum anulare radii*) am Ellen-Speichen-Gelenk (*articulatio radioulnaris*) an. Das Speichenringband setzt am Rand der *Incisura trochlearis* der Elle an und umschließt den Kopf der Speiche. Dieses Band sorgt für die Aufrechterhaltung des Kontakts zwischen dem Radiusköpfchen und der *Incisura radialis* der Elle.

Die drei Hauptschleimbeutel des Ellenbogengelenks sind der Hautschleimbeutel (*bursa subcutanea olecrani*) im Bindegewebe zwischen dem Hakenfortsatz und der Haut, der *Bursa intratendinia olecrani* innerhalb der Trizepssehne nahe dem oberen Ende der Elle und der Sehnenschleimbeutel (*bursa subtendinea olecrani*) an der Sehne des Trizeps. Letzterer vermindert die Reibung zwischen der Sehne und dem Hakenfortsatz (*olecranon*) in der Nähe ihres Ansatzes.

▶ **DIE ROLLE DER BÄNDER**
Die Bänder des Ellenbogens fixieren das Gelenk und verhindern seine Verschiebung nach innen oder außen. Außerdem sorgen sie dafür, dass Speiche und Elle in Berührung bleiben.

BÄNDER DES ELLENBOGENS

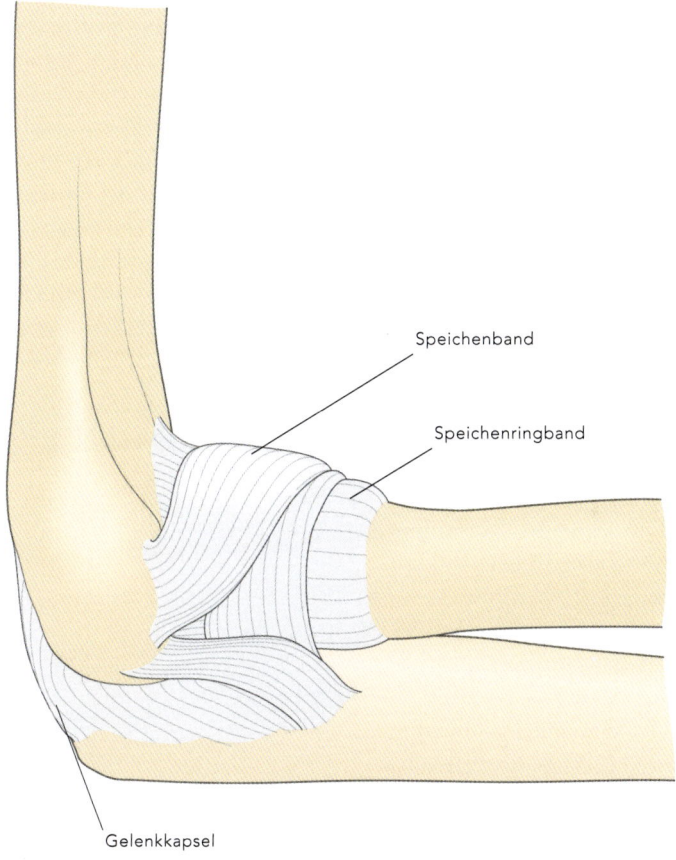

- Speichenband
- Speichenringband
- Gelenkkapsel

Muskeln des Ellenbogens
Vorderansicht

DER WICHTIGSTE BEUGER DES ELLEN-bogens, der Oberarmmuskel (*musculus brachialis*), entspringt an der unteren Hälfte des Oberarmknochens und setzt am Kronenfortsatz der Elle (*processus coronoideus ulnae*) an. Er weist von allen den größten Querschnitt auf, und seine Fähigkeit zur Beugung des Ellenbogens hängt weder von der augenblicklichen Lage der Schulter noch von der des Ellen-Speichen-Gelenks ab. Der Bizeps (*m. biceps brachii*) ist maximal gefordert, wenn er den Ellenbogen beugt und zugleich den Unterarm auswärts dreht. Dagegen arbeitet er mit weniger Kraft, wenn der Unterarm in einer Einwärtslage gehalten wird oder die Schulter völlig gestreckt ist.

Der längste Ellenbogenmuskel, der Oberarm-Speichenmuskel (*m. brachioradialis*), hat seinen Ursprung am seitlichen Rand im unteren Drittel des Oberarmknochens, überquert den Ellenbogen und setzt am unteren Ende der Speiche am *Processus styloideus* an. Dieser Muskel bewirkt die Beugung des Ellenbogens und trägt zu Pronation und Suppination bei, und zwar dreht er den Unterarm einwärts, wenn er auswärts gedreht ist, und umgekehrt.

Der von der Knochenvorwölbung *Epicondylus medialis humeri* und dem Kronenfortsatz der Elle bis zur seitlichen Fläche im mittleren Bereich der Speiche reichende runde Einwärtsdreher (*m. pronator teres*) sorgt für die Einwärtsdrehung des Unterarms und trägt zur Beugung des Ellenbogens bei.

▶ **BEWEGUNG DES ELLENBOGENS**
Die Muskeln des Oberarms erzeugen am Ellenbogen Bewegung – der Trizeps eine Streckung, der Bizeps eine Beugung und Auswärtsdrehung.

ELLENBOGENMUSKELN

ELLENBOGENGELENK: RÜCKANSICHT

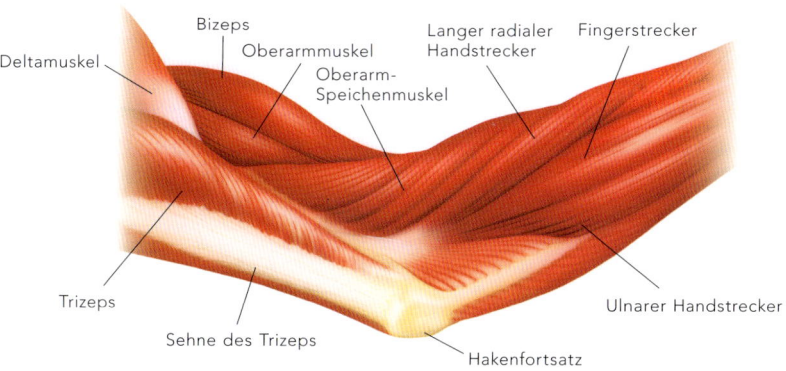

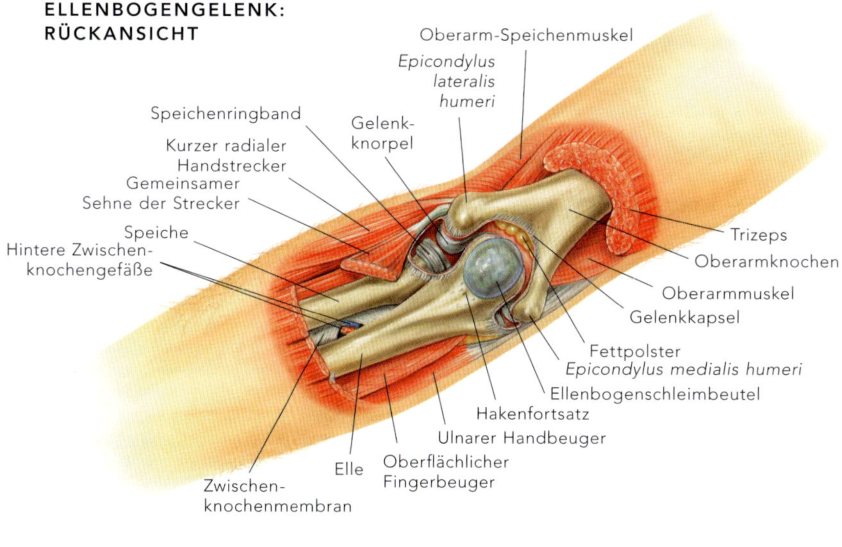

Rückansicht des Ellenbogens

DEN GROSSTEIL DER MUSKELMASSE AN der Rückseite des Oberarms erbringt der Trizeps (*tricepps brachii*), der Hauptstrecker des Ellenbogens. Da der lange Kopf des Trizeps am Knochenhöckerchen *Tuberculum infraglenoidale* des Schulterblatts entspringt, trägt er mit zur Streckung der Schulter bei. Der lange Kopf ist von den Muskeln, die für Bewegung am Ellenbogengelenk sorgen, der nach Umfang größte. Der mediale und der laterale Kopf sind mit für die Streckung des Ellenbogens verantwortlich, einige tiefer liegende Fasern des medialen Kopfes setzen an der Gelenkkapsel an und ziehen die Fasern der Gelenkkapsel während der Streckung straff.

Der kleine, dreieckige Ellenbogenmuskel (*musculus anconeus*) unterstützt den Trizeps bei der Streckung des Ellenbogens. Er entspringt an der Knochenvorwölbung *Epicondylus lateralis* des Oberarmknochens und setzt am Hakenfortsatz (*olecranon*) und im oberen Bereich des Ellenbogens an. Obwohl zu klein, um einen bedeutenderen Beitrag zur Streckung des Ellenbogens zu leisten, spielt er eine wichtige Rolle bei dessen Stabilisierung während der Streckung, Einwärts- und Auswärtsdrehung (Pronation und Supination).

Die zwei Köpfe des Auswärtsdrehers (*musculus supinator*) haben ihren Ursprung am *Epicondylus lateralis* des Oberarmknochens bzw. an einem kleinen Knochenvorsprung der Elle (*crista musculi supinatoris*) und ihren Ansatz an der seitlichen, vorderen und hinteren Seite im oberen Drittel der Speiche. Dieser Muskel übt Zug auf die Speiche am Ellen-Speichen-Gelenk (*articulation radioulnaris*) aus und sorgt damit für deren Auswärtsdrehung.

▶ **BEWEGUNG DES ELLENBOGENS**
Die Kontraktion des Trizeps trägt zur Streckung bei, die des Oberarm- und des Oberarm-Speichen-Muskels dagegen zur Beugung des Ellenbogens.

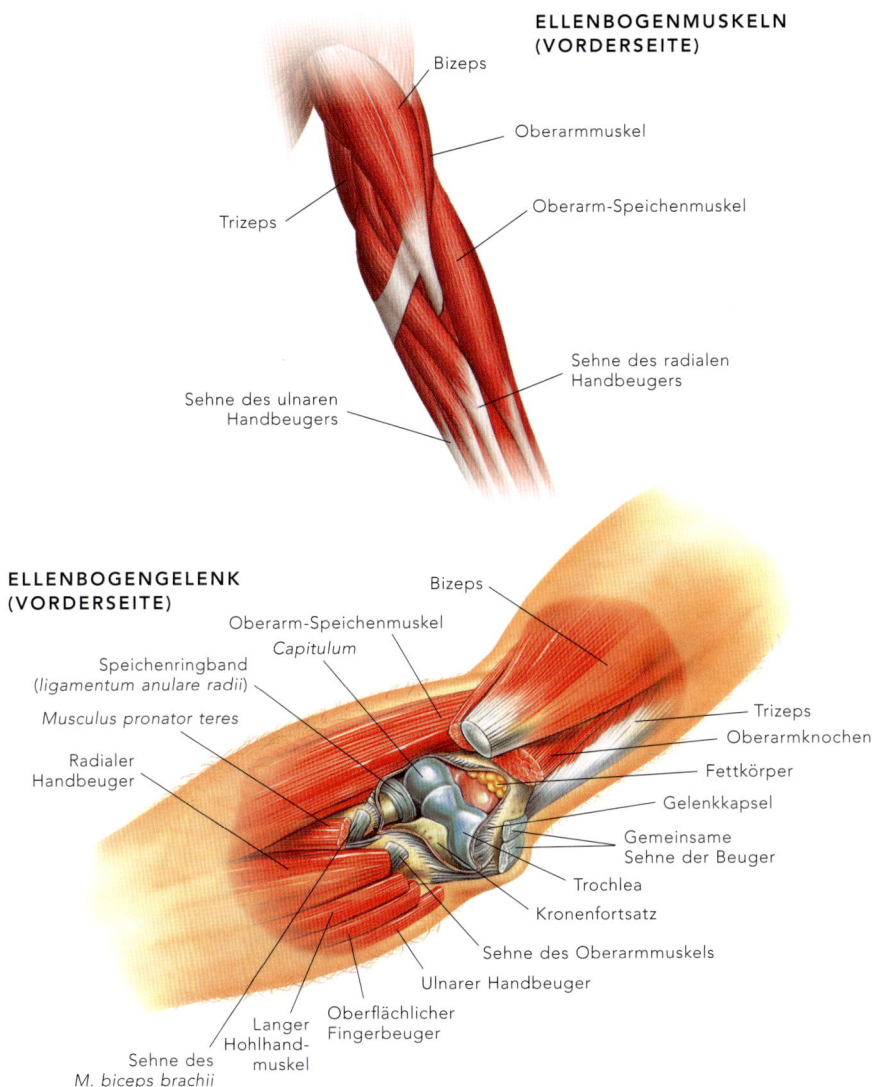

Knochen des Handgelenks

ETLICHE KNOCHEN DES HANDGELENKS gehören zu Gelenken. Unmittelbar oberhalb des Handgelenks bilden die Einkerbung Incisura ulnaris der Speiche und der Ulnakopf das körperferne Speichen-Ellen-Gelenk (*articulatio radioulnaris distalis*), ein Drehgelenk, das Auswärts- und Einwärtsdrehung ermöglicht. Die *Incisura ulnaris* gleitet dabei über den Ulnakopf.

Die Handwurzelknochen sind in zwei Reihen angeordnet, von denen die proximale aus Kahnbein (*os scaphoideum*), Mondbein (*os lunatum*), Dreieckbein (*os triquetrum*) und Erbsenbein (*os pisiforme*), die distale aus großem Vieleckbein (*os trapezium*), kleinem Vieleckbein (*os trapezoideum*), Kopfbein (*os capitate*) und Hakenbein (*os hamatum*) besteht.

Die konkave Oberfläche der Speiche bildet mit den konvexen Oberflächen des Kahn- und Mondbeins die *Articulatio radiocarpalis* des Handgelenks – bei vollständiger Adduktion unterstützt durch das Dreieckbein. Dagegen ist die Elle nicht an diesem Gelenk beteiligt, sondern durch einen Gelenkkörper (*discus articularis*) von den Handwurzelknochen getrennt. Das Gelenk zwischen den Reihen der aus acht Kochen bestehenden Handwurzel trägt die Bezeichnung *Articulatio mediocarpalis*. Diese setzt sich aus einer Reihe von Diarthrosen (echten Gelenken) zusammen: So bilden seitlich Kahnbein mit großem und kleinem Vieleckbein ein Gelenk, in der Mitte Kahnbein und Mondbein mit dem Kopfbein, das Mondbein seinerseits mit dem Hakenbein und dieses schließlich mit dem Dreieckbein der vorderen Reihe. Als Interkarpalgelenke (*articulationes intercarpales*) bezeichnet man die gelenkigen Verbindungen zwischen den Handwurzelknochen in einer Reihe.

▸ **HANDWURZELKNOCHEN**
Die acht Handwurzelknochen – großes und kleines Vieleckbein, Kahnbein, Mondbein, Dreieckbein, Erbsenbein, Hakenbein und Kopfbein – verbinden die Knochen des Unterarms mit denjenigen der Hand.

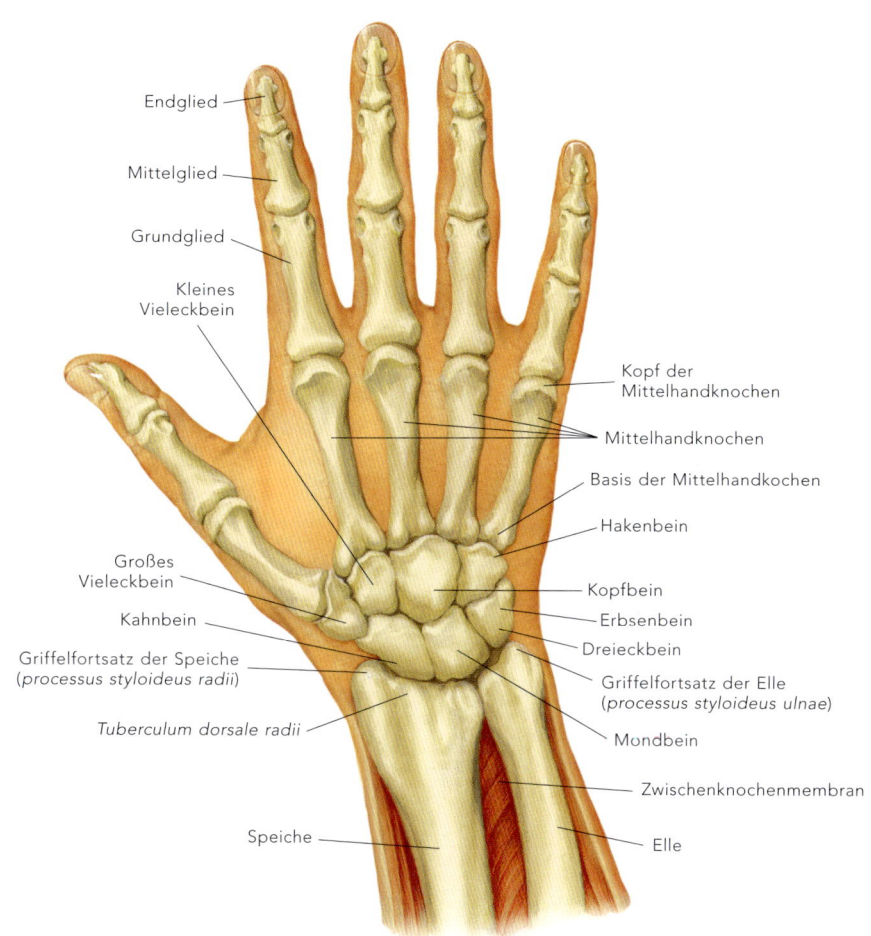

Bänder und Sehnen des Handgelenks

DAS HANDGELENK ERHÖHT MIT SEINEN Bändern – extrinsischen Bändern zwischen den Handwurzelknochen und der Speiche und intrinsischen zwischen den Handwurzelknochen – die Stabilität mehrerer mobiler Gelenke.

Die Gelenkkapsel der *Articulatio radiocarpalis* weist drei Verdickungen auf, um die Bänder der Gelenkkapsel zu bilden. Das *Ligamentum radiocarpale dorsale* verläuft von der Rückseite der Speiche zur Rückseite von Kahnbein, Mondbein und Dreieckbein, das *Ligamentum ulnocarpale palmare* von der vorderen Ecke des *Discus articularis ulnocarpalis* und des Griffelfortsatzes der Elle (*processus styloideus ulnae*) zur Vorderseite der Handwurzelknochen und schließlich das *Ligamentum radiocarpale palmare*, ein breites, starkes Band aus Gelenkkapselfasern, von der Vorderseite der Speiche zur Vorderseite der Handwurzelknochen der proximalen Reihe.

Zwei weitere, seitliche Bänder begrenzen Adduktion und Abduktion des Handgelenks. Das *Ligamentum collaterale carpi radiale* läuft vom Griffelfortsatz der Speiche (*processus styloideus radii*) zum Kahnbein und der seitlichen Oberfläche des großen Vieleckbeins, das *Ligamentum collaterale carpi ulnare* vom Griffelfortsatz der Elle zum Erbsen- und Dreieckbein. Das letztere Band setzt sich im Karpalband (*retinaculum flexorum*) fort.

Kurze Bänder halten die proximalen Handwurzelknochen locker zusammen, während die distalen fester verbunden sind, um die Mittelhandknochen (*ossa metacarpalia*) zu stabilisieren. Eine Reihe von interkarpalen und seitlichen Bändern sorgen in der *Articulatio mediocarpalis* für Stabilität.

> ### ▸ SEHNENSCHEIDEN
> Die Sehnen der Unterarmmuskeln überziehen das Handgelenk in mit Gelenkschmiere gefüllten Sehnenscheiden, die die Reibung reduzieren.

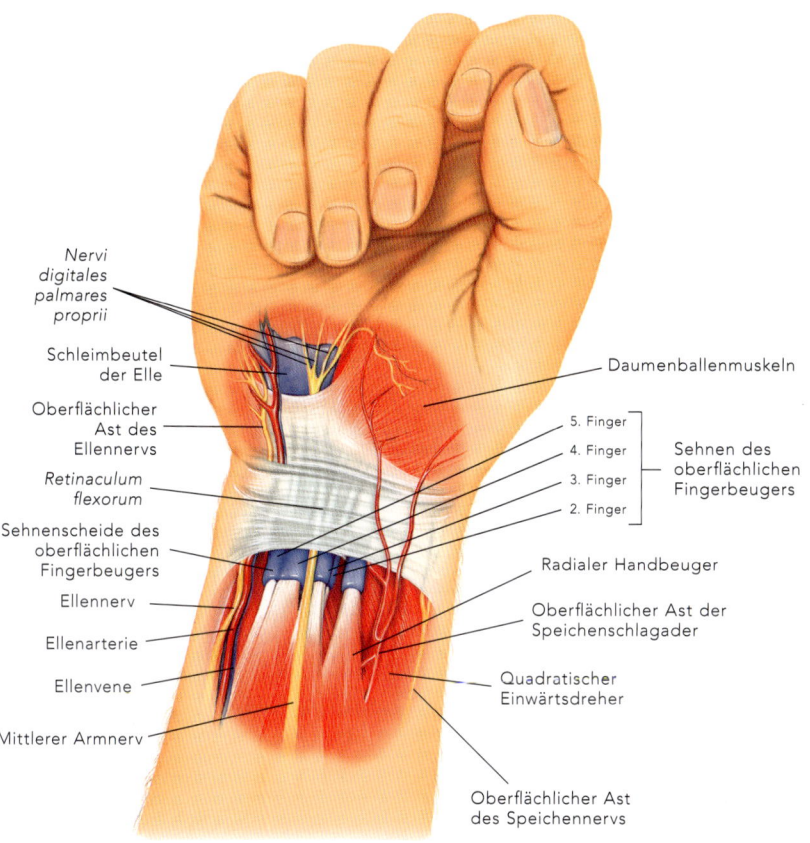

Muskeln des Handgelenks
Vorderansicht

DIE BEUGER AN DER VORDERSEITE DES Unterarms dienen dem Beugen von Handgelenk und Fingern. Der tief liegende quadratische Einwärtsdreher (*musculus pronator quadratus*) entspringt an der Vorderseite der Elle und setzt an der Vorderseite der Speiche an. Im Verbund mit dem runden Einwärtsdreher (*m. pronator teres*) trägt er neben der Einwärtsbeugung dazu bei, die untere Elle und Speiche bei Druck nach oben zusammenzuhalten.

Die oberflächlichen Handgelenkbeugemuskeln haben ihren gemeinsamen Ursprung an der Vorwölbung *Epicondylus medialis* des Oberarmknochens. Der ulnare Handbeuger (*m. flexor carpi ulnaris*) entspringt im oberen Bereich der Elle, verläuft durch den Unterarm und setzt an Erbsen-, Hakenbein sowie am fünften Mittelhandknochen an. Zusammen mit dem radialen Handbeuger (*m. flexor carpi radialis*) ist er für die Beugung des Handgelenks verantwortlich, doch kontrahiert er im Verbund mit dem ulnaren Handstrecker (*m. extensor carpi ulnaris*) und sorgt so für die Adduktion des Handgelenks. Der am zweiten und dritten Mittelhandknochen ansetzende radiale Handbeuger trägt auch zu Abduktion, Pronation und Beugung des Ellenbogens bei.

Der lange Hohlhandmuskel (*m. palmaris longus*), ein eher kleiner, schwacher Beuger, fehlt bei etwa 10 Prozent der Bevölkerung. Er verläuft in der Mitte zwischen den anderen Flexoren und setzt am Karpalband an.

Das Karpalband im Handgelenk verbindet mit mehreren starken Bindegewebefaserbündeln Speiche, Kahnbein und großes Vieleckbein mit Elle, Erbsenbein und Hakenbein. Die Verästelungen des Karpalbandes zu den darunterliegenden Knochen bilden scheidenähnliche Hohlräume, durch die die Sehnen der Beugemuskeln von Handgelenk und Fingern laufen.

▶ **BEWEGUNG DER HAND**
Die teils fest, teils locker verbundenen Handwurzelknochen stützen das Handgelenk und ermöglichen zugleich sehr unterschiedliche Bewegungen.

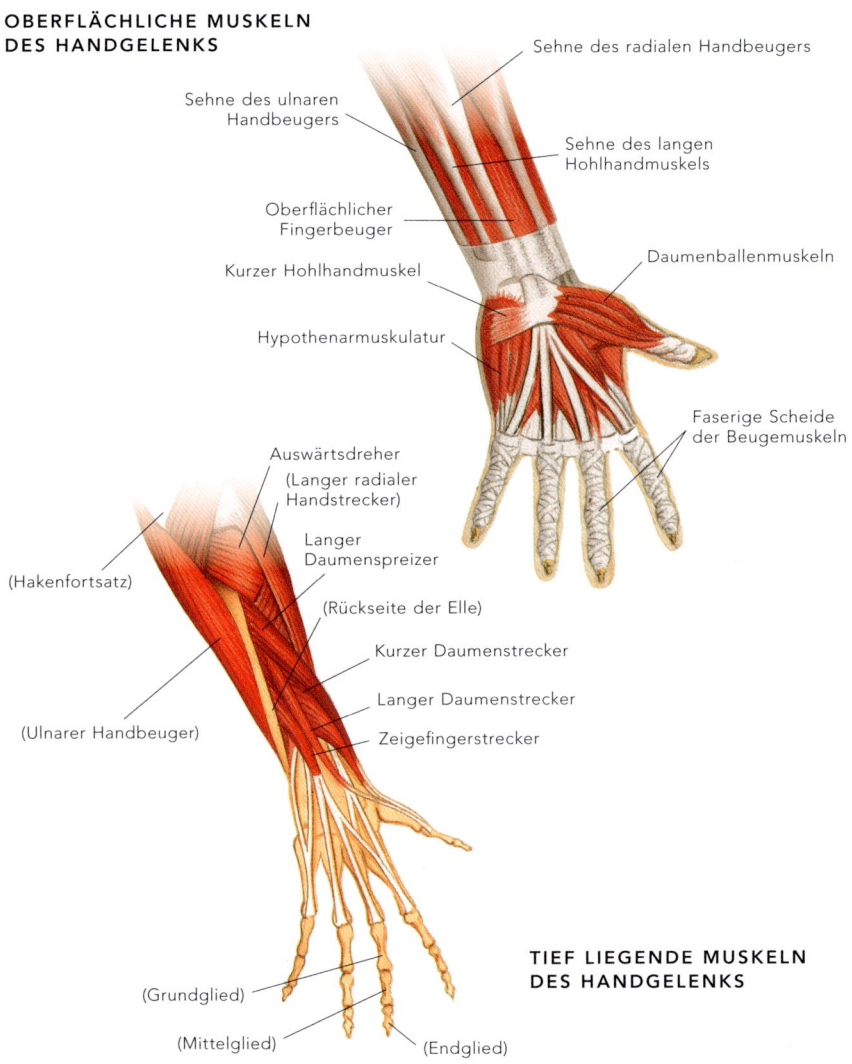

Rückansicht des Handgelenks

DIE MUSKELN AN DER RÜCKSEITE DES Unterarms dienen der Streckung von Handgelenk und Fingern. Viele dieser Muskeln haben ihren Ursprung an der Vorwölbung *Epicondylus lateralis* des Oberarmknochens.

Der lange radiale Handstrecker (*musculus extensor carpi radialis longus*) verläuft an der Außenseite des Unterarms von der *Linea supracondylaris lateralis* des Oberarmknochens bis zur dorsalen Basis des zweiten Mittelfingerknochens. Er streckt das Handgelenk und trägt zur Abspreizung der Hand bei. Außerdem überdeckt er teilweise seinen Nachbarn, den kurzen radialen Handstrecker (*m. extensor carpi radialis brevis*), der sich vom gemeinsamen Ursprung vieler Strecker zur Basis des dritten Mittelfingerknochens erstreckt. Letzterer ist mit für die Streckung des Handgelenks und die Abspreizung der Hand verantwortlich. Der ulnare Handstrecker (*m. extensor carpi ulnaris*) entspringt an derselben Stelle und setzt an der Basis des fünften Mittelhandknochens an. Im Verbund mit den anderen Extensoren streckt er das Handgelenk und trägt zusammen mit dem ulnaren Handbeuger zu dessen Adduktion bei.

Das *Retinaculum extensorum* reicht von der Außenseite der Speiche bis zur Innenseite der Handwurzelknochen Dreieck- und Erbsenbein.

Die Sehnen der Streckmuskeln und Finger verlaufen unter dem *Retinaculum extensorum*, das wie das *Retinaculum flexorum* die Sehnen fixiert und daran hindert, sich während der Muskelkontraktion vom Handgelenk wegzubewegen.

▶ **DAS HANDGELENK**
Die Sehnen, die zu den Fingern führen und deren Bewegung ermöglichen, verlaufen vorne und hinten über das Handgelenk.

OBERFLÄCHLICHE MUSKELN DES HANDGELENKS

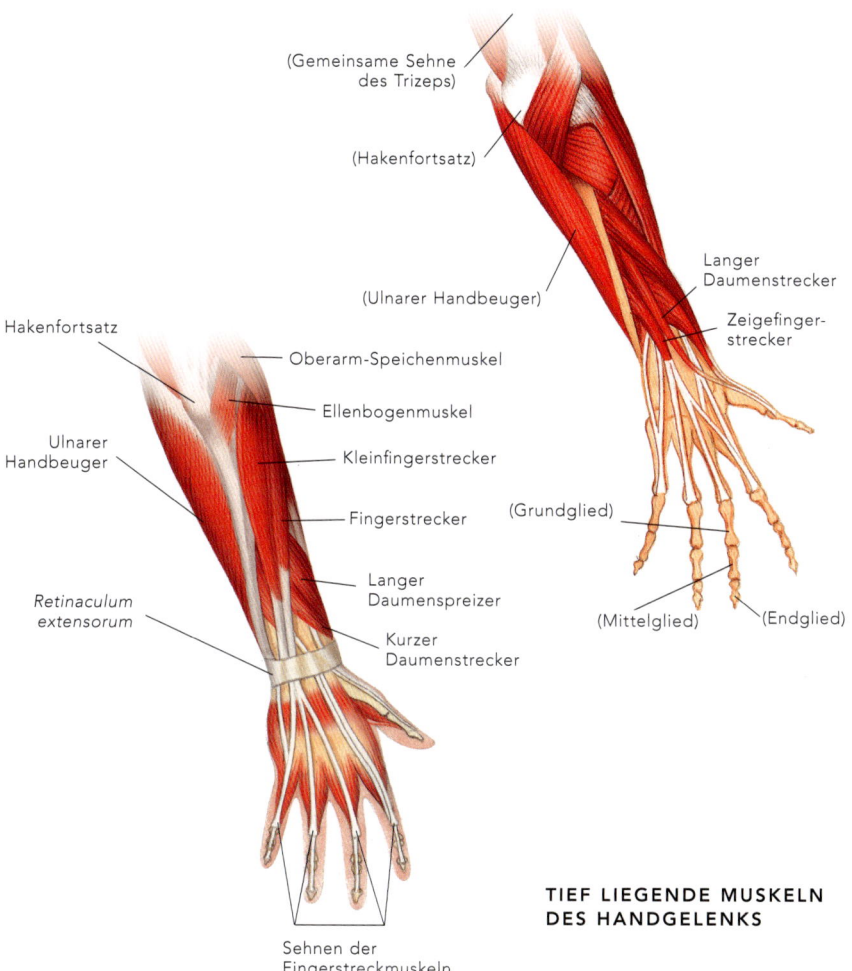

(Gemeinsame Sehne des Trizeps)

(Hakenfortsatz)

(Ulnarer Handbeuger)

Langer Daumenstrecker

Zeigefingerstrecker

Hakenfortsatz

Oberarm-Speichenmuskel

Ellenbogenmuskel

Ulnarer Handbeuger

Kleinfingerstrecker

Fingerstrecker

(Grundglied)

Langer Daumenspreizer

Retinaculum extensorum

Kurzer Daumenstrecker

(Mittelglied)
(Endglied)

Sehnen der Fingerstreckmuskeln

TIEF LIEGENDE MUSKELN DES HANDGELENKS

Knochen der Hand

DEN HANDWURZELKNOCHEN FOLGEN abwärts die Mittelhandknochen (*ossa metacarpalia*), die, ausgehend von dem, der lateral den Daumen trägt, von eins bis fünf durchnummeriert werden. Jeder Mittelhandknochen besitzt eine Basis, einen Schaft und ein Köpfchen. Die Basis variiert in der Größe, um passend zu den Gelenkflächen der Handwurzelknochen mit diesen das Karpometakarpalgelenk (*articulatio carpometacarpalis*) zu bilden. Beim zweiten bis fünften Mittelhandknochen ist die Basis außerdem durch ein Gelenk mit der des benachbarten Knochens verbunden. Der Schaft der Mittelhandknochen ist hinten leicht gewellt, das Köpfchen glatt und abgerundet, um mit der konkaven Basis des entsprechenden Grundglieds (*phalanx proximalis*) eines der fünf Fingergrundgelenke (*articulationes metacarpophalangeales*) zu bilden.

Eine Hand hat 14 Glieder (Phalangen) – je drei pro Finger, nämlich Grundglied, Mittelglied und Endglied. Eine Ausnahme ist der Daumen nur mit Grund- und Mittelglied. Das proximale Ende des Schaftes ist größer als das distale Köpfchen. Die Enden bilden Interphalangealgelenke, und die Glieder sehen sich in Form und Aufbau ähnlich. Dennoch ist zu bemerken, dass die Endglieder im Verhältnis zu ihrer Länge größere Köpfchen aufweisen, da diese das Fettpolster der Fingerbeere unterstützen.

▶ **BEWEGUNG DER HAND**

Die Zahl ihrer Knochen und der sie verbindenden Gelenke führt dazu, dass die Hand höchst mobil ist und wir mit ihr feinmotorische Aufgaben erfüllen können.

KNOCHEN DER HAND

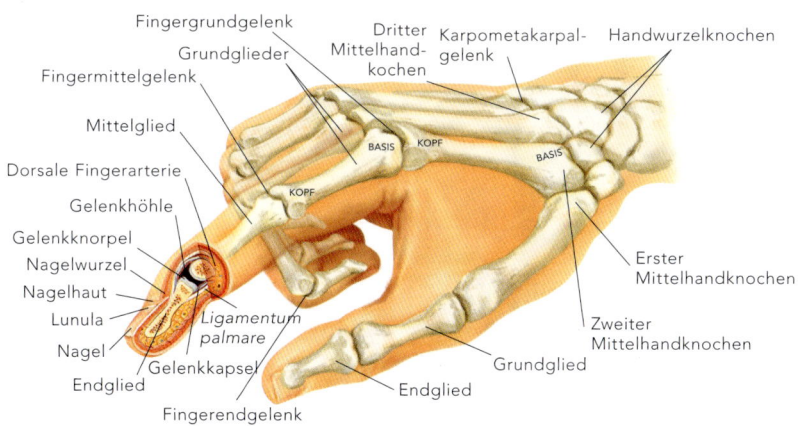

SCHULTERGÜRTEL UND OBERE GLIEDMASSEN | 243

Bänder und Sehnen der Hand

DIE KARPOMETAKARPALGELENKE (*articulationes carpometacarpales*), wie alle echte Gelenke umhüllt von einer Gelenkkapsel, werden durch die Basen der vier Mittelhandknochen und die distale Reihe der Handwurzelknochen gebildet. Sowohl auf der Vorder- als auch auf der Rückseite bilden Verdickungen der Kapsel Bänder, die das Gelenk unterstützen: Die *Ligamenta carpometacarpalia dorsalia* verbinden mit straffen Faserzügen die distalen Handwurzelknochen mit der Basis der Mittelhandknochen auf der Rückseite, die *Ligamenta carpometacarpalia palmaria* tun dies auf der Vorderseite der Hand. An der Basis der Mittelhandknochen befinden sich Interkarpalgelenke, deren Gelenkraum zu dem der Karpometakarpalgelenke weiterläuft.

Auch die Fingergrundgelenke (*articulationes metacarpophalangeales*) werden von Bändern unterstützt: Die Faserknorpelplatte an der Vorderseite (palmares Band) ist an der vorderen Basis des Fingergrundglieds und locker am Hals des Mittelglieds befestigt. Sie dient als Gelenkfläche und trägt zur Beugung bei. Die beiden Kollateralbänder verlaufen von der Seite des entsprechenden Mittelglieds zur Vorderseite des Grundglieds und sind während der Beugung gespannt. Dazu verbindet das tief liegende Band *Ligamentum metacarpale transversum profundum* je zwei Köpfchen des zweiten bis fünften Mittelglieds und schränkt deren Spreizung ein.

Auch an der Stabilisierung des Fingermittelgelenks (*articulatio interphalangealis proximalis*) und des Fingerendgelenks (*a. interphalangealis distalis*) sind Bänder beteiligt. Das palmare Band setzt an der gemeinsamen faserigen Sehnenscheide des oberflächlichen (*m. flexor digitorum superficialis*) und des tiefen Fingerbeugers (*m. flexor digitorum profundus*) an.

> ▸ **BEWEGUNG DER FINGER**
> Die Finger weisen keine Muskeln auf, und so werden die Bewegungen der Fingersehnen von den Muskeln der Hand und des Unterarms gesteuert.

BÄNDER UND SEHNEN DER HAND

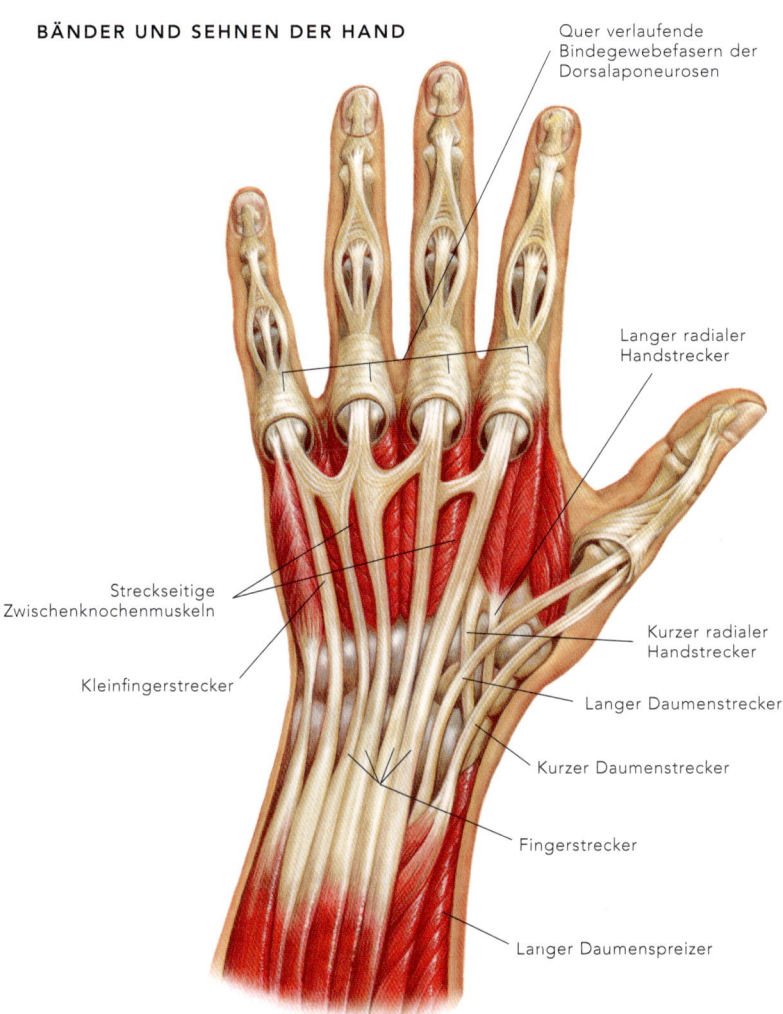

- Quer verlaufende Bindegewebefasern der Dorsalaponeurosen
- Langer radialer Handstrecker
- Streckseitige Zwischenknochenmuskeln
- Kleinfingerstrecker
- Kurzer radialer Handstrecker
- Langer Daumenstrecker
- Kurzer Daumenstrecker
- Fingerstrecker
- Langer Daumenspreizer

Muskeln der Hand
Strecker

DIE MUSKELN AN DER RÜCKSEITE DER Hand strecken die Finger, spreizen sie und führen sie wieder zusammen. Die Muskeln der Hand können in zwei Gruppen eingeteilt werden: extrinsische, die am Unterarm entspringen, und intrinsische, die sich auf das Innere der Hand beschränken.

Der Ursprung des Fingerstreckers (*m. extensor digitorum*) befindet sich an der für Extensoren üblichen Stelle, der Ansatz an den handrückenseitigen Sehnenplatten des zweiten bis fünften Fingers – den dreieckigen Dorsalaponeurosen. Ihre Bindegewebsstränge entspringen am Fingergrundgelenk (*articulatio metacarpophalangealis*) und vereinen sich an der Basis des Endglieds wieder. Der Fingerstrecker ist für die Extension des Fingergrundgelenks verantwortlich und trägt zur Streckung der Interphalangealgelenke bei. Der Kleinfingerstrecker entspringt an derselben Stelle und setzt an der handrückenseitigen Sehnenplatte des fünften Fingers an, streckt dessen Fingergrundgelenk und trägt zur Extension seiner Interphalangealgelenke bei. Der letzte extrinsische Extensor, der Zeigefingerstrecker (*m. extensor indicis*), liegt tief unter dem Fingerstrecker. Mit Ursprung an der Rückseite der Elle und Ansatz an der handrückenseitigen Sehnenplatte des Zeigefingers streckt er das Fingergrundgelenk und ermöglicht uns die eigenständige Bewegung dieses Fingers.

Die intrinsischen streckseitigen Zwischenknochenmuskeln (*musculi interossei dorsales*) füllen die Zwischenräume zwischen zwei benachbarten Mittelhandknochen, an denen sie entspringen. Ihr Ansatz befindet sich am Grundglied und der Dorsalaponeurose; sie dienen der Spreizung des Daumens, Mittel- und Ringfingers sowie der Beugung des Fingergrundgelenks und der Streckung der Interphalange-

▶ **BEWEGUNG DER HAND**
Die Geschicklichkeit der Hand hängt im Wesentlichen von den Muskeln im Unterarm ab, während die Muskeln der Hand für ihre feinmotorischen Fähigkeiten sorgen.

algelenke. Vier fleischige Muskeln, die *Musculi lumbricales manus*, entspringen an den Sehnen des tiefen Fingerbeugers (*m. flexor digitorum profundus*) und setzen an den Dorsalaponeurosen an. Ihre Funktion ist komplex, denn sie tragen mit zur Koordination von Beugung und Streckung bei feinmotorischen Bewegungen wie dem Schreiben bei. Dabei beugen sie unter anderem das Fingergrundgelenk und strecken die Interphalangealgelenke.

MUSKELN DER HAND

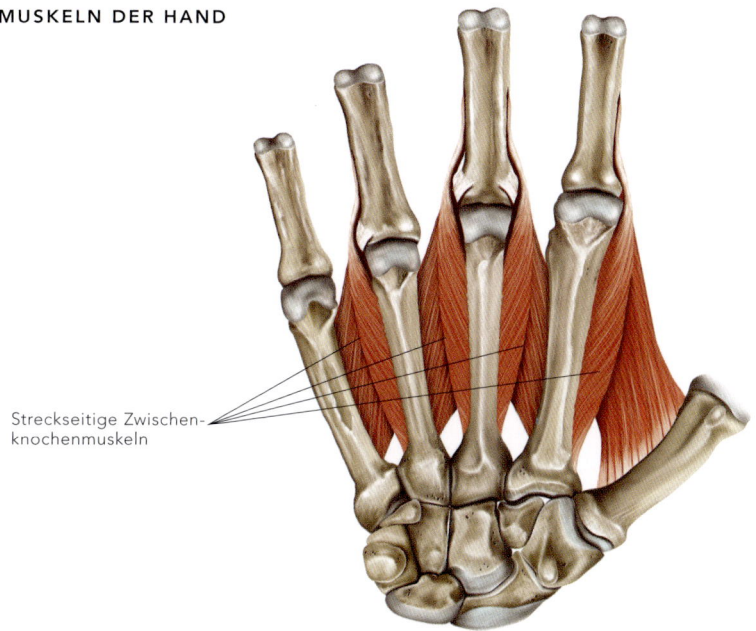

Streckseitige Zwischenknochenmuskeln

Beuger der Hand

WIE DIE STRECKER GLIEDERN SICH auch die Beuger in extrinsische und intrinsische Muskeln.

Der oberflächliche Fingerbeuger (*musculus flexor digitorum superficialis*) verläuft im Körperinneren unter den Handgelenkbeugern. Er entspringt wie viele andere Beuger am Kronenfortsatz der Elle und an der oberen, vorderen Speiche, passiert den Karpaltunnel unter dem Karpalband und setzt an der Basis des zweiten bis fünften Mittelglieds an. Dieser Muskel beugt die Fingergrund- und die Fingermittelgelenke. Der tiefe Fingerbeuger (*m. flexor digitorum profundus*), gleichfalls ein extrinsischer Muskel, hat seinen Ursprung an der mittigen und vorderen Fläche des oberen Elle, während als Ansatz die Basis des zweiten bis fünften Endglieds dient. Dieser Muskel ist vor allem für die Beugung der Endgelenke der betreffenden Finger verantwortlich, trägt aber außerdem zur Beugung der Grund- und Mittelgelenke bei.

Wie im vorangehenden Abschnitt erwähnt, beugen die *Musculi lumbricales manus* mit ihren einzigartigen Ansätzen die Fingergrundgelenke. Und schließlich gehört zu den intrinsischen Fingerbeugern auch der kurze Kleinfingerbeuger (*m. flexor digiti minimi brevis*) mit Ursprung am Hakenbein und am Karpalband sowie Ansatz an der Basis des fünften Grundglieds. Er beugt das Grundgelenk des kleinen Fingers.

Der Daumen besitzt einige nur ihm zugehörige Muskeln, die uns erlauben, ihn frei zu bewegen und mit ihm mehr Kraft auszuüben als mit den anderen Fingern. Seine zwei Flexoren sind der extrinsische lange (*m. flexor pollicis longus*) und der intrinsische kurze Daumenbeuger (*m. flexor pollicis brevis*), seine beiden extrinsischen Extensoren der lange (*m. extensor pollicis longus*) und der kurze Daumenstrecker (*m. extensor pollicis brevis*). Dazu kommen Muskeln, dank derer wir den Daumen abspreizen und wieder zum Zeigefinger zurückführen sowie eine als Opposi-

▶ **BEWEGUNGEN DER HAND**
Die Muskeln des Unterarms und der Hand sind zusammen für die Geschicklichkeit von Hand und Fingern verantwortlich.

tion bezeichnete Bewegung ausführen können. Dabei wird der Daumen nach vorne, hin zu den anderen Fingern bewegt, sodass er mit jedem beliebigen Finger zusammengebracht werden kann. Dies sind der lange (*m. abductor pollicis longus*) und der kurze Daumenspreizer (*m. abductor pollicis brevis*), der *M. opponens pollicis*, der Daumenanzieher (*m. adductor pollicis*) sowie der kurze Hohlhandmuskel (*m. palmaris brevis*).

BEUGER DER HAND

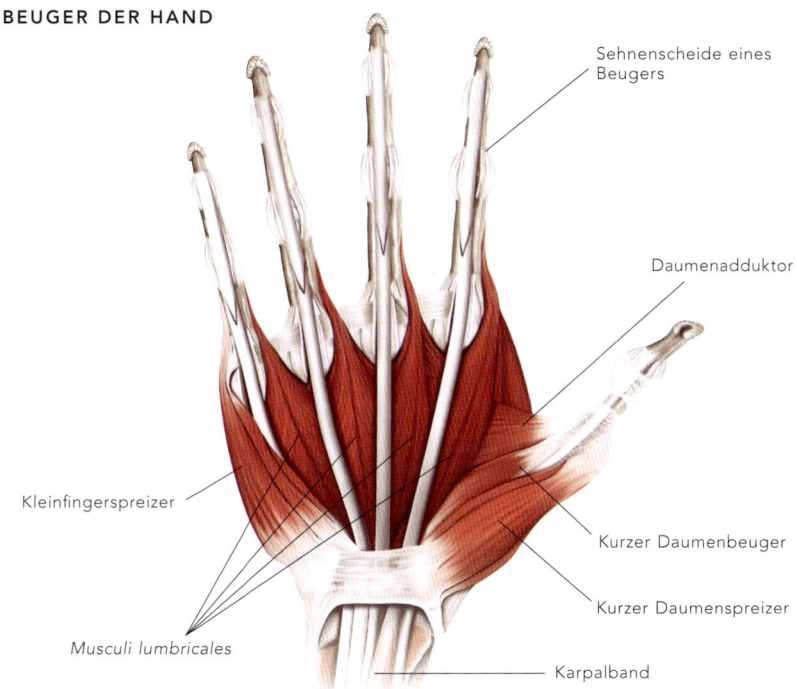

- Sehnenscheide eines Beugers
- Daumenadduktor
- Kurzer Daumenbeuger
- Kurzer Daumenspreizer
- Karpalband
- *Musculi lumbricales*
- Kleinfingerspreizer

Die Wurfbewegung

Werfen ist eine komplexe Bewegung, die in vielen Sportarten vorkommt. Es erfordert eine gute Koordination des ganzen Körpers, um den Impuls auf den Ball zu übertragen und dessen Geschwindigkeit und Bahn vorzugeben.

In den Anfangsphasen verlagert der Werfer das Gewicht auf den hinteren Fuß, dreht den Rumpf und bewegt den Wurfarm vom Ziel weg. Damit der Wurf mit genügend Schwungkraft erfolgt, müssen die beteiligten Muskeln gespannt sein. Der Schultergürtel wird vom Trapezmuskel nach hinten und unten gedrückt, was die Streckung des vorderen Sägemuskels (*musculus serratus anterior*) und des kleinen Brustmuskels (*m. pectoralis minor*) nach sich zieht. Für die Streckung des Schultergelenks sind der große Rückenmuskel (*m. latissimus dorsi*) und der große Rundmuskel (*m. teres major*) verantwortlich, die den großen Brustmuskel (*m. pectoralis major*) und den Schlüsselbeinteil des Deltamuskels dehnen. Das Schulterdach des Deltamuskels ist für die Abspreizung des Arms verantwortlich, während der Grätenteil den Oberarm im Verbund mit dem Untergrätenmuskel (*m. infraspinatus*) zur Seite dreht. Im weiteren Verlauf des Wurfes verlagert sich das Körpergewicht durch die Bewegung der Beine und die Drehung des Rumpfes nach vorne. Der Schultergürtel wird durch den vorderen Sägemuskel und den keinen Brustmuskel nach vorne gezogen, während die vorderen Fasern des Deltamuskels und der große Brustmuskel das Schultergelenk beugen. Der vollständig gestreckte Unterschulterblattmuskel dreht (*m.subscapularis*) den Arm medial.

▶ **DIE WURFBEWEGUNG**

Die fünf Phasen der Wurfbewegung: aufziehen (A); Ausfallschritt (B); späte Anspannung (C); beschleunigen (D); zu Ende führen (E).

SPÄTE ANSPANNUNG

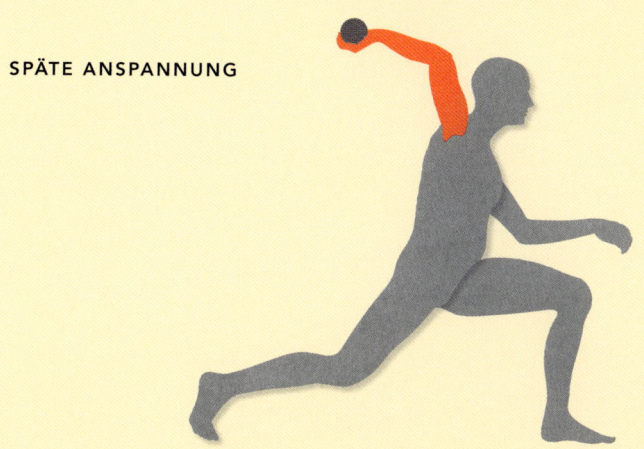

DIE WURFBEWEGUNG

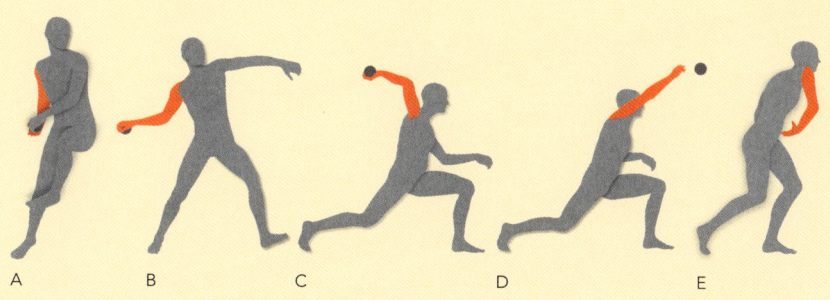

A   B   C   D   E

Die Wurfbewegung *(Forts.)*

In der späten Anspannungsphase ist der Arm stark nach außen gedreht, um mehr Geschwindigkeit zu erzeugen. Dabei wird aber der Kopf des Oberarmknochens nach vorne gedrückt, was die vorderen Gelenkbänder der Schulter, die Pfannenlippe *(labrum glenoidale)* und die Bänder von Muskeln wie dem Bizeps und dem *Musculus supraspinatus* stark belastet. In der Folge lockern sich die Bänder allmählich, die Spanne der Auswärtsdrehbewegung nimmt zu und die Stabilität der Schulter ab.

Das seitliche Ellenband *(ligamentum collaterale ulnare)* muss starken Kräften widerstehen, die das Ellenbogengelenk abspreizen. Starker Belastung ist auch die Sehne am *Epicondylus medialis humeri*, dem Ursprung zahlreicher Beugemuskeln, ausgesetzt.

Nach dem Abwurf des Balls werden die Bänder und die Rotatorenmanschette an der Schulterrückseite stark belastet, die den Arm abbremsen und den Kopf des Oberarmknochens kontrollieren. Der Untergrätenmuskel *(musculus infraspinatus)* und der kleine Brustmuskel kontrahieren exzentrisch, um die schnelle Einwärtsdrehung der Schulter abzufangen, die hinteren Fasern des Deltamuskels, um die Streckung nach dem Abwurf zu mäßigen. Die hintere Kapsel des Schultergelenks ist starken Zugkräften ausgesetzt, die mit der Zeit zu einer Hypertrophie führen können. Als Folge büßt der Sportler an Bewegungsfreiheit bei der Einwärtsdrehung ein, was wiederum in Kombination mit übermäßiger Auswärtsdrehung das Risiko von Pfannenlippen- und Drehmuskelrissen erhöht.

Eine häufige Verletzung bei Wurfsportarten ist deshalb ein SLAP-Riss, bei dem die Pfannenlippe im Schultergelenk Schaden leidet: Der Kopf des Oberarmknochens verursacht als Hebel einen Riss in der Sehne des Bizeps und in der Pfannenlippe von vorne nach hinten.

RISS DER KNORPELLIPPE

▼ WURFVERLETZUNGEN

Da Teile des Körpers beim Werfen erheblich belastet werden, können dabei Risse in Geweben wie ein Pfannenlippenriss auftreten.

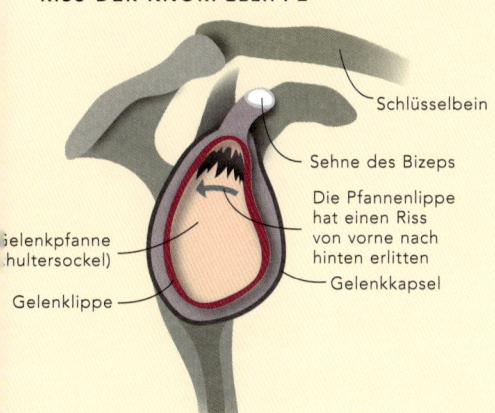

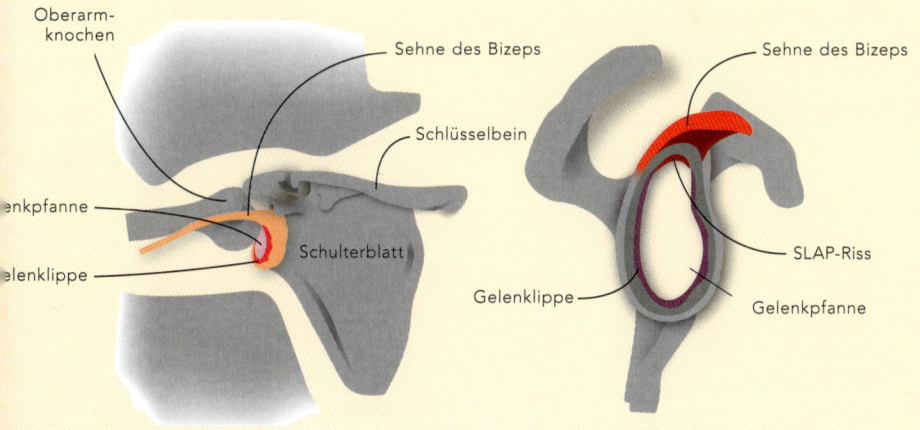

Kapitel 10:
Beckengürtel und untere Gliedmaßen

Der Beckengürtel und die unteren Gliedmaßen sind ausschlaggebend für unsere Fortbewegung – ob wir gehen oder laufen. Sie erzeugen starke Kräfte, sodass Spitzensportler Geschwindigkeiten von über 35 Kilometer pro Stunde erreichen können, und halten hohe Belastungen aus. Zugleich verleihen sie uns einen festen Stand, der dem Oberkörper und den Armen komplexe Bewegungen ermöglicht.

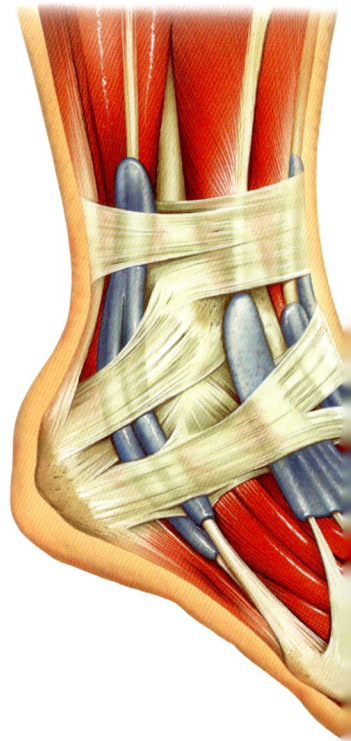

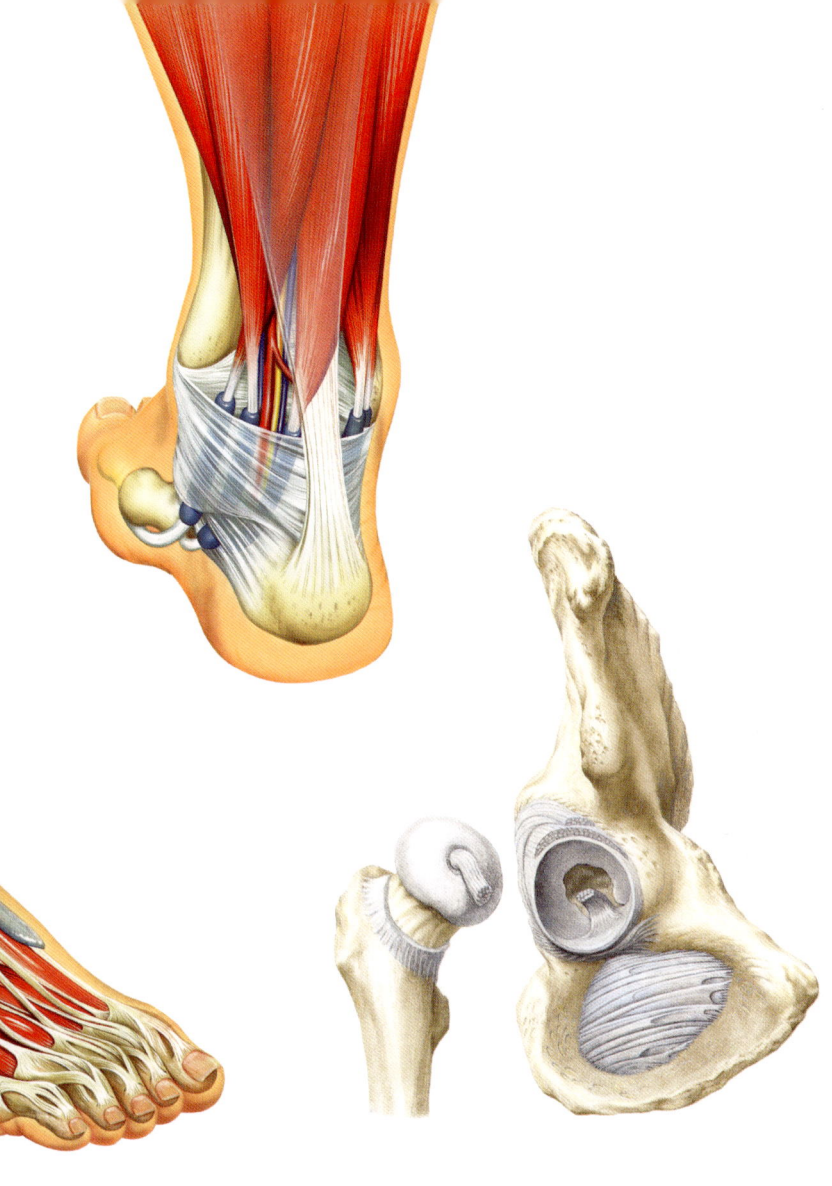

BECKENGÜRTEL UND UNTERE GLIEDMASSEN | 255

Knochen der unteren Gliedmaßen

DAS BECKEN BESTEHT AUS GROSSEN, flachen Knochen, die das untere Extremitätenskelett mit dem Axialskelett verbinden. Die Beckenknochen befinden sich vorne und seitlich des Kreuzbein-Darmbeingelenks (*articulatio sacroiliaca*). Das linke und das rechte Hüftbein laufen in der Mitte der Vorderseite des Körpers in einem Faserknorpelband zusammen – der Schambeinfuge (*symphysis pubica*). Mit dem Oberschenkelknochen (*femur*) bilden sie das Hüftgelenk (*articulatio coxae*).

Der Femur ist als einziger Knochen im Oberschenkel der längste, schwerste und stärkste in unserem Körper. Er muss das Körpergewicht tragen, beim Gehen oder Laufen Kräften widerstehen, die die durch unser Gewicht verursachten bei Weitem überschreiten, und die starken Kräfte der Muskeln absorbieren, die am Oberschenkelknochen ansetzen.

Der Unterschenkel reicht vom Knie bis zum Knöchel und beherbergt zwei Knochen: Schienbein und Wadenbein. Das Schienbein trägt den weitaus größeren Teil des Körpergewichts, während am Wadenbein Muskeln ihren Ursprung oder ihren Ansatz haben. Das Schienbein ist am oberen Ende, wo es mit dem Oberschenkelknochen das Kniegelenk bildet, am breitesten.

An seinem unteren Ende folgen auf das Schienbein die Fußwurzelknochen (*ossa tarsi*). Das Sprungbein (*talus*), der körpernächste, bildet mit Schienbein und Wadenbein das Sprunggelenk, das Kräfte vom Schienbein auf das Fersenbein (*calcaneus*) weiterleitet. Den Fußwurzelknochen folgen die Mittelfußknochen (*ossa metatarsi*). Wie bei den Fingern bezeichnet man die Knochen der Zehen als Phalangen.

▶ **DIE UNTEREN GLIEDMASSEN**
Die Knochen der Beine sind ähnlich wie die der Arme angeordnet – mit einem großen, starken Knochen im oberen und zwei kleineren Knochen im unteren Teil.

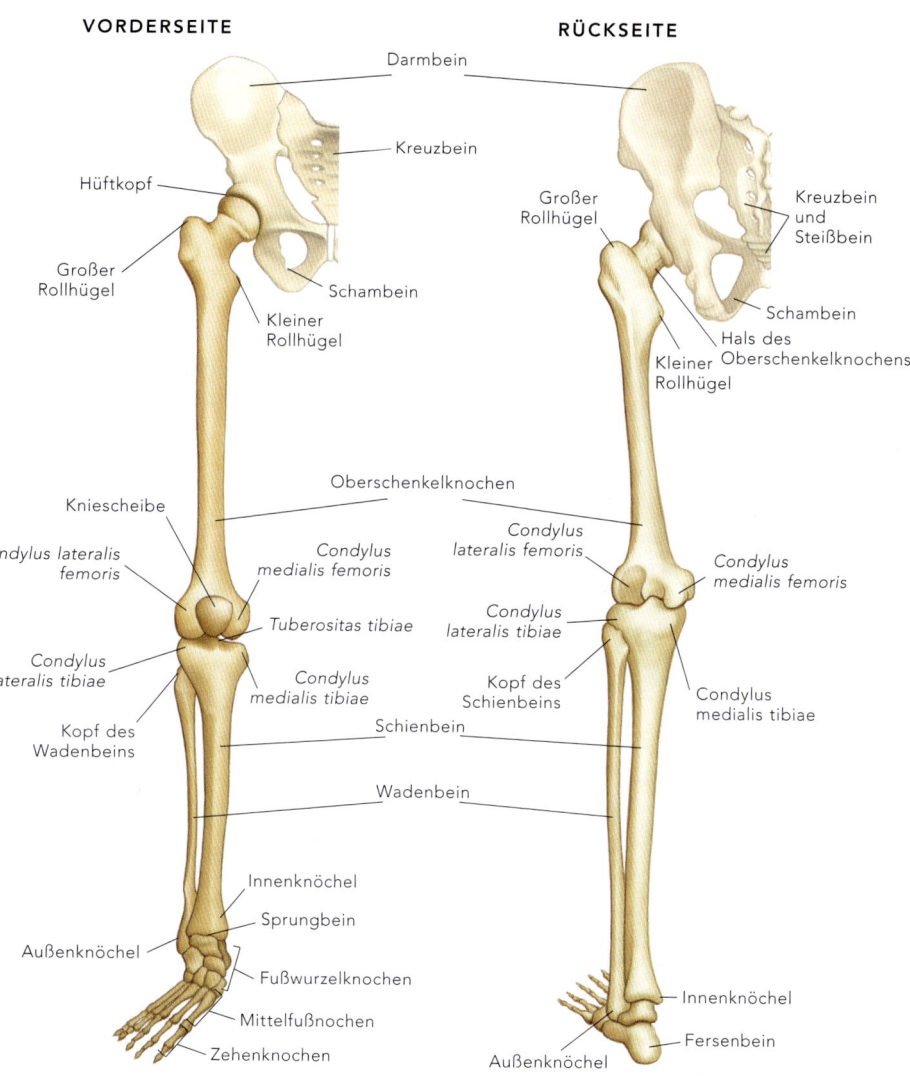

BECKENGÜRTEL UND UNTERE GLIEDMASSEN | 257

Muskulatur der unteren Gliedmaßen
Tief liegend

DIE GESÄSSREGION (REGIO GLUTEALIS) ist die anatomische Region hinter dem Beckengürtel am proximalen Ende des Oberschenkelknochens. Die kleineren, tief liegenden Hüftmuskeln stabilisieren das Hüftgelenk, indem sie den Kopf des Oberschenkelknochens (*femur*) in die Hüftpfanne (*acetabulum*) ziehen, und bewirken die Auswärtsdrehung des Beins. Zu den Hüftmuskeln gehören der quadratische Schenkelmuskel (*musculus quadratus femoris*), der innere Hüftlochmuskel (*m. obturator internus*), der birnenförmige Muskel (*m. piriformis*), der obere (*m. gemellus superior*) und der untere Zwillingsmuskel (*m. gemellus inferior*).

Die Muskeln an der Innenseite des Oberschenkels, die Oberschenkeladduktoren, bewegen ihn zur Körpermittellinie hin. Dazu gehören der lange (*m. adductor longus*), der kurze (*m. adductor brevis*) und der große Schenkelanzieher (*m. adductor magnus*) sowie der Kammmuskel (*m. pectineus*) und der schlanke Muskel (*m. gracilis*). Den Quadrizeps (vierköpfiger Schenkelstrecker, *m. quadriceps femoris*) finden wir an der Vorderseite des Oberschenkels. Er ist der wichtigste Strecker des Knies. Von seinen vier Anteilen liegt der mittlere Schenkelmuskel (*m. vastus intermedius*) zuinnerst. Die anderen Anteile werden auf der folgenden Doppelseite behandelt.

Von den Beugern des Sprunggelenks ist der Schollenmuskel (*m. soleus*) an der Rückseite des Unterschenkels, tief unter dem Zwillingswadenmuskel (*m. gastrocnemius*) liegend, der wichtigste; zu den weiteren gehören der Fußsohlenmuskel (*m. plantaris*) sowie der hintere Schienbeinmuskel (*m. tibialis posterior*).

▶ **DER QUADRIZEPS**
Die vier Anteile des Quadrizeps verjüngen sich nach unten zu einer einzigen Sehne, die über das Knie läuft.

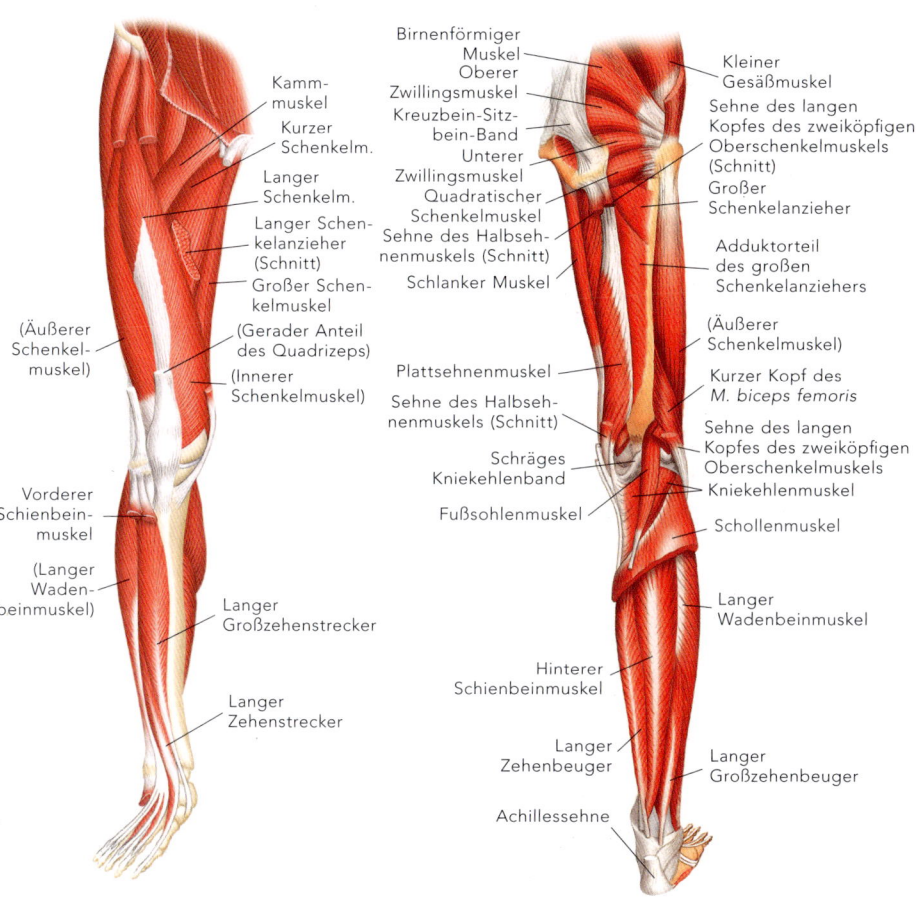

Oberflächliche Muskeln der unteren Gliedmaßen

DER OBERFLÄCHLICHE GROSSE GEsäßmuskel (*musculus gluteus maximus*), der größte Muskel in unserem Körper, bedeckt die meisten anderen Gesäßmuskeln. Er wirkt auf den Oberschenkelknochen ein und streckt das Hüftgelenk. Er setzt am *Tractus iliotibialis* an, einer breiten Längsdehnung der Oberschenkelfaszie (*fascia lata*), einer Muskelbinde, die der Stützung der ganzen Oberschenkelmuskulatur dient. Sie erstreckt sich vom Darmbeinkamm (*crista iliaca*) bis zu Knochenvorsprüngen des Schienbeins, wo sie sich als tiefe Faszie des Unterschenkels fortsetzt.

Da sie ganz an der Oberfläche liegen, sind an der Vorderseite des Oberschenkels drei der vier Teile des Quadrizeps gut sichtbar: der gerade Anteil (*m. rectus femoris*) in der Mitte des Oberschenkels sowie der innere (*m. vastus medialis*) und äußere Schenkelmuskel (*m. vastus lateralis*) an den entsprechenden Seiten des Oberschenkelknochens. Auch der Schneidermuskel (*m. sartorius*) liegt an der Vorderseite. Er zieht sich vom vorderen oberen Darmbeinstachel (*spina iliaca anterior superior*) über den vorderen Oberschenkel zum anteromedialen oberen Schienbein. Der Kammmuskel (*musculus pectineus*) bewirkt als vorderster Hüftadduktor die Einwärtsdrehung des Oberschenkels.

An der Rückseite des Oberschenkels finden wir die Oberschenkelbeuger: zweiköpfiger Oberschenkelmuskel (*m. biceps femoris*), Halbsehnenmuskel (*m. semitendinosus*) und Plattsehnenmuskel (*m. semimembranosus*). Die Adduktoren liegen medial.

An der Rückseite des Unterschenkels liegt der Zwillingswadenmuskel (*m. gastrocnemius*) an der Oberfläche. Seine Form verdankt er den beiden fleischigen Bäuchen. Die anderen Wadenmuskeln liegen tief unter dem Zwillingswadenmuskel, der für die Plantarflexion des Fußes und die Beugung des Knies verantwortlich ist.

An der Vorderseite finden wir den vorderen Schienbeinmuskel (*m. tibialis anterior*), den langen Zehenstrecker (*m. extensor digitorum longus*), den langen Großzehenstrecker (*m. extensor hallucis longus*) und den dritten Wadenbeinmuskel (*m. peroneus tertius*), der für die Dorsalflexion des Knöchels und die Inversion des Fußes sorgt.

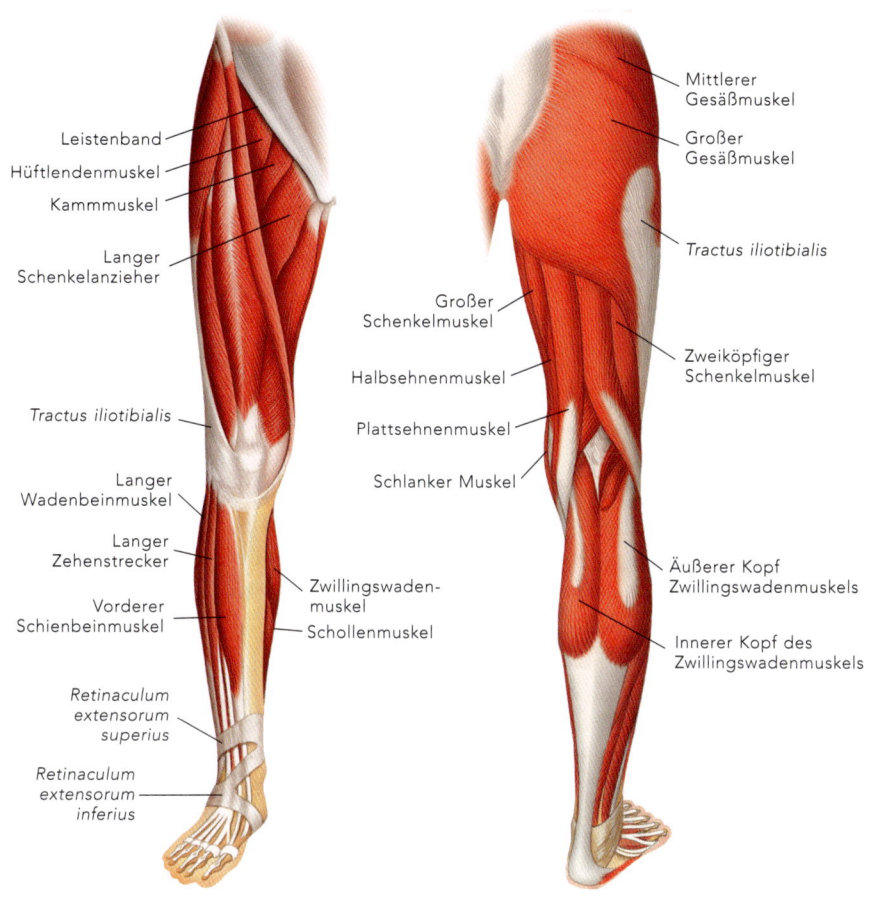

▲ **DAS BEIN**

Die Beinmuskulatur wird durch Bindegewebeplatten unterteilt.

Knochen des Hüftgelenks

DAS KNÖCHERNE BECKEN, DER BECKEN-gürtel, besteht aus dem Kreuzbein (*os sacrum*) und zwei symmetrischen Hüftbeinen (*os coxae*), die sich jeweils wiederum aus je drei Knochen zusammensetzen: Darmbein (*os ilium*), Sitzbein (*os ischii*) und Schambein (*os pubis*).

Das Darmbein ist das breiteste und größte der drei und bildet den oberen Teil der Hüfte. Oberhalb des Hüftgelenks befindet sich eine große Fläche, die als Ursprung und Ansatz für Bänder und große Muskeln dient. Die konkave Knochenmulde an der Innenseite der Darmbeinschaufel (*ala ossis ilii*) ist als Darmbeingrube (*fossa iliaca*) bekannt; entsprechend ist die Außenseite (*facies glutealis*) nach außen gewölbt.

Das Sitzbein im hinteren unteren Bereich des Hüftbeins besteht aus einem Körper (*corpus ossis ischii*) sowie einem oberen und unteren Sitzbeinast (*ramus superior bzw. inferior ossis ischii*). Im unteren Teil auf der Rückseite des Sitzbeins erhebt sich der große Sitzbeinhöcker (*tuber ischiadum*), auf dem das Körpergewicht beim Sitzen lastet.

Das gewinkelte Schambein bildet den vordersten Teil des Hüftbeins und besteht aus einem Körper (*corpus ossis pubis*) sowie einem oberen und einem unteren Schambeinast (*ramus superior bzw. inferior ossis pubis*). Über die Schambeinfuge (*symphysis pubica*) besteht eine Gelenkverbindung zur Gegenseite des Hüftbeins.

Die drei Hüftknochen vereinen sich zur Hüftpfanne (*acetabulum*), jener Gelenkfläche, die mit dem Hüftkopf (*caput femoris*) ein Kugelgelenk bildet – das Hüftgelenk.

▸ **HÜFTPFANNE**
Die drei Hüftknochen, aus denen die Hüftpfanne besteht, verwachsen in der Jugend. Auf den Höckern des Sitzbeins sitzen wir.

BECKEN UND HÜFTE

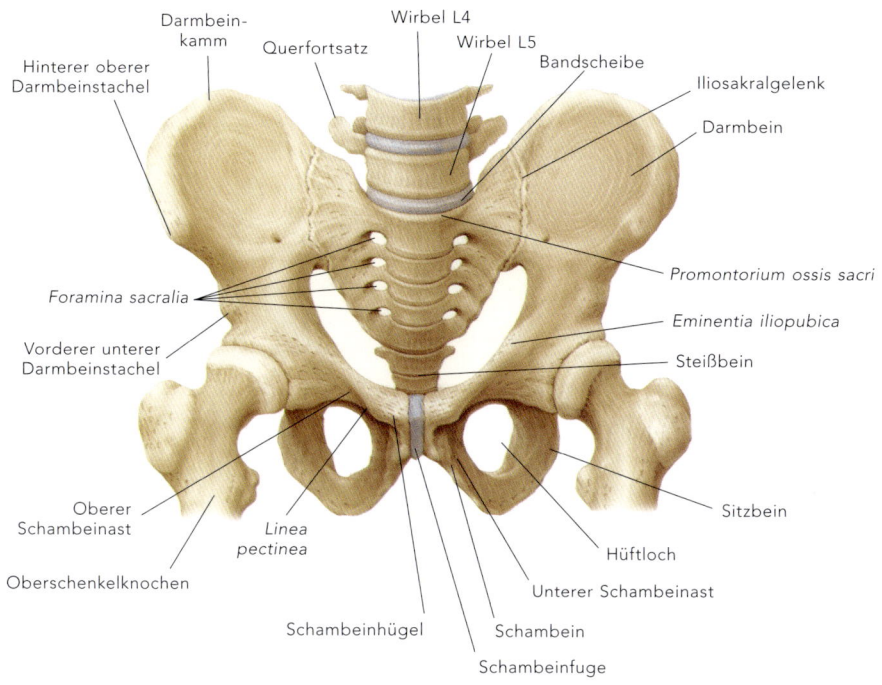

BECKENGÜRTEL UND UNTERE GLIEDMASSEN

Bänder und Sehnen des Hüftgelenks

EIN GANZES NETZWERK VON BINDEgeweben verleiht dem Hüftgelenk mit seiner Form, bei der der halbkugelförmige Hüftkopf (Kopf des Oberschenkelknochens, *caput humeri*) vollständig in die tassenförmige Hüftpfanne (*acetabulum*) passt, große Stabilität. Der bogenförmige Vorsprung aus Faserknorpel am oberen Rand der Hüftpfanne, der ihr zusätzliche Tiefe gibt und die Stabilität des Gelenks weiter verbessert, wird als *Labrum acetabuli* bezeichnet.

Die Gelenkkapsel mit Faserbündeln in verschiedene Richtungen ist äußerst widerstandsfähig gegen Zugbelastungen. Mehrere Gelenkbänder verstärken die Kapsel, etwa das Darmbeinschenkelband (*ligamentum iliofemorale*), das einer übermäßigen Streckung des Oberschenkels entgegenwirkt. Sein Ursprung befindet sich am Darmbein, sein Ansatz am Oberschenkelknochen zwischen den beiden Rollhügeln (*trochanter major* bzw. *minor*) an der Knochenleiste *Linea intertrochanterica*. Das spiralförmige Sitzbeinschenkelband (*ligamentum ischiofemorale*) zieht sich vom Sitzbein zum großen Rollhügel des Oberschenkelknochens und begrenzt die Streckung des Hüftgelenks. Das Schambeinschenkelband (*ligamentum pubofemorale*) verstärkt die untere und vordere Seite der Gelenkkapsel und wirkt übermäßiger Spreizung und Streckung entgegen. Sein Ursprung befindet sich an der *Eminentia iliopubica* und an der *Crista obturatoria* am Schambein, sein Ansatz an der *Linea intertrochanterica* am Oberschenkel. Das eher schwache Hüftkopfband (*ligamentum capitis femoris*) zieht im Inneren der Gelenkkapsel von der flachen Grube *Fossa acetabuli* in der Mitte der Hüftpfanne zur Hüftkopfgrube (*fovea capitis ossis femoris*).

▶ **DIE BÄNDER**
Darmbein-, Sitzbein- und Schambeinschenkelband gelten als extrakapsuläre Bänder, das Hüftkopfband dagegen als intrakapsuläres Band.

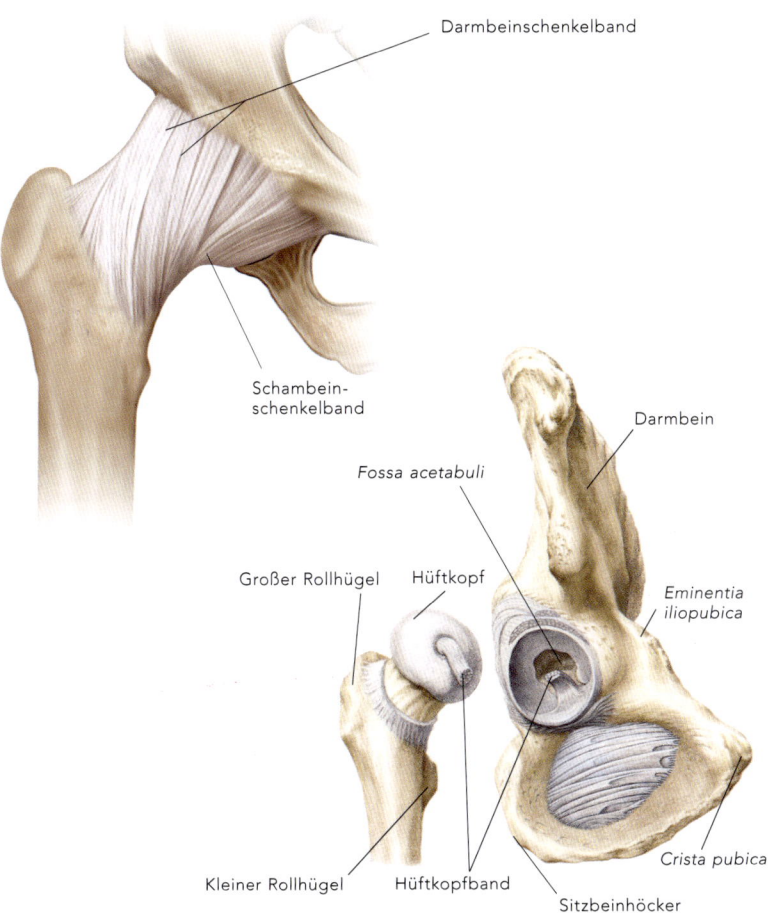

Hüftgelenkmuskulatur
Vorderseite

DIE MUSKELN AN DER VORDERSEITE DER Hüfte dienen ihrer Beugung. So bewirkt der große Lendenmuskel (*musculus psoas major*) die Beugung der Hüfte und trägt zur Beugung der Lendenwirbelsäule bei. Er entspringt an den Körpern und Querfortsätzen des zwölften Brustwirbels und des ersten bis fünften Lendenwirbels und setzt am kleinen Rollhügel des Oberschenkelknochens an, ebenso wie, mit ihm vereint, der an der Darmbeingrube entspringende Darmbeinmuskel (*m. iliacus*). Der gerade Schenkelmuskel (*m. rectus femoris*) überzieht als einziger der vier Quadrizepsmuskeln das Hüftgelenk, sodass er sowohl zur Beugung der Hüfte als auch zur Streckung des Knies beiträgt. Er entspringt am vorderen unteren Darmbeinstachel, unmittelbar über der Hüftpfanne. Der Schneidermuskel (*m. sartorius*) liegt von den Muskeln des vorderen Oberschenkels am nächsten an der Oberfläche. Er windet sich als langer Streifen vom vorderen oberen Darmbeinstachel um die Vorderseite des Oberschenkels und setzt am mittleren Schienbeinschaft an. Er ist verantwortlich für viele der für das Beineüberkreuzen erforderlichen Bewegungen wie Beugung und Abduktion der Hüfte sowie Kniebeugung. Der rechteckige Kammmuskel (*m. pectineus*) in der Tiefe der Leistengegend zieht vom Schambein zum kleinen Rollhügel und dient der Beugung und Adduktion der Hüfte.

Der große Schenkelmuskel (*m. adductor magnus*), der größte der Adduktoren, entspringt am unteren Schambeinast und setzt fächerartig am inneren Knochenvorsprung und am Schaft des Oberschenkelknochens an. Der dünne, dreieckige lange Schenkelanzieher (*m. adductor longus*) liegt über dem großen Schenkelmuskel, entspringt am Schambein und setzt ebenfalls fächerartig am Schaft des Oberschenkelknochens an – weiter vorne als der große Schenkelmuskel. Der ähnlich geformte kurze Schenkelmuskel (*m. adductor brevis*) entspringt an der selben Stelle und setzt im oberen Bereich des Oberschenkelmuskels an.

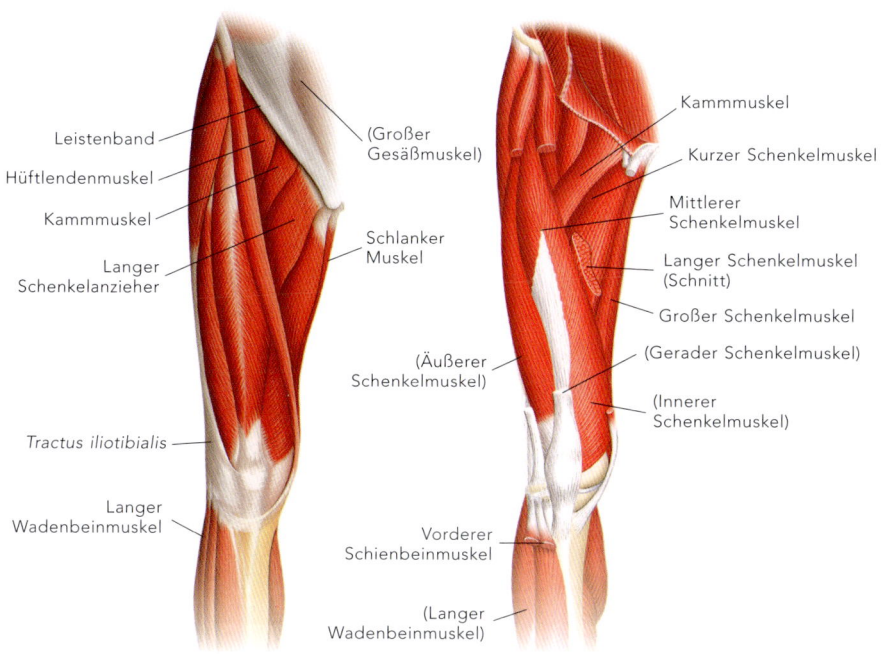

OBERFLÄCHLICHE MUSKELN   **TIEF LIEGENDE MUSKELN**

- Leistenband
- Hüftlendenmuskel
- Kammmuskel
- Langer Schenkelanzieher
- (Großer Gesäßmuskel)
- Schlanker Muskel
- Tractus iliotibialis
- Langer Wadenbeinmuskel

- Kammmuskel
- Kurzer Schenkelmuskel
- Mittlerer Schenkelmuskel
- Langer Schenkelmuskel (Schnitt)
- Großer Schenkelmuskel
- (Äußerer Schenkelmuskel)
- (Gerader Schenkelmuskel)
- (Innerer Schenkelmuskel)
- Vorderer Schienbeinmuskel
- (Langer Wadenbeinmuskel)

▲ **HÜFTMUSKULATUR**

Die Hüfte besitzt kräftige Muskeln, so auch den größten Muskel in unserem Körper, den großen Gesäßmuskel.

Muskeln der Hüftrückseite

AN DER RÜCKSEITE DER HÜFTE FINDEN wir die Hüftstrecker. Der größte von ihnen, der große Gesäßmuskel (*musculus gluteus maximus*), entspringt an der Rückseite von Darmbein, Kreuzbein und Steißbein und setzt am *Tractus iliotibialis* sowie am großen Rollhügel des Oberschenkelknochens an. Er bewirkt die Streckung der Hüfte und trägt zusätzlich zu deren Abduktion und Auswärtsdrehung bei.

An der Rückseite des Oberschenkels befinden sich der Plattsehnenmuskel (*m. semimembranosus*), der Halbsehnenmuskel (*m. semitendinosus*) und der zweiköpfige Schenkelmuskel (*m. biceps femoris*). Diese Gruppe ist vor allem für die Beugung des Knies verantwortlich. Da diese Muskeln jedoch am Sitzbeinhöcker entspringen und über das Hüftgelenk laufen, können sie zugleich auch die Hüfte strecken.

Unter dem großen Gesäßmuskel befinden sich weitere Muskeln zur Abduktion des Oberschenkels am Hüftgelenk. Der nur teilweise vom großen bedeckte mittlere Gesäßmuskel (*m. gluteus medius*) entspringt an der Rückseite des Darmbeins und läuft zu einer flachen Sehne zusammen, die am großen Rollhügel des Oberschenkels ansetzt. Der kleine Gesäßmuskel (*m. gluteus minimus*) zieht sich ebenfalls von der Rückseite des Darmbeins zum großen Rollhügel.

Zur tiefen Hüftmuskulatur gehören die Auswärtsdreher der Hüfte. Zwar kann auch der große Gesäßmuskel diese Bewegung bewirken, in der Hauptsache aber sind dafür der birnenförmige Muskel (*m. piriformis*), der innere Hüftlochmuskel (*m. obturator internus*), der obere (*m. gemellus superior*), der untere Zwillingsmuskel (*m. gemellus inferior*), der quadratische Schenkelmuskel (*m. quadratus femoris*) und der äußere Hüftlochmuskel (*m. obturator externus*) verantwortlich, die alle – bis auf den birnenförmigen, der am Kreuzbein entspringt – am großen Rollhügel ansetzen.

▶ **DIE GESÄSSMUSKELN**

Der große Gesäßmuskel streckt die Hüfte, während der mittlere sowie der kleine das Becken in Position halten und die Gegenseite des Beckens im Gehen vorwärts schwingen.

MUSKELN DER HÜFTRÜCKSEITE

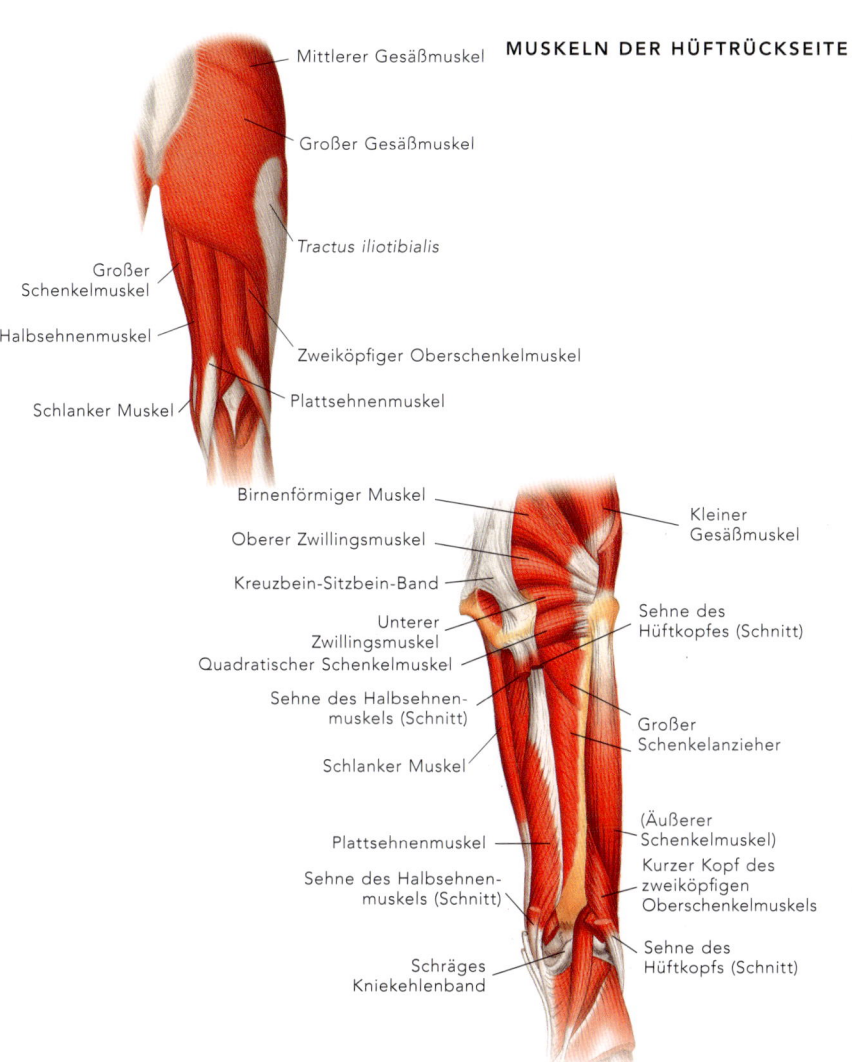

Knochen des Kniegelenks

DAS KNIEGELENK IST EIN SCHARNIER-gelenk, an dem Kniescheibe (*patella*), Oberschenkelknochen (*femur*) und Schienbein (*tibia*) teilhaben. Das Femorotibialgelenk wird von den Gelenkköpfen des Oberschenkelknochens und dem oberen Ende des Schienbeins gebildet, das Femoropatellargelenk von der distalen Vorderseite des Oberschenkelknochens und der Kniescheibe.

Am unteren Ende des Oberschenkelknochens bilden die beiden nach außen gewölbten Gelenkknorren *Condylus medialis* und *lateralis femoris* ein Gelenk mit dem Schienbein; ihre Oberfläche wie auch diejenige der Kniescheibe ist mit hyalinem Knorpel überzogen. Die Vertiefung zwischen den Knorren (*fossa intercondylaris femoris*) an der Rückseite des Oberschenkelknochens weist zwei Ansatzstellen für innere Kniebänder auf.

Das obere Ende des Schienbeins verbreitern zwei Gelenkknorren (*condylus medialis* bzw. *lateralis tibiae*), die das auf dem Schienbein lastende Körpergewicht besser verteilen. Auch die Gelenkfläche an der Oberseite der beiden durch die Erhebung *Eminentia intercondylaris* getrennten Knorren ist mit hyalinem Knorpel überzogen. In diesem Bereich sind die meisten Bänder des Knies sowie dessen Menisken befestigt.

Die Kniescheibe ist ein Sesambein vor dem Kniegelenk in der Knochenvertiefung *Fossa intercondylaris* des Oberschenkelknochens. Halt geben ihr proximal die Sehne des Quadrizeps (*musculus quadriceps femoris*) und distal das Knieband (*ligamentum patellae*). Die Gelenkfläche der Kniescheibe ist von ovaler Form und mit einer äußerst dicken Knorpelschicht überzogen, da auf die Patella beim Gehen und Laufen massive Kräfte einwirken.

▶ **KNOCHEN DES KNIES**
Das komplexe Kniegelenk spielt eine wichtige Rolle beim Tragen des Körpergewichts und bei der Bewegung.

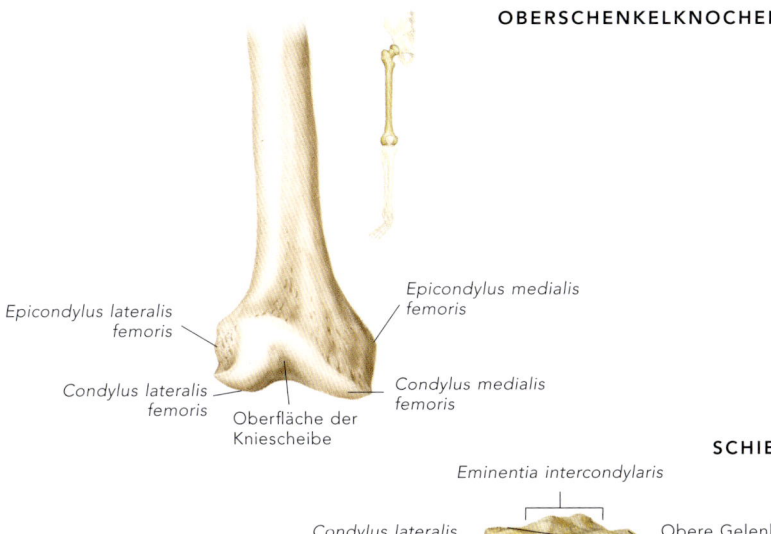

OBERSCHENKELKNOCHEN

Epicondylus lateralis femoris

Condylus lateralis femoris

Oberfläche der Kniescheibe

Epicondylus medialis femoris

Condylus medialis femoris

WADENBEIN

Apex capitis fibulae (Spitze des Wadenbeins)

Fibulahals

Seitliche Fläche des Fibulaschafts

Margo anterior fibulae

Mittlere Fläche des Fibulaschafts

Wadenbeinköpfchen

SCHIENBEIN

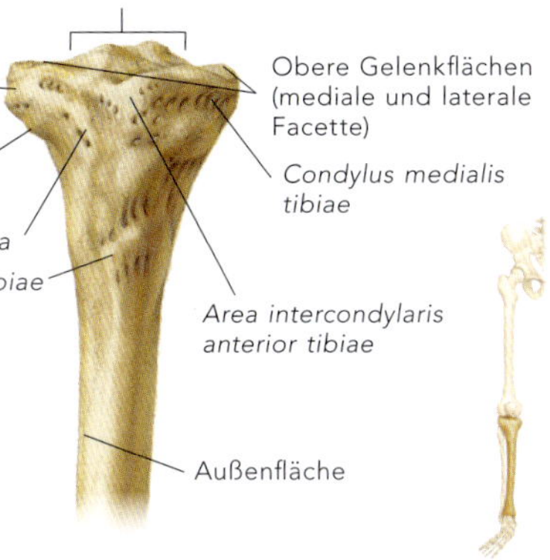

Eminentia intercondylaris

Condylus lateralis tibiae

Gelenkfläche für das Wadenbeinköpfchen

Linea obliqua

Tuberositas tibiae

Obere Gelenkflächen (mediale und laterale Facette)

Condylus medialis tibiae

Area intercondylaris anterior tibiae

Außenfläche

BECKENGÜRTEL UND UNTERE GLIEDMASSEN | 271

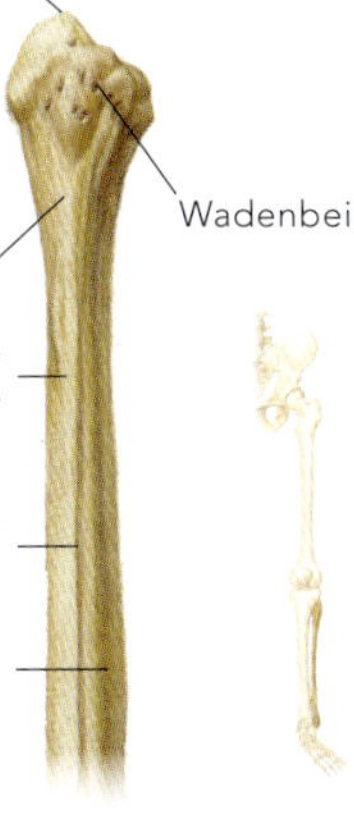

Bänder und Sehnen des Kniegelenks

DAS KNIEGELENK WIRD VON DEN BEIden halbmondförmigen Menisken aus Faserknorpel im Bereich zwischen den Gelenkfortsätzen (*area intercondylaris tibiae*) gebildet. Die Menisken vergrößern die Gelenkfläche der Schienbein-Gelenkfortsätze (Kondylen), puffern den Gewichtsdruck, verteilen ihn auf das ganze Gelenk und schmieren es.

Die beiden intrakapsulären Bänder des Kniegelenks sind das vordere und das hintere Kreuzband *(ligamentum cruciatum anterior bzw. posterior)*, die sich überkreuzen. Das hintere Kreuzband verhindert das Weggleiten des Schienbeins gegenüber dem Oberschenkelknochen nach hinten bzw. umgekehrt bei nicht bewegtem Schienbein. Es zieht von der *Area intercondylaris posterior* des Schienbeins über die Vorderseite nach oben zur Knochenvertiefung *Fossa intercondylaris* am Oberschenkelknochen. Das vordere Kreuzband verhindert das Weggleiten des Schienbeins nach vorne und zieht sich von der *Area intercondylaris anterior* des Schienbeins über die Rückseite ebenfalls nach oben zur *Fossa intercondylaris*.

Auch die Gelenkkapsel trägt wesentlich zur Stabilisierung des Kniegelenks bei und besteht aus Muskelsehnen und Bereichen von flachem Bindegewebe, das aus der Sehne oder dem Band entspringt. Das schräge Kniekehlenband (*ligamentum popliteum obliquum*) ist eine Erweiterung der Sehne des Plattsehnenmuskels (*musculus semimembranosus*). Das bogenförmige Kniekehlenband (*l. popliteum arcuatum*) geht aus den vereinten Sehnen des Quadrizeps (*m. quadriceps femoris*) hervor.

Zwei extrakapsuläre Bänder verhindern, dass sich das Kniegelenk verschiebt. Das Knieinnenband (*l. collaterale tibiale*) zieht sich von der Knochenvorwölbung *Epicondylus medialis* am Oberschenkel an der Innenseite des Gelenks entlang zur Innenseite des Schienbeins, das Knieaußenband (*l. collaterale fibulare*) vom *Epicondylus lateralis* am Oberschenkel zu einer Vertiefung an der Außenseite des Fibulakopfs.

Das Knieband (*ligamentum patellae*) setzt die Sehne des Quadrizeps fort und zieht sich als starkes, flaches Band zur *Tuberositas tibiae* am Schienbein.

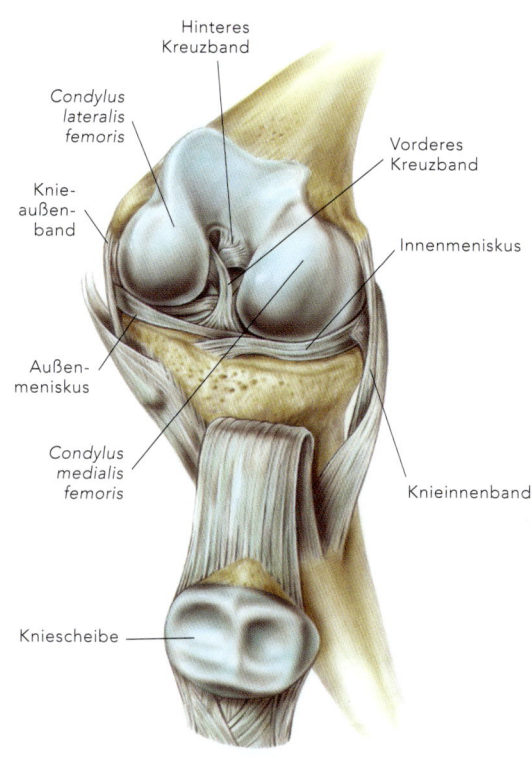

▶ **STABILITÄT DER GELENKE**

Die Bänder sind an den Seiten der Gelenke am dicksten und begrenzen laterale Bewegung, Drehung und Gleiten des Oberschenkelknochens auf dem Schienbein. Der hyaline Knorpel sorgt für reibungslose Beugung und Streckung.

Kniegelenkmuskulatur
Vorderseite

DER QUADRIZEPS (M. QUADRICEPS *femoris*) an der Vorderseite des Oberschenkels bewirkt die Streckung des Knies und besteht aus vier Teilen. Einer davon ist der gerade Schenkelmuskel, der am vorderen unteren Darmbeinstachel (*spina iliaca anterior inferior*) und am oberen Rand der Hüftpfanne entspringt und sich nach etwa zwei Dritteln zu einer dicken Sehne verjüngt, die am oberen Rand der Kniescheibe ansetzt. An seiner Außenseite liegt der äußere Schenkelmuskel, der an der *Linea intertrochanterica* entspringt, sich an der oberen Hälfte des Oberschenkelknochens entlangwindet und schließlich an der Sehne des geraden Schenkelmuskels und dem äußeren Rand der Kniescheibe ansetzt. An der Innenseite des Oberschenkels finden wir den inneren Schenkelmuskel, der sich von der *Linea intertrochanterica* in Windungen entlang der Rückseite des Oberschenkelknochens und gerade weiter verläuft, in die Sehne des geraden Schenkelmuskels mündet und an der Innenseite der Kniescheibe sowie an der inneren Kondyle des Schienbeins ansetzt.

Zwischen dem äußeren und dem inneren Schenkelmuskel, bedeckt vom geraden Schenkelmuskel, befindet sich der mittlere Schenkelmuskel. Er entspringt an den oberen zwei Dritteln der Oberschenkelvorderseite und setzt an der Basis der Kniescheibe an. Die Fasern des mittleren vermengen sich weitgehend mit denen des äußeren und des inneren Schenkelmuskels.

Der Quadrizeps ist hauptsächlich für die Streckung des Knies verantwortlich, wobei jeder der vier Teile in einer bestimmten Phase eine ihm eigene Rolle spielt. Der gerade Schenkelmuskel ist besonders aktiv, wenn es zur Beugung der Hüfte mit Streckung des Knies kommt – etwa beim Treten eines Balls.

▶ **BEWEGUNG DES KNIEGELENKS**
Die Hauptfunktion der kräftigen Oberschenkelmuskulatur besteht darin, das Kniegelenk zu beugen.

OBERFLÄCHLICHE MUSKELN   TIEF LIEGENDE MUSKELN

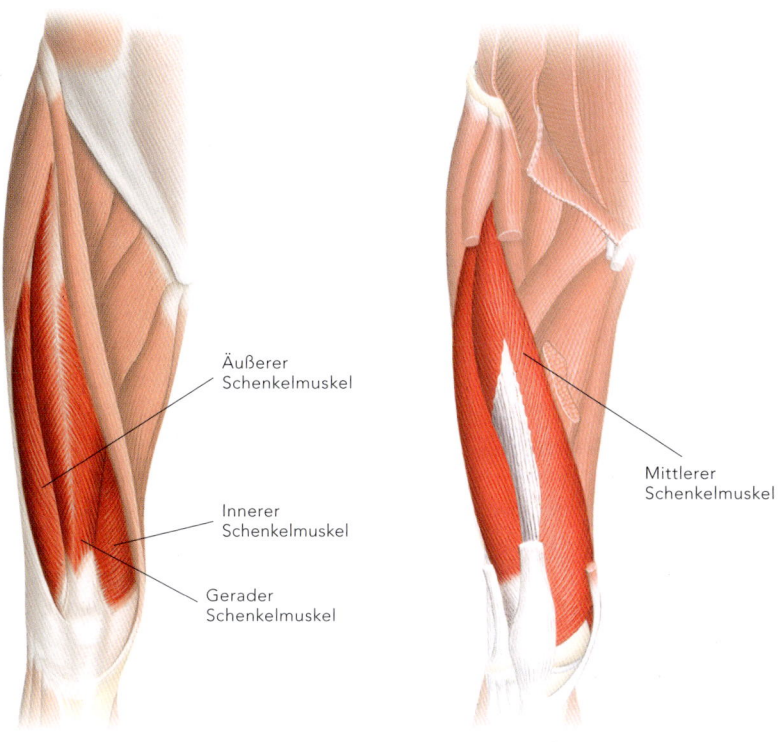

Äußerer Schenkelmuskel

Innerer Schenkelmuskel

Gerader Schenkelmuskel

Mittlerer Schenkelmuskel

Muskeln an der Rückseite des Kniegelenks

DIE WIRKUNG DER MUSKELN AN DER Rückseite des Oberschenkels ist komplex, doch im Verbund tragen sie wesentlich zur Beugung des Knies bei. Zu dieser Gruppe gehören der Halbsehnenmuskel (*m. semitendinosus*), der Plattsehnenmuskel (*m. semimembranosus*) und der zweiköpfige Oberschenkelmuskel (*m. biceps femoris*), die mit Ausnahme des Letzteren alle Knie- und Hüftgelenk überziehen. Der Halbsehnenmuskel entspringt an der Außenseite des Sitzbeinhöckers *(tuber ischiadicum)* und setzt am Gelenkknorren *Condylus medialis tibiae* an der größtenteils von ihm überdeckte Plattsehnenmuskel verläuft von der Oberseite des Sitzbeinhöckers zur Rückseite des *Condylus medialis tibiae*. Der zweiköpfige Oberschenkelmuskel mit Ursprung an der Sehne des Halbsehnenmuskels (langer Kopf) und im unteren Bereich des Oberschenkelknochens (kurzer Kopf) liegt von dieser Gruppe der Außenseite am nächsten. Die Fasern der beiden Köpfe laufen zusammen und setzen am Wadenbeinköpfchen an, einige Fasern auch am *Condylus lateralis tibiae*.

Der Zwillingswadenmuskel (*m. gastrocnemius*) ist hauptsächlich für die Plantarflexion des Sprunggelenks verantwortlich. Da aber seine beiden Köpfe mit Ursprung am *Epicondylus medialis* bzw. *lateralis femoris* das Kniegelenk überziehen, trägt er auch wesentlich zur Beugung des Knies bei. Die beiden Köpfe vereinen sich und verjüngen sich dann zur breiten Achillessehne.

Der Kniekehlenmuskel (*m. popliteus*) entspringt am Gelenkfortsatz *Condylus lateralis femoris* des Oberschenkelknochens, läuft über das Kniegelenk, wendet sich nach innen und setzt an der Rückseite des Schienbeins an. Der Kniekehlenmuskel trägt nur unwesentlich zur Beugung des Knies bei und ist vor allem für die Auswärtsdrehung des Oberschenkelknochens auf dem Schienbein zuständig, indem er das Knie aus seiner fixierten Lage befreit und dessen Beugung ermöglicht.

▶ **DIE HINTEREN OBER-SCHENKELMUSKELN**
Die drei Muskeln an der Rückseite des Oberschenkels strecken im Verbund das Hüft- und beugen das Kniegelenk.

KNIEGELENK: RÜCKSEITE

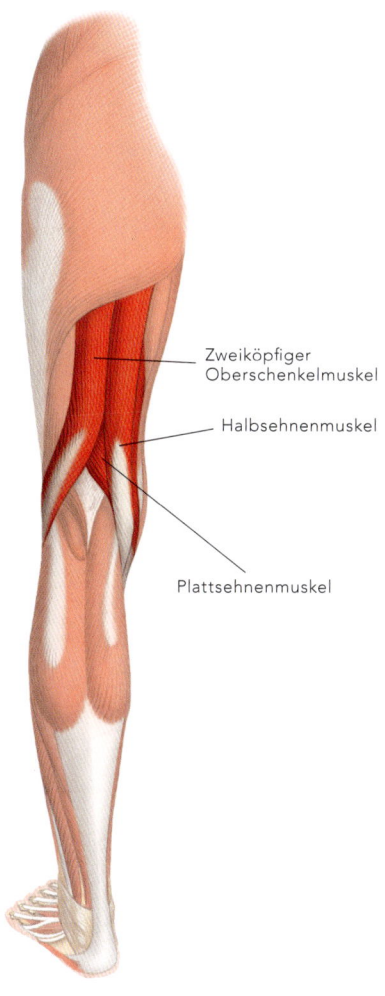

Zweiköpfiger Oberschenkelmuskel

Halbsehnenmuskel

Plattsehnenmuskel

Knochen

DAS SPRUNGGELENK, GEBILDET VON Schien-, Waden- und Sprungbein, ist ein Scharniergelenk und ermöglicht die Beugung des Fußes nach hinten (Dorsalflexion) und in Richtung der Fußsohle (Plantarflexion).

Im unteren (distalen) Bereich verbreitert sich das Schienbein und bildet eine gewichttragende Gelenkfläche. Der mit Knorpel bedeckte Innenknöchel (*malleolus medialis*) an seiner Innenseite umfasst zusammen mit dem Außenknöchel (*malleolus lateralis*) des Wadenbeins gabelförmig das Sprungbein (*talus*); beide bilden mit ihm das obere Sprunggelenk (*articulatio talocruralis*). An der Außenseite des unteren Schienbeins befindet sich zudem ein Einschnitt (*incisura fibularis*), an dem es ein Gelenk mit dem Wadenbein bildet (*a. tibiofibularis inferior*).

Das distale Ende des Wadenbeins bildet den markanten Außenknöchel des Sprunggelenks. Die artikulierende Gelenkfläche des Schienbeins trägt dabei kein Gewicht, sondern unterstützt vor allem das Gelenk. Die gabelförmige, von Schienbein und Wadenbein gebildete Knochengrube ist als Knöchelgabel oder Malleolengabel bekannt.

Das Sprungbein gehört zu den Mittelfußknochen. Der Körper des Sprungbeins passt im Sprunggelenk wie angegossen in die Knöchelgabel. Die Gelenkfläche des Sprungbeins ist keilförmig, vorne breiter als hinten. Bei der Plantar- und der Dorsalflexion des Fußes verbleibt das Sprungbein in der Knöchelgabel, sodass das Gelenk stabilisiert wird.

▸ **KNOCHEN DES SPRUNGGELENKS**
Das Sprunggelenk wird von Schien-, Waden- und Sprungbein gebildet.

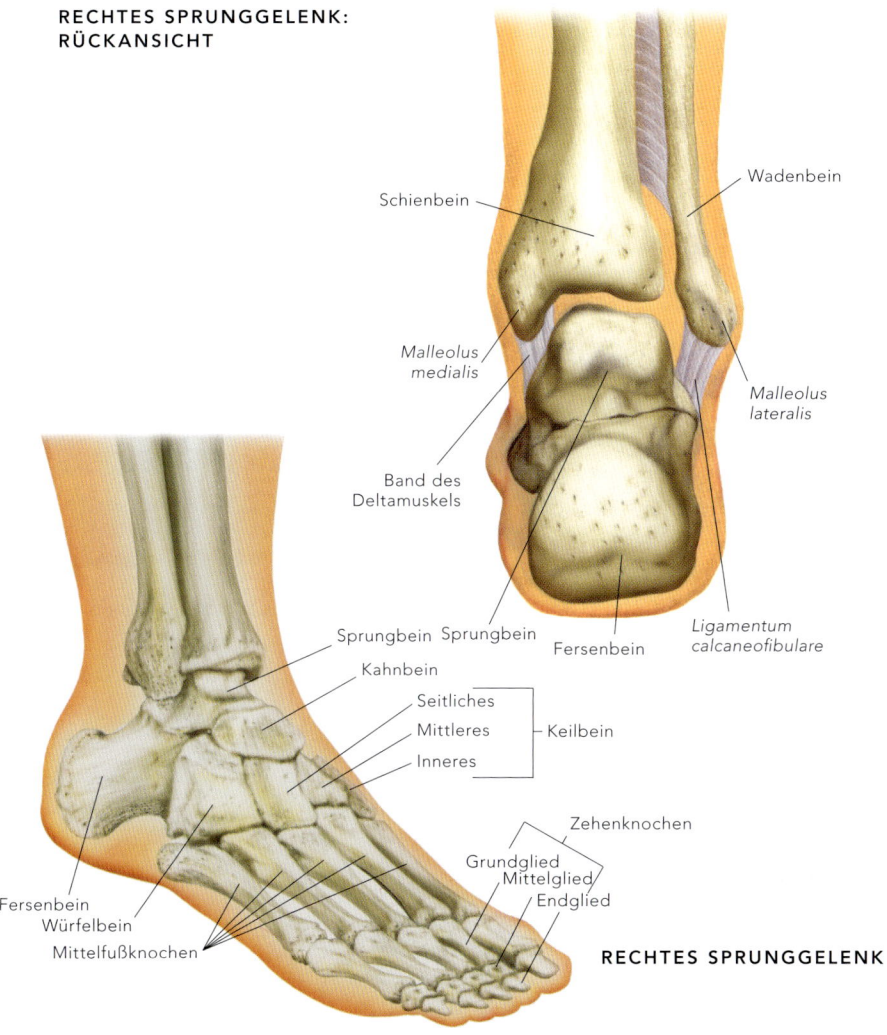

Bänder und Sehnen des Sprunggelenks

DAS SPRUNGGELENK IST EIN SCHARniergelenk und wird von starken Kollateralbändern unterstützt, die zugleich die seitliche Bewegung einschränken. Die Eversion und Inversion des Fußes entsteht an einem Gelenk weiter unten im Fuß – dem hinteren unteren Sprunggelenk (*articulatio subtalaris*).

Das *Ligamentum collaterale laterale* schränkt die Adduktion des Sprunggelenks ein und besteht aus drei Einzelbändern. Das *Ligamentum talofibulare posterius* beschränkt die Vorwärtsbewegung des Sprungbeins und spannt sich vom Außenknöchel (*malleolus lateralis*) zum Sprungbein. Das *Ligamentum talofibulare posterius* zieht sich ebenfalls vom Außenknöchel zum Sprungbein und beschränkt die Bewegung des Letzteren nach hinten. Das *Ligamentum calcaneofibulare* entspringt am äußeren Knöchel und setzt in der Mitte des Fersenbeins (*calcaneus*) an der Außenseite an.

An der Innenseite begrenzt das Deltaband (*l. deltoideum*) die Abduktion des Sprunggelenks. Dieses Band besteht aus mehreren Teilen, deren Fasern in verschiedene Richtungen verlaufen. Die *Pars tibionavicularis* läuft vom Innenknöchel (*malleolus medialis*) zum Kahnbein. Darunter liegen die *Pars tibiocalcanea* und wiederum tiefer die *Pars tibiotalaris anterior* und *posterior*, die schräg abwärts voneinander weg vom Außenknöchel zum Sprungbein verlaufen.

Die vorderen und hinteren Bänder sind Verdickungen der Gelenkkapsel. Das vordere zieht sich von der Vorderseite des Schienbeins zum Sprungbein, während das hintere, dreieckige sich von der Rückseite von Schien- und Wadenbein zur Rückseite des Sprungbeins zieht.

▸ **DAS SPRUNGGELENK**
Bänder stabilisieren das Gelenk und verhindern übermäßige Bewegung.

BÄNDER DES SPRUNGGELENKS

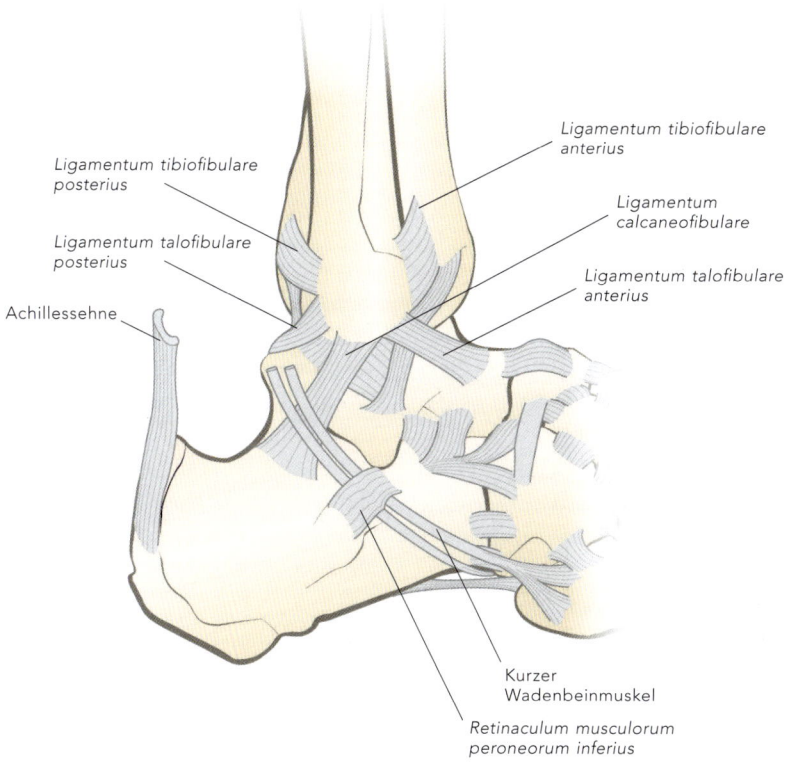

Muskeln des Sprunggelenks
Vordere Muskeln

DER VORDERE SCHIENBEINMUSKEL (*musculus tibialis anterior*) ist der kräftigste Dorsalflexor und entspringt an den oberen zwei Dritteln des Schienbeins. Nach unten hin wird er schmaler, mündet an der Vorderseite des Unterschenkels in eine Sehne, überzieht das Sprunggelenk unter dem *Retinaculum extensorum* und setzt an der Innenseite des Keilbeins und dem ersten Mittelfußknochen an. Im Verbund mit dem hinteren Schienbeinmuskel (*m. tibialis posterior*) ist er für die Inversion des Fußes verantwortlich.

Der lange Wadenbeinmuskel (*m. peroneus longus*) entspringt an der oberen Außenseite und der Knochenwulst *Condylus lateralis tibiae* des Wadenbeins. Seine Muskelfasern laufen zu einer Sehne zu, die sich an der Rückseite des Unterschenkels zum Außenknöchel (*malleolus lateralis*) zieht und an der Innenseite des Keilbeins und am ersten Mittelfußknochen ansetzt. Der lange Wadenbeinmuskel ist für Eversion und Plantarflexion des Fußes verantwortlich.

Der kurze Wadenbeinmuskel (*m. peroneus brevis*) liegt tiefer als der lange und ist kürzer. Er entspringt im unteren Bereich an der Außenseite des Wadenbeinschafts. Er wird zur Sehne und verläuft gemeinsam mit der des langen Wadenbeinmuskels über Fersen- und Würfelbein zum Außenknöchel. Die Sehne setzt dann an einem Tuberkel am fünften Mittelfußknochen an. Der kurze Wadenbeinmuskel trägt zur Eversion und Plantarflexion des Fußes bei. Der dritte Wadenbeinmuskel (*m. peroneus tertius*), ein schwacher Dorsalflexor und Evertor des Fußes, entspringt im unteren Teil an der Vorderseite des Wadenbeins und setzt am fünften Mittelfußknochen an.

▸ **MUSKELN DES SPRUNGGELENKS**
Viele Unterschenkelmuskeln laufen am Sprunggelenk in Sehnen zusammen, die es auf allen Seiten überziehen.

VORDERE MUSKELN DES SPRUNGGELENKS

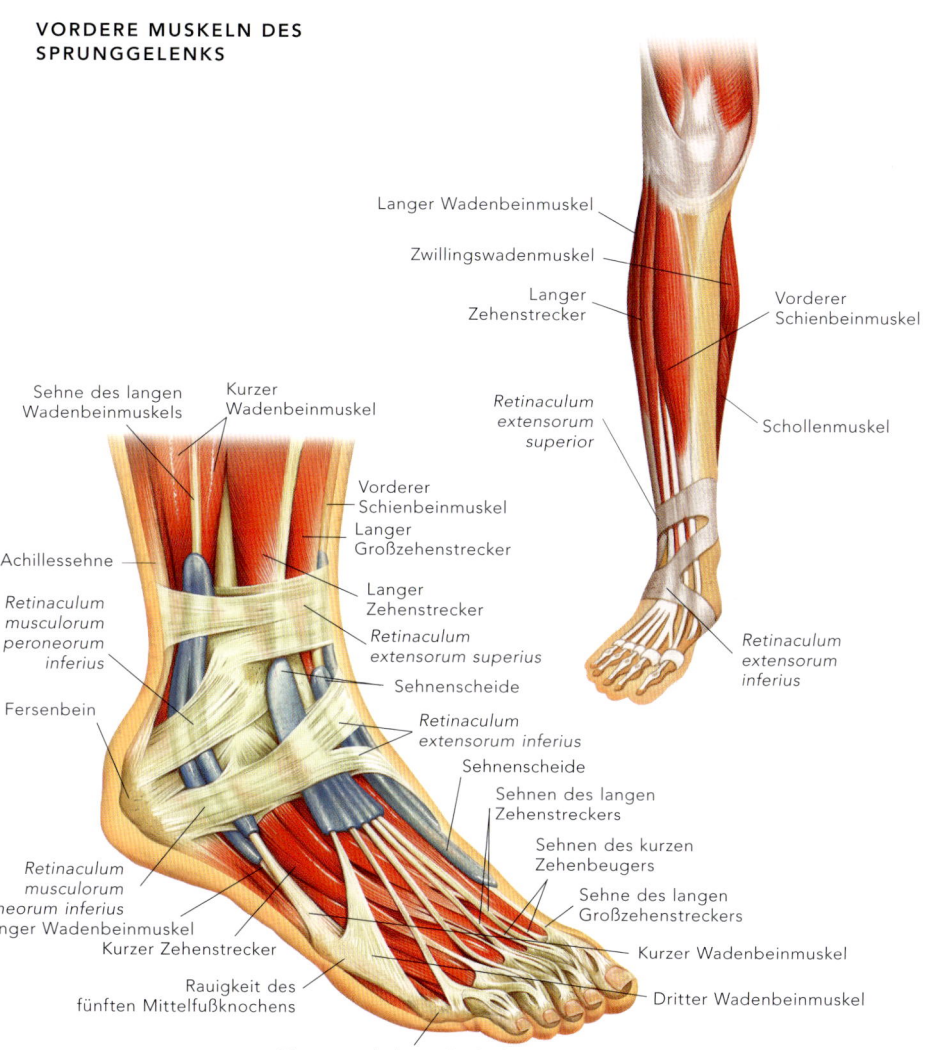

Muskeln an der Rückseite des Sprunggelenks

DER ZWILLINGSWADENMUSKEL (*musculus gastrocnemius*) und der Schollenmuskel (*m. soleus*) sind die wichtigsten Plantarflexoren des Fußgelenks. Der Zwillingswadenmuskel entspringt an den Epikondylen des Schienbeins und setzt über die Achillessehne am Fersenbein an. Der Schollenmuskel liegt tiefer und hat seinen Ursprung im oberen Drittel der Rückseite des Schienbeins und an der Rückseite des Wadenbeins. Seine Fasern laufen zusammen und münden in die Achillessehne. Der Zwillingswadenmuskel kann seine maximale Kraft am Sprunggelenk nur bei gestrecktem Knie ausüben, der Schollenmuskel dagegen erzeugt eine Plantarflexion bei jeder beliebigen Lage des Knies. Der Fußsohlenmuskel (*m. plantaris*) ist ein langer, dünner Muskel, der an der *Linea subcondylaris lateralis* am Oberschenkelknochen entspringt. Er verläuft medial abwärts und weiter als Sehne zwischen dem Zwillingswadenmuskel und dem Schollenmuskel hindurch, bevor er in die Achillessehne mündet. Der hintere Schienbeinmuskel (*m. tibialis posterior*) liegt von den vier Muskeln der Rückseite am tiefsten. Er verläuft von der *Membrana interossea cruris*, einer bindegewebsartigen Membran zwischen Schien- und Wadenbein, und der Rückseite der beiden Knochen hinter dem Innenknochen hindurch zum Kahnbein und zum inneren Würfelbein. Er bewirkt die Inversion des Fußes und die Plantarflexion des Sprunggelenks.

▶ **BEWEGUNG AM SPRUNGGELENK**
Zu den Bewegungen des Fußes gehören Dorsalflexion, Plantarflexion, Inversion oder Supination sowie Eversion oder Supination.

HINTERE MUSKELN DES SPRUNGBEINS

- Langer Großzehenbeuger
- Hinterer Schienbeinmuskel
- Langer Zehenbeuger
- Schienbein
- Sehne des langen Zehenbeugers
- Sehne des hinteren Schienbeinmuskels
- Hintere Schienbeinarterie
- Schienbeinnerv
- *Retinaculum flexorum*
- Erster Mittelfußknochen
- *Tuberositas calcanei*

- Lateraler Kopf des Zwillingswadenmuskels
- Medialer Kopf des Zwillingswadenmuskels
- Achillessehne
- Wadenbein
- Sehne des langen Wadenmuskels
- Sehne des langen Großzehenbeugers
- Achillessehne

BECKENGÜRTEL UND UNTERE GLIEDMASSEN

Knochen des Fußes

DIE KNOCHEN DES FUSSES TRAGEN DAS Körpergewicht. Sie gliedern sich in drei Gruppen: Fußwurzelknochen (*ossa tarsi*), Mittelfußknochen (*o. metatarsi*) und Zehenknochen (*o. digiti pedi*).

Die Fußwurzelknochen sind in zwei Reihen angeordnet: proximal und distal. Zur proximalen Reihe gehören Sprungbein (*talus*) und Fersenbein (*calcaneus*), die einen Knochenrahmen um Sprunggelenk und Ferse bilden. Das Sprungbein bildet drei Gelenke: oben mit Schienbein und Wadenbein das Sprunggelenk, unten mit dem Fersenbein das hintere untere Sprunggelenk (*articulatio subtalaris*) sowie vorne mit dem Kahnbein (*os navicularis*) das Talonavikulargelenk. Das lange, kräftige Fersenbein leitet Kräfte vom Sprungbein an den Boden ab. Mit dem Würfelbein (*os cuboideum*) bildet es das Calcaneocuboidgelenk. Die distale Gruppe umfasst das Kahnbein, die drei Keilbeine (*o. cuneiformia*) und das Würfelbein (*os cuboideum*). Das Kahnbein bildet an der Hinterseite mit dem Sprungbein, an der Vorderseite mit den Keilbeinen und an der Außenseite mit dem Würfelbein je ein Gelenk.

Distal folgen auf die Fußwurzel die fünf Mittelfußknochen, von medial nach lateral durchnummeriert, mit Basis, langem Schaft und Kopf. Körpernah bilden sie das Tarsometatarsalgelenk mit dem Würfelbein und den Keilbeinen, an ihrer Basis mit dem benachbarten Mittelfußknochen das Intermetatarsalgelenk. Körperfern bilden sie mit dem Grundglied der Zehenknochen das Zehengrundgelenk (Metatarsophalangealgelenk).

Es gibt vierzehn Zehenknochen, auch als Phalangen bezeichnet: Grund-, Mittel- und Endglied, beim großen Zeh nur Grund- und Endglied.

▶ **DAS FUSSSKELETT**
Der Hinterfuß, die Fußwurzel, besteht aus sieben Knochen, der Vorderfuß aus den Mittelfuß- und den Zehenknochen.

QUERSCHNITT DURCH DEN FUSS

DER FUSS

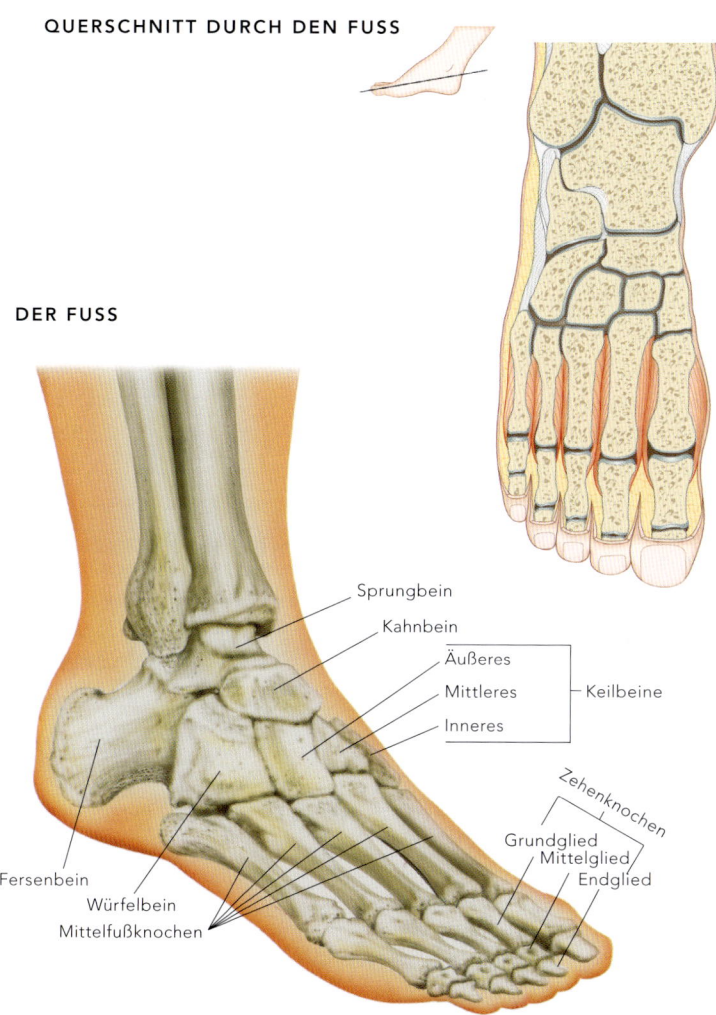

Sprungbein
Kahnbein
Äußeres ⎫
Mittleres ⎬ Keilbeine
Inneres ⎭
Zehenknochen
Grundglied
Mittelglied
Endglied
Fersenbein
Würfelbein
Mittelfußknochen

Bänder und Sehnen des Fußes

DAS HINTERE UNTERE SPRUNGGELENK (*articulatio subtalaris*) wird von einer Reihe von Bändern unterstützt, die Sprungbein und Fersenbein verbinden. Das *Ligamentum talocalcaneum interosseum*, das aus zwei kräftigen Bändern besteht, trägt entscheidend zur Stabilität des Gelenks bei. Zum Bandapparat des Sprunggelenks gehören des Weiteren auch das *Ligamentum talocalcaneanum mediale*, *posteriore* und *laterale*.

Auch das Talonavikulargelenk wird von einem ganzen Netzwerk von Bändern unterstützt, das zugleich die Inversion und Eversion des Fußes beschränkt. Eines der stärksten und wichtigsten davon ist das Pfannenband (*l. calcaneonaviculare plantare*), das in seiner ganzen Breite vom Sprungbein zum Kahnbein verläuft. Es hält die Fußwölbung bei Gewichtsbelastung aufrecht.

Ein weites Netzwerk von Bändern und Gelenkkapseln stützt die Gelenke zwischen den Fußwurzelknochen. Die Gelenkspalten der Tarsometatarsalgelenke zwischen der Fußwurzel und dem zweiten bis fünften Mittelfußknochen schließen an diejenigen der Intermetatarsalgelenke an. Die Gelenkkapsel, die die Zehengrundgelenke stabilisiert, wird von Bändern und Fasern des betreffenden Streckmuskels zusätzlich verstärkt. Jedes Gelenk ist mit Kollateralbändern ausgestattet, die sich zu beiden Seiten eines Zehengliedes treffen und entlang der Außenseite der Glieder verlaufen. Sie werden durch Beugung gestrafft und kontrollieren so die Bewegung. Faserknorpelplatten, die *Ligamenta plantaria*, setzen auf der Sohlenseite (plantar) an der Basis eines jeden Zehenknochens an. In ähnlicher Weise stützen Kollateral- und Plantarbänder die proximalen und die distalen Interphalangealgelenke.

▶ **BÄNDER DES FUSSES**
Zahlreiche starke Bänder ziehen sich über Fuß und Sprunggelenk und sorgen für Stabilität und die nötige Stütze.

BÄNDER DES FUSSES

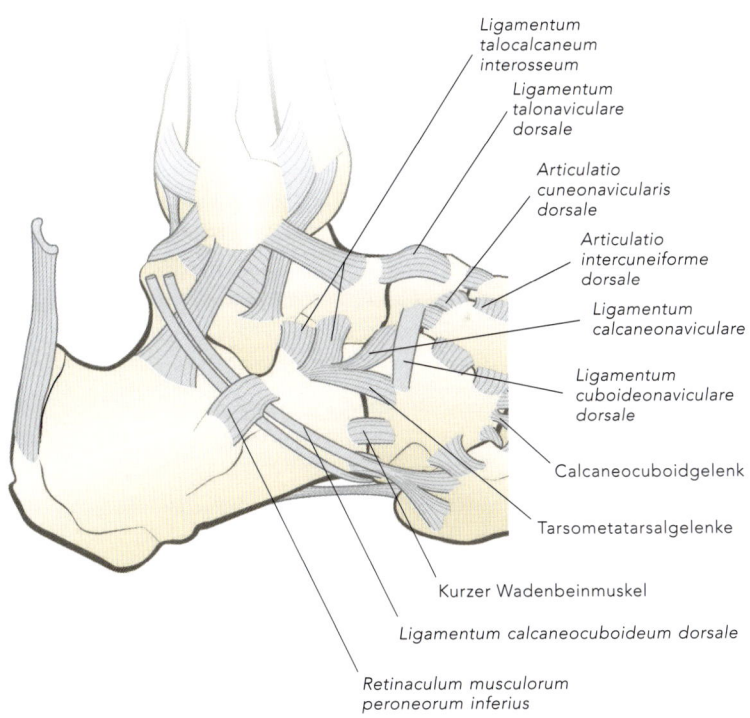

Fußmuskeln

BEI DEN MUSKELN, DIE DIE ZEHEN beugen und strecken, lassen sich extrinsische, die ihren Ursprung außerhalb des Fußes haben, und intrinsische, die ausschließlich im Fuß verlaufen, unterscheiden.

Der lange Zehenstrecker (*musculus extensor digitorum longus*) liegt in der Tiefe unter dem vorderen Schienbeinmuskel (*m. tibialis anterior*) und entspringt am *Condylus lateralis tibiae* sowie an der Innenfläche des Wadenbeins. Seine Muskelfasern konvergieren in eine Sehne, verlaufen anschließend zur dorsalen Oberfläche des Fußes, teilen sich dort in vier Stränge und bilden je eine Streckerhaube für die vier Grundglieder der vier kleineren Zehen, um schließlich an der Basis der Zehenendglieder anzusetzen.

Auch der lange Großzehenstrecker (*m. extensor hallucis longus*) ist ein extrinsischer Muskel und hat seinen Ursprung an der Innenfläche des Wadenbeinschafts. Er setzt an der Basis des Endglieds des großen Zehs an. Als einziger Extensor des Interphalangealgelenks spielt er eine wichtige Rolle beim Gehen, indem er dem großen Zeh beim Durchschwung hilft. Der kurze Zehenstrecker (*m. extensor digitorum brevis*) liegt tief unter dem langen. Er entspringt am Fersenbein sowie am *Retinaculum extensorum inferius* und setzt an der Streckerhaube des zweiten, dritten und vierten Zehs sowie am Grundglied des großen Zehs an. Er trägt zur Streckung der vier Zehen an den Metatarsophalangeal- und Interphalangealgelenken bei.

Die wurmförmigen Fußmuskeln (*m. lumbricales pedis*) sind vier kurze Muskeln, die die Beugung des Metatarsophalangealgelenks und die Streckung der Interphalangealgelenke bewirken. Sie verlaufen zwischen den Flexor- und Extensorabteilungen des Fußes zwischen den Mittelfußknochen.

▸ **BEWEGUNG DES FUSSES**
Die Zehenknochen besitzen keine Muskeln; ihre Bewegung wird daher durch Sehnen gesteuert.

FUSSMUSKELN

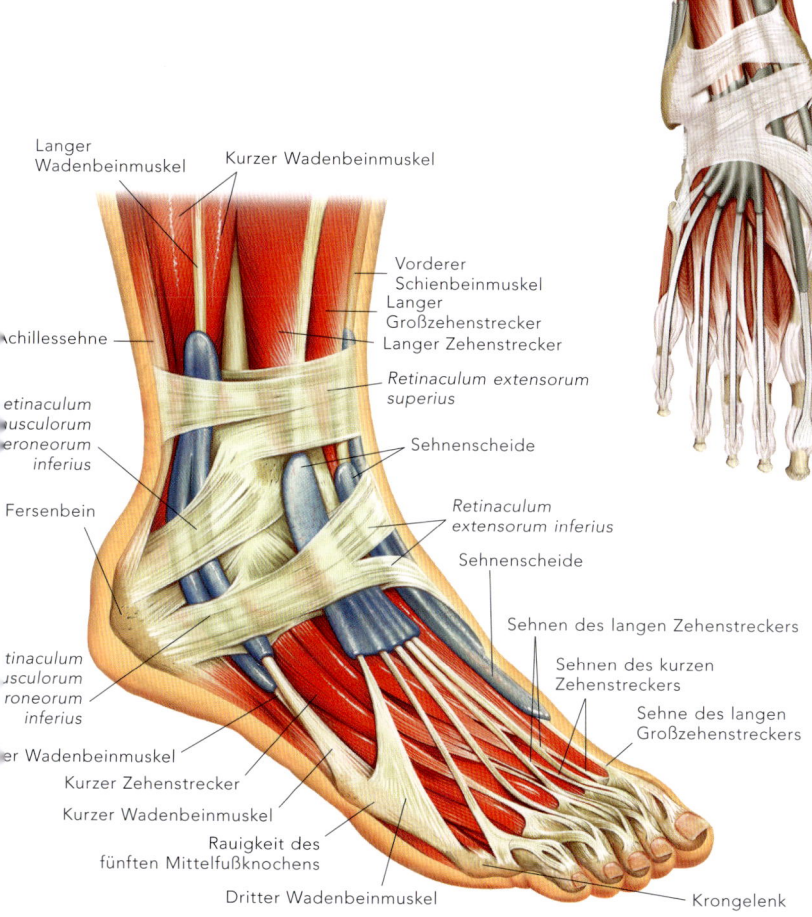

- Langer Wadenbeinmuskel
- Kurzer Wadenbeinmuskel
- Vorderer Schienbeinmuskel
- Langer Großzehenstrecker
- Langer Zehenstrecker
- Achillessehne
- Retinaculum extensorum superius
- Retinaculum musculorum peroneorum inferius
- Sehnenscheide
- Fersenbein
- Retinaculum extensorum inferius
- Sehnenscheide
- Retinaculum musculorum peroneorum inferius
- Sehnen des langen Zehenstreckers
- Sehnen des kurzen Zehenstreckers
- Sehne des langen Großzehenstreckers
- Langer Wadenbeinmuskel
- Kurzer Zehenstrecker
- Kurzer Wadenbeinmuskel
- Rauigkeit des fünften Mittelfußknochens
- Dritter Wadenbeinmuskel
- Krongelenk

BECKENGÜRTEL UND UNTERE GLIEDMASSEN | 291

Fußmuskeln *(Forts.)*

DER LANGE ZEHENBEUGER (M. FLEXOR *digitorum longus*) ist ein extrinsischer Muskel und beugt, wie sein Name schon sagt, den zweiten bis fünften Zeh. Er entspringt an der Innenfläche des Schienbeins und setzt an der plantaren Oberfläche der Basis der Zehenendglieder an.

Auch der lange Großzehenbeuger (*m. flexor hallucis longus*) ist ein extrinsischer Muskel, aber größer und stärker als der lange Zehenbeuger. Er ist für den Fußabstoß beim Gehen verantwortlich. Seinen Ursprung hat er an der Rückseite des Schienbeins, seinen Ansatz an der plantaren Oberfläche des Großzehenendglieds.

Der Sohlenviereckmuskel (*m. quadratus plantae*) entspringt am Fersenbein und setzt an der Sehne des langen Zehenbeugers an. Er unterstützt den langen Zehenbeuger bei der Beugung der Zehen, indem er dessen Zug stärker auf das Fersenbein als auf den Innenknöchel ausrichtet.

Der kurze Zehenbeuger (*m. flexor digitorum brevis*) liegt mitten im Fuß zwischen der Plantaraponeurose und den Sehnen des langen Zehenbeugers. Mit Ursprung am Fersenbein und der Plantaraponeurose und Ansatz an der Basis der mittleren Zehenknochen beugt er den zweiten bis vierten Zeh an den proximalen Interphalangealgelenken.

Der große und der kleine Zeh haben ihre eigenen Beugemuskeln: *M. flexor hallucis brevis* und *M. flexor digiti minimi brevis pedis*. Der kurze Großzehenbeuger entspringt plantar am Würfelbein und lateral an den Keilbeinen sowie an der Sehne des hinteren Schienbeinmuskels und setzt an der Basis des Grundglieds des großen Zehs an. Der kurze Kleinzehenbeuger hat seinen Ursprung an der Basis des fünften Mittelfußknochens und seinen Ansatz am Grundglied der fünften Zehe.

Die *Musculi interossei dorsales* und *plantares pedis* entspringen an den Seiten der Mittelfußknochen und setzen proximal an den Zehenknochen an. Sie bewirken die Beugung der Metatarsophalangealgelenke, die plantaren außerdem auch die Adduktion des dritten bis fünften Zehs und die dorsalen des zweiten bis vierten Zehs.

FUSSOHLE

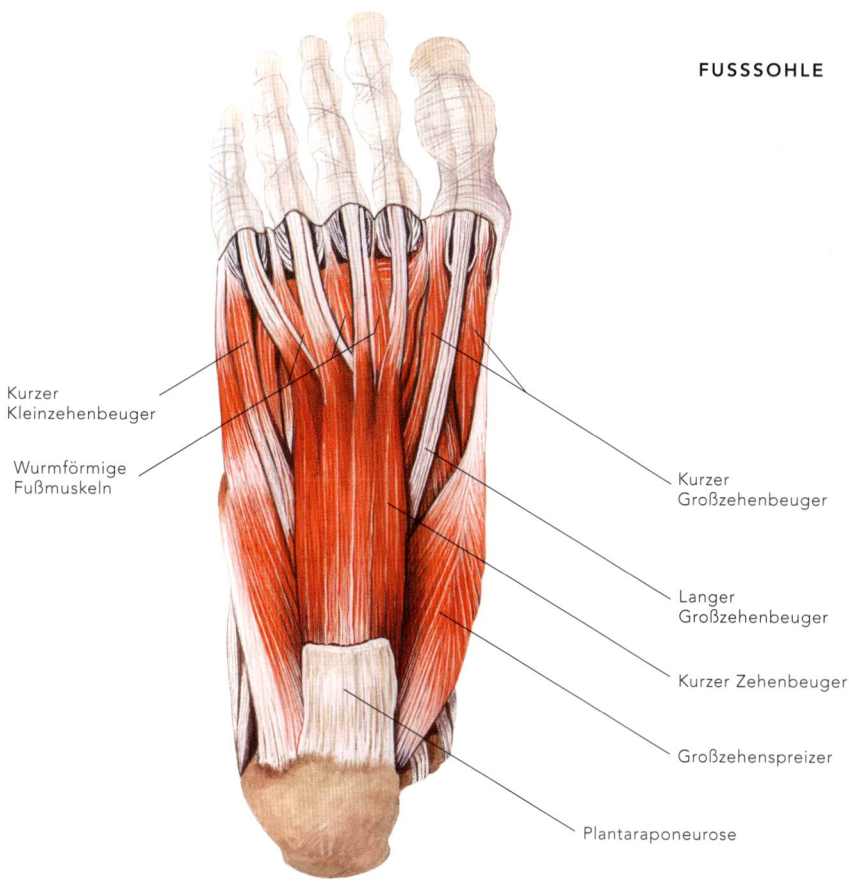

- Kurzer Kleinzehenbeuger
- Wurmförmige Fußmuskeln
- Kurzer Großzehenbeuger
- Langer Großzehenbeuger
- Kurzer Zehenbeuger
- Großzehenspreizer
- Plantaraponeurose

▲ **BEWEGUNGEN DES FUSSES**
Die Sehnen der Flexoren sorgen für die Beugung der Zehen.

Radfahren

Jede Sportart hat ihre eigenen Bewegungsabläufe, bei denen bestimmte Muskeln aktiv werden und gleichzeitig kontrahieren. Die Koordinationsmuster können sich selbst bei Bewegungen mit Aktivierung derselben Muskeln stark unterscheiden. Deshalb gelten die Vorteile eines Trainings, das für eine bestimmte Sportart entwickelt wurde, nur beschränkt für eine andere: Laufen unterscheidet sich stark von Radfahren.

Die Bewegung beim Radfahren lässt sich als kreisförmig beschreiben, wobei 0° den höchsten und 180° den tiefsten Punkt beim Pedaltreten bezeichnen. Die Fahrphase beginnt unmittelbar, nachdem ein Pedal 0° erreicht hat.

Das Knie ist dann mit annähernd 90° gebeugt, das Sprunggelenk nach hinten (Dorsalflexion). Tritt man das Pedal nach unten, sind vor allem die Hüft- und Kniestreckmuskeln aktiv. Der innere (*musculus vastus medialis*) und der äußere Schenkelmuskel (*m. vastus lateralis*) ziehen sich – kurz vor 0° – als Erste zusammen, unmittelbar gefolgt vom großen Gesäßmuskel (*m. gluteus maximus*). Bei ca. 45° sorgen der Plattsehnenmuskel (*m. semimembranosus*) sowie der lange Kopf des zweiköpfigen Oberschenkelmuskels (*m. biceps femoris*) für die Streckung der Hüfte. Darauf beginnen die beiden Köpfe des Zwillingswadenmuskel (*m. gastrocnemius*) und der Schollenmuskel (*m. soleus*) zu kontrahieren und bewirken die Plantarflexion am Sprunggelenk. Auch ein gewisses Maß an Auswärtsdrehung der Hüfte wird dabei erzeugt, was die geballte Kraft, die der mittlere (*m. gluteus medius*) mit Unterstützung der vorderen Fasern des großen Gesäßmuskels (*m. gluteus maximus*) erzeugt, noch zusätzlich verstärkt.

▶ **FAHRPHASE**
Die Streckmuskeln von Hüfte und Knie des rechten Beines starten die Bewegung.

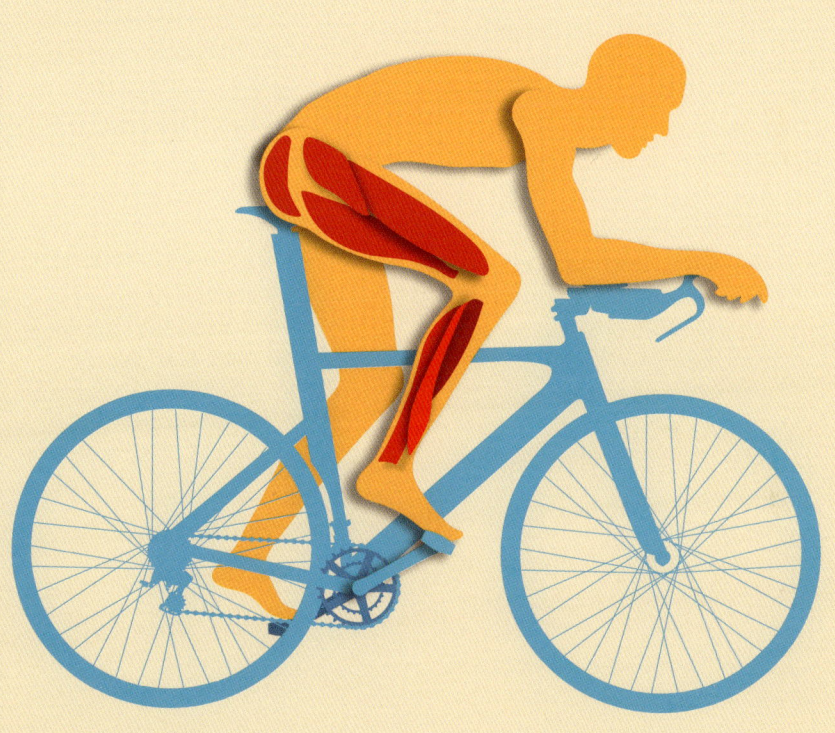

BECKENGÜRTEL UND UNTERE GLIEDMASSEN

Radfahren *(Forts.)*

Bei etwa 135° hören die Kniestrecker und der große Gesäßmuskel auf zu kontrahieren, während die Muskeln des hinteren Oberschenkels bis 180° mit der Beugung der Hüfte fortfahren. Um den Schwung beim Treten der Pedale zu maximieren, ziehen sich der lange Zehenbeuger, der lange Großzehenbeuger und die intrinsischen Flexoren zusammen und bewegen die Zehen durch den tiefsten Punkt.

Die passive Erholungsphase von 180° zurück auf 0° wird von der Fahrphase des anderen Beines bestimmt. Am tiefsten Punkt beim Treten sind Knie und Hüfte mit etwa 30° Beugung am stärksten gestreckt. Der Zwillingswadenmuskel sowie die Muskeln des hinteren Oberschenkels beugen bis über die 180°-Position hinaus weiter das Knie und ziehen so das Pedal durch den tiefsten Punkt hinein in die Erholungsphase. Bei ca. 225° kontrahiert der vordere Schienbeinmuskel (*m. tibialis anterior*) und fährt damit fort bis auf 0°, um das Sprunggelenk zurück zur Dorsalflexion zu führen. Der gerade Schenkelmuskel (*m. rectus femoris*) beginnt sich bei 270° zusammenzuziehen, gemeinsam mit den anderen Hüftflexoren, dem Hüftlendenmuskel (*m. iliopsoas*), dem Schneidermuskel (*m. sartorius*) und dem Schenkelbindenspanner (*m. tensor fasciae latae*). Der gerade Schenkelmuskel fährt mit der Kontraktion bis über die 0°-Position hinaus fort, während die anderen Anteile des Quadrizeps sich ihm allmählich anschließen.

▶ **ERHOLUNGSPHASE**

Befindet sich das linke Bein in der Fahrphase, ist das rechte in der Erholungsphase. Der Zwillingswadenmuskel und die hinteren Oberschenkelmuskeln bewirken die Beugung des Knies.

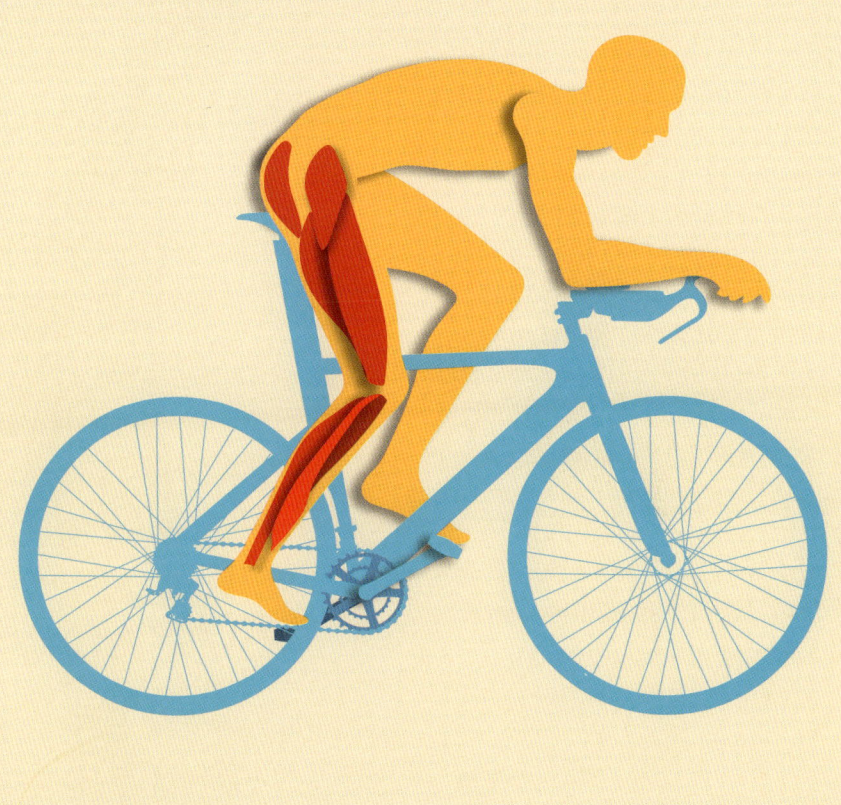

Kapitel 11:
Die Wirbelsäule

Die Wirbelsäule besteht aus einer Reihe von kleinen, durch die knorpeligen Bandscheiben getrennten kleinen Knochen (Wirbeln). Sie ist von entscheidender Bedeutung für die Körperhaltung und umhüllt und schützt das Rückenmark, das Nervenimpulse zum und vom Gehirn weiterleitet. Schädigungen der Wirbelsäule verursachen wie im Falle von Bandscheibenverschiebungen oft große Schmerzen oder führen, falls dabei das Rückenmark Schaden erleidet, gar zu radikalen Veränderungen im Leben.

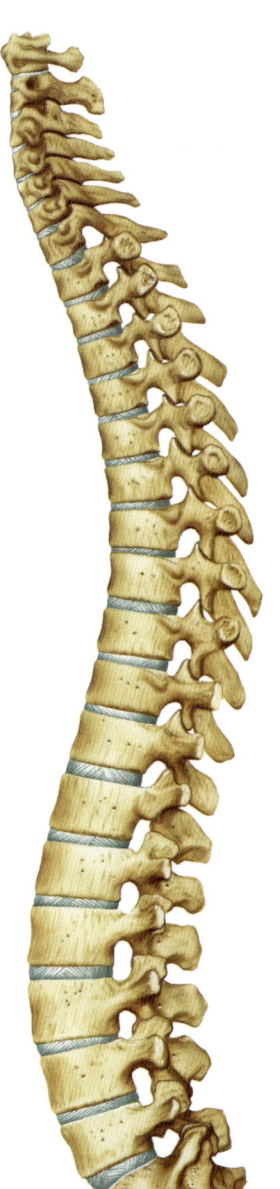

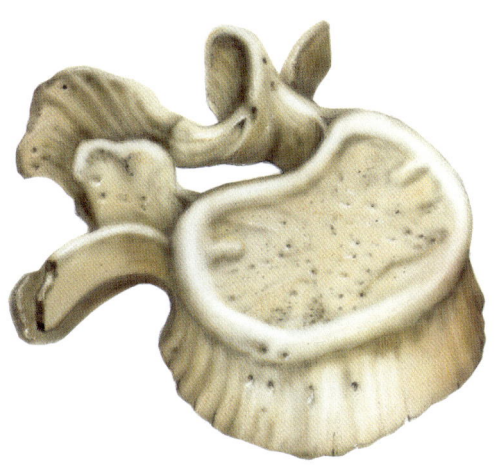
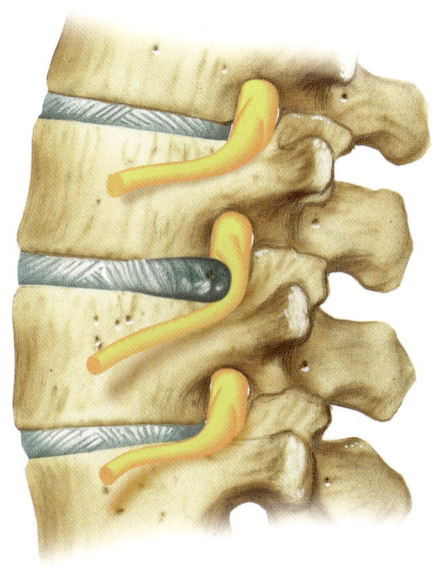

DIE WIRBELSÄULE

Die Wirbelsäule: ein Überblick

Eigenschaften

Die Wirbelsäule setzt sich aus Wirbeln und Bandscheiben zusammen und erstreckt sich entlang der Mittellinie des Rückens vom Schädel abwärts bis zum Steißbein (*os coccygis*). Beim Erwachsenen besteht sie aus 24 gelenkbildenden und neun verschmolzenen Wirbeln (*vertebrae*), die in fünf anatomische Regionen eingeteilt werden: Halswirbelsäule (*pars cervicalis*, Wirbel C1–5), Brustwirbelsäule (*pars thoracica*, Wirbel T1–12), Lendenwirbelsäule (*pars lumbalis*, Wirbel L1–5), Kreuzbein (*os sacrum*, fünf verschmolzene Wirbel, S) und Steißbein (vier verschmolzene Wirbel, Co). Die Wirbelsäule schützt das Rückenmark, trägt das Gewicht des Körpers oberhalb des Beckens und dient als flexible Achse

Spitze des *Dens axis*
Hinterer Atlasbogen (C1)
Querfortsatz von C3
Dornfortsatz des Axis (C2)
Facette für den Kopf der ersten Rippe
Dornfortsatz des siebten Halswirbels (C7, *Vertebra prominens*)
Halbfacette für die zweite Rippe an T2
Querfortsatz von T1
Bandscheibe T3–4
Bogenwurzel von T4
Zwischenwirbelloch
Querfortsatz von T7
Gelenkfläche für die sechste Rippe
Incisura vertebralis inferior von T9
Dornfortsatz von T9
Incisura vertebralis superior von T10
Querfortsatz des ersten Lendenwirbels (L1)
Dornfortsatz von L1
Oberer Gelenkfortsatz von L3
Unterer Gelenkfortsatz von L3
Wirbel L5
Oberer Gelenkfortsatz des Kreuzbeins
Promontorium ossis sacri
Crista sacralis mediana
Facies auricularis ossis sacri
Tuberositas ossis sacralis
Steißbein

▶ **DIE WIRBELSÄULE**
Die Wirbelsäule sorgt für Stabilität und umfassende Beweglichkeit.

für Körperbewegungen und als starre für Ursprung und Ansatz von Muskeln und Bändern.

Die Wirbelsäule eines Erwachsenen verläuft von der Seite betrachtet als doppelte S-Form. Brustwirbelsäule und Kreuzbein sind konvex gebogen (Kyphosen), Hals- und Lendenwirbelsäule dagegen konkav (Lordosen). Die physiologische Kyphose im Brust- und Sakralbereich bildet sich schon beim Fötus heraus, die Lordosen im Hals- und Lendenbereich erst in der frühen Kindheit. Die Bogenform sorgt für ein besseres Gleichgewicht, Beweglichkeit und die Absorbierung von Druckkräften.

Bewegung der Wirbelsäule

Die Wirbelsäule trägt entscheidend zur Beweglichkeit des Körpers bei. Ihre Anatomie wird durch die Struktur der Wirbel, die Facettengelenke (*articulationes zygapophysiales*) und die Bandscheiben zwischen den Wirbeln bestimmt. Die Facettengelenke an der Rückseite jedes Wirbels ermöglichen Drehung und Bewegung der Wirbelsäule in verschiedene Richtungen. Die Bandscheiben aus Faserknorpel absorbieren die bei der Bewegung entstehenden Belastungen.

Im Brustbereich der Wirbelsäule sorgen die Ursprungsstellen der Rippen auf Kosten der Beweglichkeit der Wirbelsäule für erhöhte Stabilität. Die größte Beweglichkeit weist die Wirbelsäule im Bereich der Halswirbel auf, wo sie Beugung, Streckung und Drehung ermöglicht. Auch im Lendenbereich ist sie sehr beweglich, nur die Drehbewegung fehlt hier. Die untersten neun Wirbel weisen dagegen nur eine geringe Beweglichkeit auf, da das Kreuzbein aus fünf und das Steißbein aus vier miteinander verschmolzenen Wirbeln bestehen. In diesem Bereich der Wirbelsäule bilden nur der letzte Lendenwirbel (L5) und die Kreuzbeinbasis (*basis ossis sacri*) ein Gelenk.

Gelenke

Unterschiedlich beschaffene Gelenke unterstützen die Wirbelsäule und verleihen ihr Beweglichkeit. Die von den Wirbelkörpern gebildeten Gelenke zählen zu den Knorpelgelenken, genauer gesagt zu den Symphysen. Sie stärken die Wirbelsäule und ermöglichen ihr das Tragen eines Teils des Körpergewichts. Durch Bandscheiben zusammengehalten, bilden sie eine halbstarre, von Bändern unterstützte Säule. Die Facettengelenke oder Wirbelbogengelenke gehören zu den ebenen Gelenken, sie verbinden jeweils den unteren und den oberen Gelenkfortsatz zweier benachbarter Wirbel und ermöglichen die Gleitbewegung. Eine dünne Gelenkkapsel sorgt für die Versorgung mit Nährstoffen und Sauerstoff.

Weitere gelenkige Verbindungen der Wirbel sind die Rippengelenke (*articulationes costovertebrales*), das obere (*a. atlantooccipitalis*) und das untere Kopfgelenk (*a. atlantoaxialis*) sowie das Iliosakralgelenk (*a. iliosacralis*) zwischen dem linken bzw. rechten Darmbein und dem Kreuzbein. Die Rippengelenke verbinden die Brustwirbel mit den Rippen und werden durch Bänder verstärkt, die die Stabilität auf Kosten der Beweglichkeit erhöhen, während die Kopfgelenke Bewegungen zwischen den Halswirbeln und dem Schädel ermöglichen.

Bänder

Die Zwischenwirbelgelenke (Facettengelenke) werden von starken Bändern wie dem zwischen den Wirbelbögen zweier Wirbel gespannten *Ligamentum flavum* unterstützt. Das *Ligamentum interspinale* verbindet Wurzel und Spitze der Dornfortsätze, das *Ligamentum supraspinale* läuft vom siebten Halswirbel bis zum Kreuzbein über die Dornfortsätze, und das Nackenband (*ligamentum nuchae*) spannt sich zwischen der *Protuberantia occipitalis externa* und dem hinteren Rand des großen Hinterhauptlochs (*foramen magnum*) und den Dornfortsätzen der Halswirbel. Schließlich verbindet das *Ligamentum intertransversarium* benachbarte Querfortsätze der Wirbelsäule. Die Oberfläche des Nackenbandes zwischen C1 und C7 dient als Ursprung und Ansatz von Muskeln.

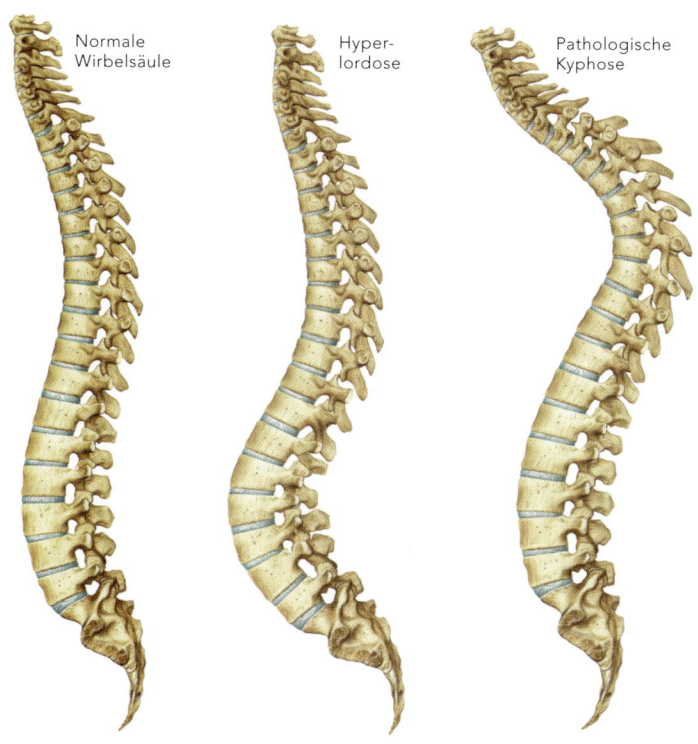

Normale Wirbelsäule

Hyper-lordose

Pathologische Kyphose

▲ WIRBELSÄULENKURVEN

Bei einer Hyperlordose (Hohlkreuz) ist das Becken in einer Linie mit dem oberen Teil des Oberschenkels. Eine pathologische Kyphose kann Hals- oder Brustwirbelsäule sowie das Kreuzbein betreffen.

Die Wirbel

DIE WIRBEL GLEICHEN SICH IN IHRER Struktur, unterscheiden sich jedoch in ihrer Größe und weisen je nach Abschnitt der Wirbelsäule Besonderheiten auf. Der typische Wirbel lässt sich in folgende Bestandteile gliedern:

- Der zylindrisch geformte Wirbelkörper (*corpus vertebrae*) macht die Hauptmasse des Wirbels aus und befindet sich an seiner Vorderseite. Er wird nach unten hin größer, da er vor allem für die Stützfunktion der Wirbelsäule, für das Tragen des Körpergewichts, verantwortlich ist.

- Der Wirbelbogen (*arcus vertebrae*) setzt mit zwei Füßchen (*pediculi arcus vertebrae*), kurzen zylindrischen Knochenfortsätzen, an der Rückseite des Wirbelkörpers an und umschließt mit seinen platten Bogenlamina (*lamina arcus vertebrae*) zu beiden Seiten den größeren Teil des Wirbellochs (*foramen vertebrale*). Größe und Richtung der Wirbelbogenfüßchen variieren nach dem Abschnitt der Wirbelsäule, in dem sie sich befinden.

- Wirbelkörper und Wirbelbogen umschließen zusammen das Wirbelloch. Die Wirbellöcher aller Wirbel bilden zusammen den Wirbelkanal (Spinalkanal), durch den das Rückenmark verläuft.

- Der Dornfortsatz (*processus spinosus*) entspringt an der Rückseite des Wirbels meist im unteren Bereich aus den Bogenlamina. Oft kann man ihn ertasten und er tritt bei Beugung der Wirbelsäule hervor.

▶ **DIE WIRBEL**
Die einzelnen Wirbeltypen weisen viele gemeinsame Merkmale auf, doch hat ein jeder auch seine spezifischen Eigenschaften, die mit seiner Lage in der Wirbelsäule und seiner Aufgabe zusammenhängen. Abgebildet ist ein Lendenwirbel.

- Die beiden Querfortsätze (*processus transversi*) entspringen ebenfalls am Wirbelbogen, an der Verbindung von Füßchen und Lamina, und weisen nach außen und hinten. Sie dienen wie die Dornfortsätze als Ansatz bzw. Ursprung der tief liegenden Rückenmuskulatur und wirken in ihrem Wirbelsäulenabschnitt als Hebel.

- Auch die vier Gelenkfortsätze (*processus articulares*), zwei obere und zwei untere, entspringen am Wirbelbogen. Die Gelenkflächen der oberen Gelenkfortsätze bilden jeweils mit den Gelenkflächen der unteren Gelenkfortsätze des nächsthöher gelegenen Wirbels ein Facettengelenk (Zwischenwirbelgelenk).

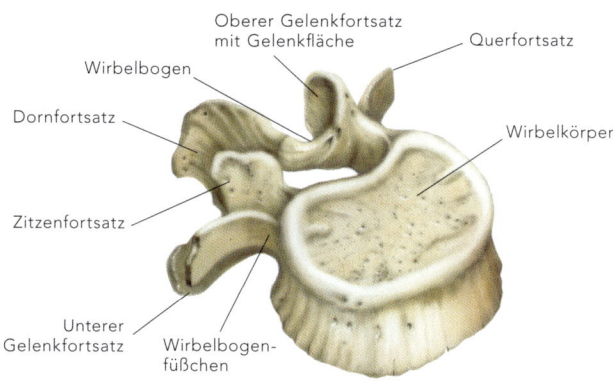

Die Abschnitte der Wirbelsäule

Einführung

Jeder Abschnitt der Wirbelsäule unterscheidet sich von den anderen durch strukturelle Besonderheiten. Außerdem weichen auch einige Wirbel von den strukturellen Eigenschaften ihres Abschnitts ab, was ihre Lokalisierung an der Wirbelsäule vereinfacht. So besitzt der Wirbel C7 den längsten Dornfortsatz und ist einfach zu ertasten. Er dient deshalb als Orientierungspunkt innerhalb seines Abschnitts bei einer Wirbelsäulenuntersuchung.

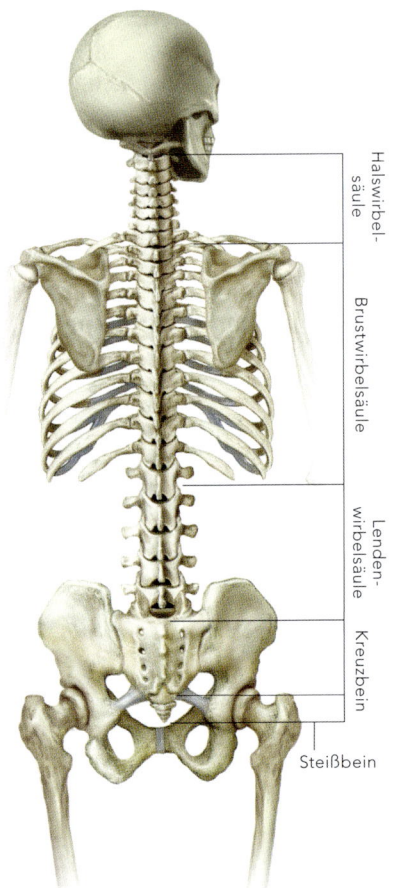

Halswirbelsäule

Brustwirbelsäule

Lendenwirbelsäule

Kreuzbein

Steißbein

▶ **STÜTZFÄHIGKEIT**

Dank ihres Aufbaus besitzt die Wirbelsäule die Fähigkeit, das Gewicht von Kopf und Oberkörper zu tragen.

Halswirbelsäule

Die Halswirbel sind die kleinsten Wirbel des Rückgrats. So haben die Wirbel C3–C7 einen kleinen, aber breiten Körper und ein großes, dreieckiges Wirbelloch. Sie besitzen eher kurze, gegabelte Dornfortsätze und sind an der ovalen Öffnung des Querfortsatzes für die Halsarterien gut zu erkennen. Die kleinen Halswirbel zeichnen sich dank ihrer dicken Bandscheiben und der superioren und posterioren Ausrichtung der Gelenkflächen durch die größte Bewegungsfreiheit unter den Wirbeln aus. Die ersten beiden Halswirbel tragen aufgrund ihrer atypischen Eigenschaften eigene Namen: Atlas (C1) und Axis (C2). Der ringförmige Atlas ohne Wirbelkörper und Dornfortsatz ist für die Stützung des Kopfes verantwortlich und dreht am Axis, dem stärksten aller Wirbel, den Kopf.

Lendenwirbelsäule

Die größten Wirbelkörper finden wir in der Lendenwirbelsäule. Sie tragen in besonderem Maß zur Stützfunktion der Wirbelsäule bei. Die Lendenwirbelkörper haben die Form einer Niere: an der Rückseite konkav und von größerer Breite als Tiefe. Das dreieckige Wirbelloch der Lendenwirbel ist größer als das der Brustwirbel, aber kleiner als das der Halswirbel, ihre Dornfortsätze sind kurz und dick und ihre Querfortsätze lang und dünn. Die Gelenkfortsätze ragen vertikal hervor, mit sagittal ausgerichteten Gelenkflächen, die außer der Drehung alle Arten von Bewegung ermöglichen. Der größte Wirbel des Rückgrats ist der aufgrund seines breiteren hinteren Teils keilförmige Lendenwirbel L5.

Bandscheiben

DIE BANDSCHEIBEN DIENEN ALS STABILE und zugleich flexible Befestigung für die jeweils benachbarten Wirbelkörper und ermöglichen Bewegung an jedem Wirbel. Außerdem wirken sie stoßdämpfend. Sie bestehen aus einem äußeren Faserring (*annulus fibrosus*), der einen Gallertkern (*nucleus pulposus*) umschließt.

Der Faserring ist gut am Wirbelkörper befestigt. Seine Lagen (Lamellen) aus straffem Bindegewebe (Faserknorpel) verlaufen schräg von einem Wirbel zum anderen. Da er zu 80–90 Prozent aus Wasser besteht, kann sich der Gallertkern verformen, wenn er Dehnung oder Druck ausgesetzt wird. Somit dient er als Stoßdämpfer und ermöglicht uns, die Wirbelsäule zu bewegen. Größe und Dicke der Bandscheiben (Wirbel C_3–S_2) variiert stark. Die größten finden wir in der Hals- und der Brustwirbelsäule.

▸ **STOSSDÄMPFUNG**
Die Bandscheiben sind die langlebigen Stoßdämpfer der Wirbelsäule.

BANDSCHEIBEN

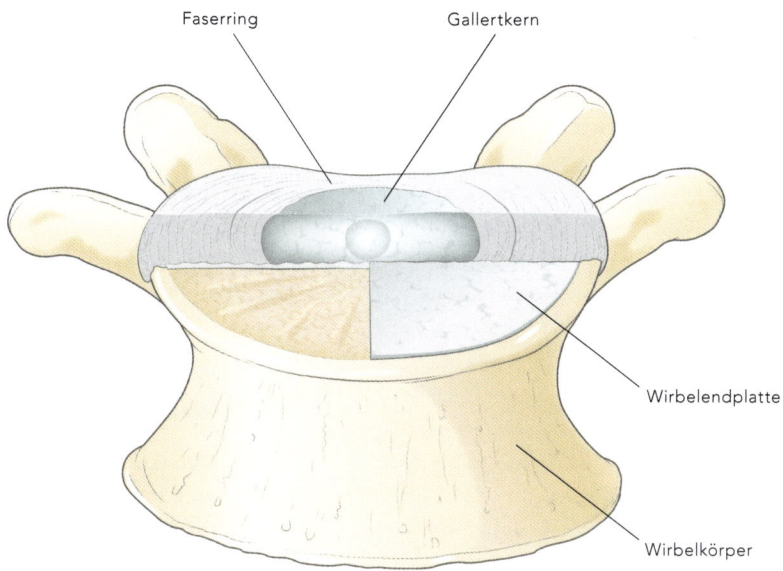

Faserring · Gallertkern · Wirbelendplatte · Wirbelkörper

Oberflächliche und tiefe Rückenmuskulatur

DIE RÜCKENMUSKULATUR KANN IN oberflächliche (extrinsische) und tief liegende (intrinsische) gegliedert werden. Die oberflächlichen Muskeln verbinden die Wirbelsäule mit dem Schultergürtel und dem Oberarmknochen und steuern die Bewegungen der Arme. Hierzu gehören der Trapezmuskel (*musculus trapezius*), der große Rückenmuskel (*m. latissimus dorsi*), der Schulterblattheber (*m. levator scapulae*) und der große und kleine Rautenmuskel (*m. rhomboideus major* bzw. *minor*). Diese Muskeln werden von den vorderen Ästen der Nerven der Halswirbelsäule innerviert, der Trapezmuskel vom *Nervus accessorius* (II. Hirnnerv). Unter beiden Sägemuskeln und dem großen Rückenmuskel liegt in der Tiefe der kleinere und dünnere, von den Zwischenrippennerven (*nervi intercostales*) versorgte hintere Sägemuskel (*m. serratus posterior*), der bei der Atmung mitwirkt.

Die tief liegenden Rückenmuskeln steuern die Bewegungen der Wirbelsäule und sorgen für eine aufrechte Haltung. Der Riemenmuskel (*m. splenius*) ist der oberflächlichste Muskel der tief liegenden Rückenmuskulatur. Seine beiden Bereiche entspringen an den Dornfortsätzen der Wirbel C7–T6 und setzen an den Halswirbeln bzw. am Schädel an.

Unter dem Riemenmuskel liegen zwischen den Dornfortsätzen und den Querfortsätzen die Rückenstrecker (*m. erector spinae*): der Darmbein-Rippenmuskel (*m. iliocostalis*), der längste Muskel (*m. longissimus*) und der Dornfortsatzmuskel (*m. spinalis*). Im Lenden- und Brustbereich bedeckt sie die *Fascia thoracolumbalis*. Weiter innen folgen der viel gefiederte Muskel (*m. multifidus*), der Halbdornmuskel (*m. semispinalis*) und die Drehmuskeln (*m. rotatores*). Sie sind klein und ermöglichen aufgrund der hohen Spindeldichte feine Bewegungen. Sie entspringen an den Querfortsätzen und setzen am Dornfortsatz der Wirbel an.

▸ **STÜTZUNG UND BEWEGUNG**
Die starken Rückenmuskeln stabilisieren ihn, indem sie die Wirbelsäule stützen und ihre Bewegung ermöglichen.

OBERFLÄCHLICH TIEF LIEGEND

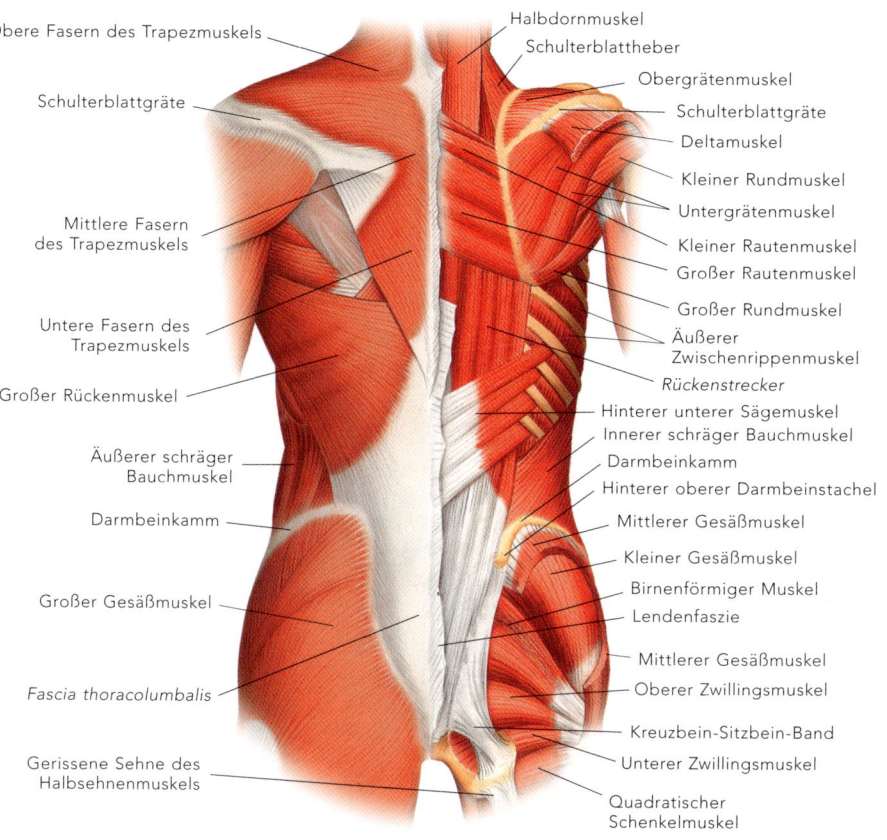

- Obere Fasern des Trapezmuskels
- Schulterblattgräte
- Mittlere Fasern des Trapezmuskels
- Untere Fasern des Trapezmuskels
- Großer Rückenmuskel
- Äußerer schräger Bauchmuskel
- Darmbeinkamm
- Großer Gesäßmuskel
- Fascia thoracolumbalis
- Gerissene Sehne des Halbsehnenmuskels

- Halbdornmuskel
- Schulterblattheber
- Obergrätenmuskel
- Schulterblattgräte
- Deltamuskel
- Kleiner Rundmuskel
- Untergrätenmuskel
- Kleiner Rautenmuskel
- Großer Rautenmuskel
- Großer Rundmuskel
- Äußerer Zwischenrippenmuskel
- Rückenstrecker
- Hinterer unterer Sägemuskel
- Innerer schräger Bauchmuskel
- Darmbeinkamm
- Hinterer oberer Darmbeinstachel
- Mittlerer Gesäßmuskel
- Kleiner Gesäßmuskel
- Birnenförmiger Muskel
- Lendenfaszie
- Mittlerer Gesäßmuskel
- Oberer Zwillingsmuskel
- Kreuzbein-Sitzbein-Band
- Unterer Zwillingsmuskel
- Quadratischer Schenkelmuskel

Verletzungen der Wirbelsäule

BANDSCHEIBENVORFÄLLE GEHÖREN ZU den verbreiteten Verletzungen der Wirbelsäule und gehen in vielen Fällen auf eine Abnutzung der Bandscheibe zurück. Da der Gallertkern mit zunehmendem Alter immer weniger Wasser zu halten vermag, nimmt die Flexibilität der Bandscheibe immer mehr ab. Dies führt zu einem erhöhten Verletzungsrisiko. Ein Bandscheibenvorfall tritt ein, wenn der Gallertkern in den Faserring oder weiter nach außen durchbricht, meist seitlich an der Rückseite. Oft trifft dabei der Gallertkern auf Spinalnerven, was starke Schmerzen verursacht. Die häufigste Ursache für Hexenschuss ist ein Bandscheibenvorfall zwischen den Wirbeln L5 und S1, bei dem der Nerv eingeklemmt wird. Dies verursacht einen Schmerz, der bis in den Unterschenkel ausstrahlt.

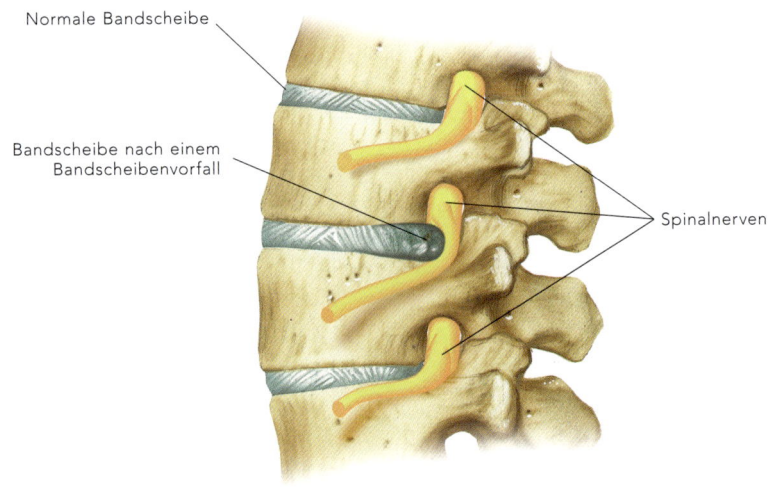

BANDSCHEIBENVORFALL

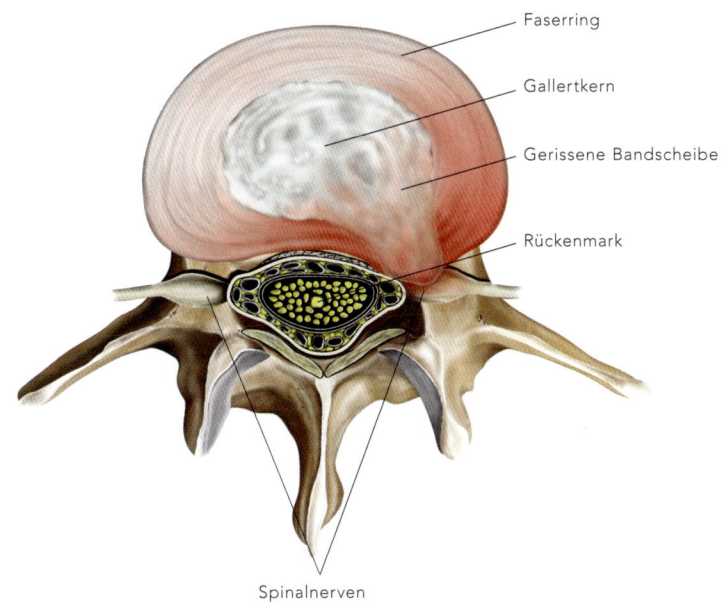

- Faserring
- Gallertkern
- Gerissene Bandscheibe
- Rückenmark
- Spinalnerven

▲ **BANDSCHEIBENVORFALL**

Bricht der Gallertkern in den Faserring oder durch diesen nach außen, kann er einen Spinalnerv einklemmen und reizen.

Kapitel 12:
Kopf und Halswirbelsäule

Schädel und Halswirbelsäule sind von grundlegender Bedeutung für die Übermittlung und Verarbeitung von Signalen, für die Atmung sowie die Nahrungsaufnahme. Der Schädel schützt mit seinen starken, starren Knochen das Gehirn, während der dehnbare Kiefer die kräftigen Kaubewegungen ermöglicht. Die Halswirbelsäule ist nicht nur äußerst beweglich, sondern schützt und stützt auch den Brustbereich und die Kehle.

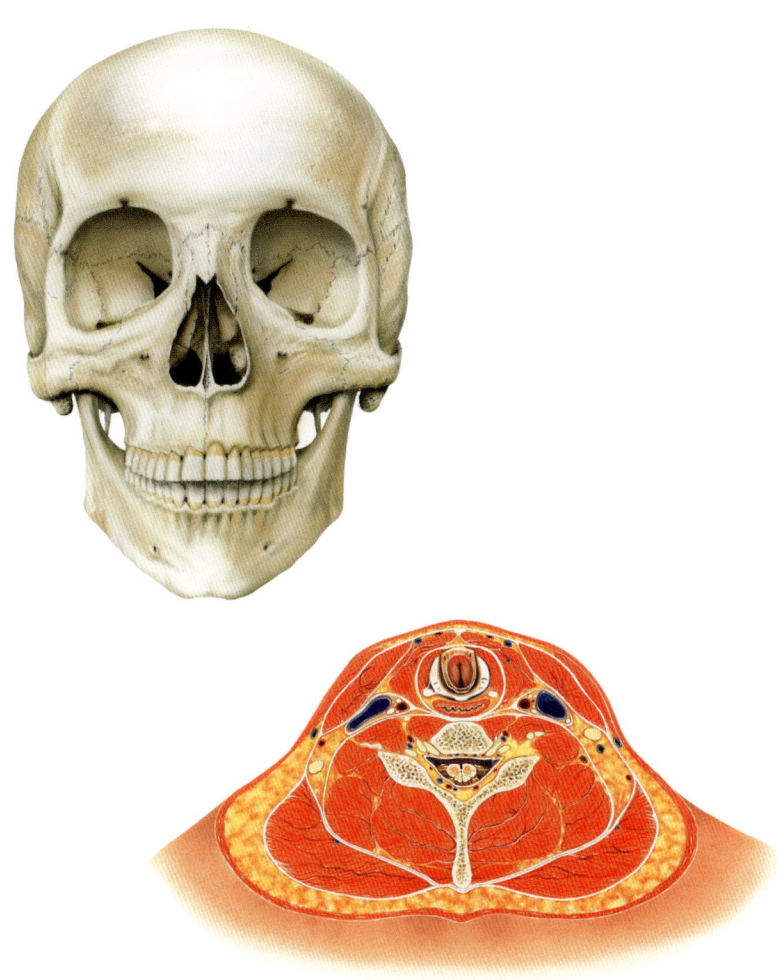

KOPF UND HALSWIRBELSÄULE

Der Schädel

DER SCHÄDEL WIRD IN DEN GEHIRN-schädel mit acht und den Gesichtsschädel mit 14 Knochen eingeteilt. Ersterer umschließt das Gehirn und schützt es. Letzterer dient vielen Muskeln als Ansatz. Sieben seiner Knochen, darunter das Tränenbein (*os lacrimale*) der zerbrechlichste und kleinste des menschlichen Schädels, bilden die Augenhöhle.

An bestimmten Stellen ist der Schädel dicker. Diese Knochenpfeiler befinden sich rund um die Augenhöhle, den Mund und das Kinn sowie am Hinterhaupt und leiten von außen einwirkende Kräfte von den verletzlichen Stellen des Schädels weg, um Schädelbrüche zu verhindern.

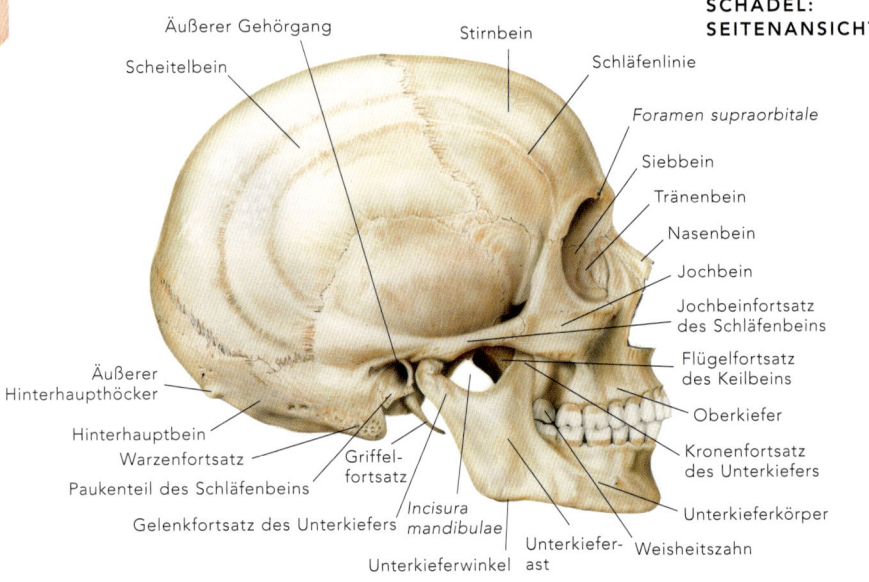

SCHÄDEL: SEITENANSICHT

SCHÄDEL: VORDERANSICHT

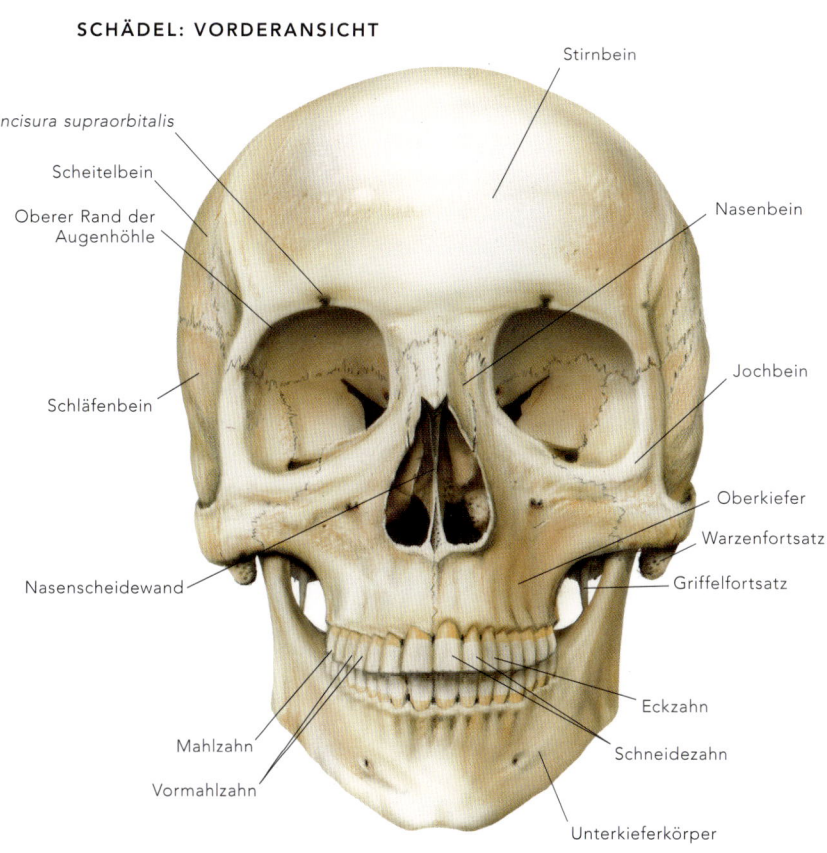

- Stirnbein
- Nasenbein
- Jochbein
- Oberkiefer
- Warzenfortsatz
- Griffelfortsatz
- Eckzahn
- Schneidezahn
- Unterkieferkörper
- Vormahlzahn
- Mahlzahn
- Nasenscheidewand
- Schläfenbein
- Oberer Rand der Augenhöhle
- Scheitelbein
- *Incisura supraorbitalis*

▲ **DER GESICHTSSCHÄDEL**

Der Gesichtsschädel besteht aus Stirnbein, Jochbein, Ober- und Unterkiefer.

Der Schädel *(Forts.)*

Die Schädelknochen eines Erwachsenen werden durch bindegewebige, zu den unechten Gelenken gehörende Nahtstellen, sogenannte Suturen, unbeweglich verbunden. Eine Ausnahme bildet das Kiefergelenk (*articulatio temporomandibularis*) zwischen dem Schläfenbein und dem Unterkiefer als bewegliches echtes Gelenk, das dem Menschen das Öffnen und Schließen des Mundes ermöglicht. Bei der Geburt sind die Gelenke des Schädels noch mehr oder weniger beweglich, doch bis zum Erreichen des Erwachsenenalters wachsen die Knochen zum besseren Schutz des Gehirns allmählich zusammen. Das erklärt, weshalb der Kopf eines Babys manchmal eine andere Form zu haben scheint als der eines Erwachsenen.

Zu den Knochen der Nase gehören das Pflugscharbein (*Vomer*) und das Siebbein (*os ethmoidale*), die den knöchernen Anteil der Nasenscheidewand bilden. Einige Knochen des Nasenskeletts weisen Höhlungen auf, die als Sinus bekannt sind. Diese sind zum Beispiel mit Drüsen oder Blut gefüllt. Entzündungen, wie sie bei Erkältungen oder Grippe auftreten, können zur Unterbrechung der Blutzirkulation in den Nasennebenhöhlen führen, zu deren Symptomen die Verstopfung der Nase zählt.

Zahlreiche Foramina (Öffnungen) im Inneren des Schädels stellen einen geschützten Durchgang für Blutgefäße, Nerven, Muskeln und Ähnliches dar. Auf verhältnismäßig engem Raum versorgen unzählige Gefäße und Nerven die Strukturen des Kopfes. Die Folgen einer mangelhaften Versorgung können schwerwiegend sein und bis zum Verlust der Sinne reichen.

▸ **KOMPLEXITÄT**
Der Aufbau seiner Knochen macht den Schädel zu einem der komplexesten Gebilde des menschlichen Körpers.

SCHÄDEL: QUERSCHNITT

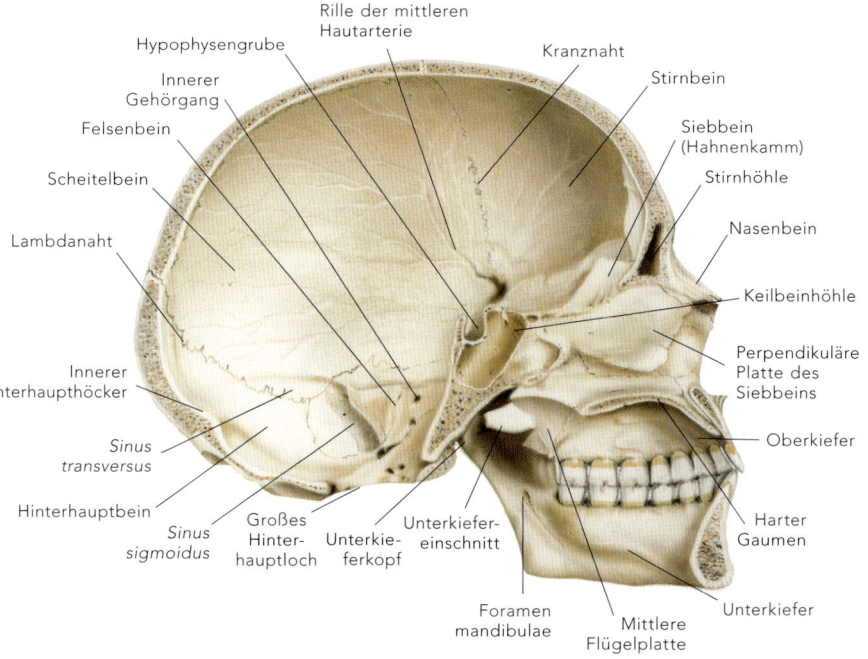

KOPF UND HALSWIRBELSÄULE

Der Schädel *(Forts.)*

Die Schädelbasis bilden das Hinterhauptbein (*os occipitale*) und das (große) Hinterhauptloch (*foramen magnum*) in dessen Mitte. Es bietet genügend Platz für das Rückenmark auf seinem Weg zum Gehirn und den unteren Teil des Hirnstamms. Der Schädel ist an verschiedenen Stellen passend zum darunterliegenden Teil des Gehirns unterschiedlich geformt. So stützt die vordere Schädelgrube (*fossa cranii anterior*) die Stirnlappen. An der Oberfläche der Schädelbasis findet die hintere Halsmuskulatur ihren Ansatz, und große Kondylen am Hinterhaupt bilden Gelenke mit dem Atlas (erster Halswirbel).

Beim Schädel ist ein komplexes Puzzle von Knochen zu einem Schutzschild für das Gehirn verbunden, und in seinem Inneren drängt sich eine Vielzahl anatomischer Strukturen auf engem Raum. Dass bei Kopf- oder Gesichtsverletzungen eine oder mehrere von ihnen Schaden davongetragen haben können, muss bei der Diagnosestellung stets berücksichtigt werden.

▶ **DIE SCHÄDELBASIS**
Die komplexe Anordnung der Knochen der Schädelbasis und deren wichtigste Knochenvorsprünge, Öffnungen und andere prominente Merkmale.

SCHÄDELBASIS

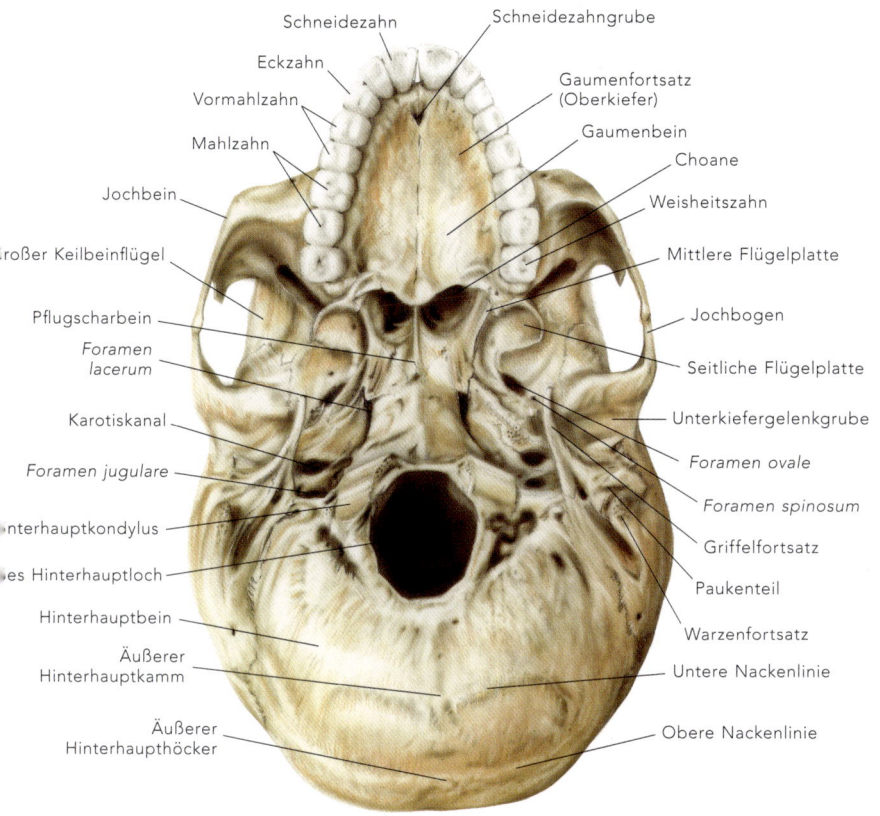

Die Halswirbelsäule

DIE HALSWIRBELSÄULE BESTEHT BEIM Menschen aus sieben Wirbeln. In seltenen Fällen können die Wirbel C1 und C2 aber auch mit dem Hinterhauptbein (*os occipitale*) verwachsen sein. Die Modellhalswirbelsäule ist konvex nach vorne gebogen und wird deshalb als Halslordose bezeichnet. Diese Biegung bildet sich im Alter von etwa drei Monaten heraus, sobald die Halte- und Stellreflexe entwickelt sind.

Wie andere Abschnitte des Rückgrats besteht auch die Halswirbelsäule aus Bewegungssegmenten: jeweils zwei benachbarten, durch eine Bandscheibe, ein Facettengelenk und dazugehörige Bänder beweglich miteinander verbundenen Wirbeln. Jegliche Bewegung der Halswirbelsäule geht auf eine Kombination von Bewegungen dieser Segmente zurück. Jeder Wirbel wird von Bändern fixiert. Eine faserige Ge-

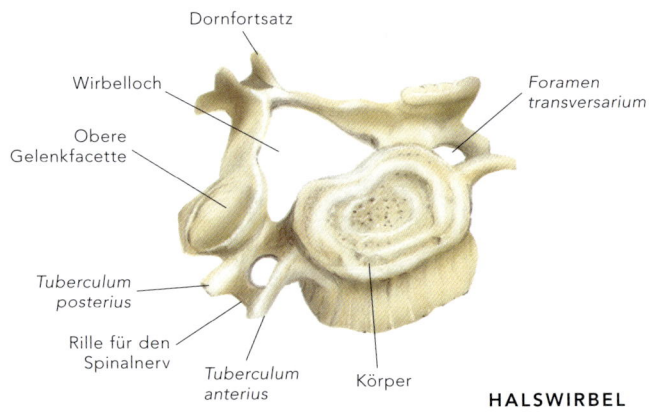

HALSWIRBEL

lenkkapsel schützt das Facettengelenk, der Wirbelkanal das in seinem Inneren verlaufende Rückenmark. Durch die paarigen Zwischenwirbellöcher, die von jeweils zwei benachbarten Wirbeln gebildet werden, verlassen die Spinalnerven mit den dazugehörigen Gefäßen den Wirbelkanal.

Die Halswirbel sind kleiner als die anderen und ihre Facetten stärker horizontal ausgerichtet. Die Form dieser Knochen führt zu viel Bewegungsfreiheit der Halswirbelsäule als Ganzes – Beugung, Streckung und Drehung –, auch wenn dies nicht für die einzelnen Segmente gilt. Der Dornfortsatz von C7 ist einfach zu ertasten und kann als Orientierungspunkt für das Auffinden anderer Strukturen dienen.

▼ **DIE HALSWIRBEL**
Die Form der Halswirbel führt zu einem großen Maß an Flexibilität.

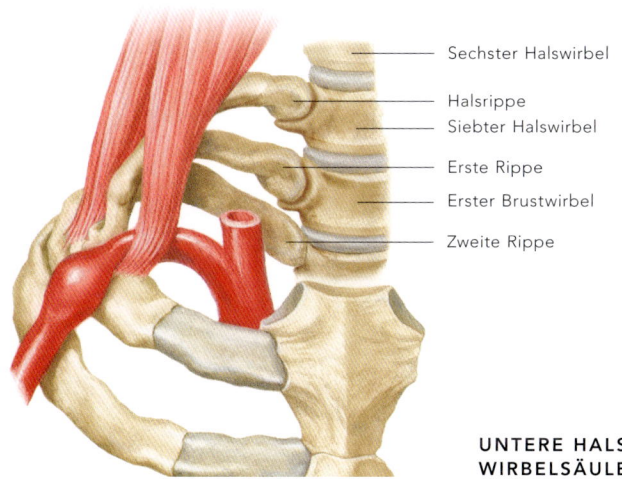

Sechster Halswirbel
Halsrippe
Siebter Halswirbel
Erste Rippe
Erster Brustwirbel
Zweite Rippe

UNTERE HALS-WIRBELSÄULE

Atlas und Axis

DAS OBERE KOPFGELENK ODER ATLANtookzipitalgelenk an der Nahtstelle von Schädel und Wirbelsäule wird vom Gelenkaufsatz *Condylus occipitalis* des Hinterhauptbeins und der oberen Gelenkfläche der *Massa lateralis* des Atlas (C1) gebildet. Es ermöglicht Beugung und Streckung der Halswirbelsäule (Nickbewegungen). Der Atlas sitzt auf dem Axis (C2) und bildet mit diesem das untere Kopfgelenk (Atlantoaxialgelenk), ein Drehgelenk, das zur Hauptsache für die Drehung der Halswirbelsäule verantwortlich ist. Alle anderen Gelenke der Halswirbelsäule sind dagegen ebene Gelenke.

Die beiden oberen Halswirbel besitzen Querfortsätze mit Öffnungen (Foramina), durch die die Halsarterien den Hirnstamm erreichen. Wird ein überdehnter Hals über alle Maßen gedreht, kann dies den Blutfluss zum Gehirn beeinträchtigen.

▶ **DAS UNTERE KOPFGELENK**
Das Atlantoaxialgelenk unterscheidet sich deutlich von den anderen Gelenken der Halswirbelsäule.

ATLAS UND AXIS

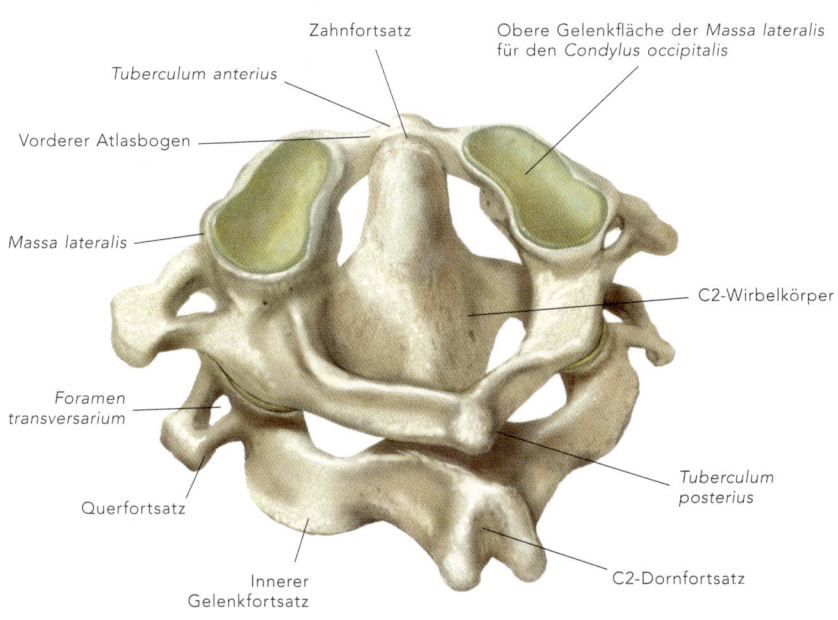

- Zahnfortsatz
- Obere Gelenkfläche der *Massa lateralis* für den *Condylus occipitalis*
- *Tuberculum anterius*
- Vorderer Atlasbogen
- *Massa lateralis*
- C2-Wirbelkörper
- *Foramen transversarium*
- *Tuberculum posterius*
- Querfortsatz
- C2-Dornfortsatz
- Innerer Gelenkfortsatz

Die Gesichtsmuskulatur
Einführung

DAS GESICHT BESTEHT AUS EINER VIELzahl von Muskeln, die für die menschliche Mimik verantwortlich sind. Meist sind die Gesichtsmuskeln dünne, flache Bänder, die an Gesichtsknochen oder Knorpel und an der Haut oder auch am faserreichen Gewebe der Ringmuskeln des Auges und des Mundes ansetzen. Die für die Mimik verantwortlichen Muskeln werden hauptsächlich vom siebten Hirnnerv (*nervus facialis*) innerviert, der auch mit für das Geschmacksempfinden verantwortlich ist.

Die Muskeln werden nach den Arealen des Gesichtsschädels in Gruppen eingeteilt: Die Epikraniusmuskeln (Muskeln der Kopfschwarte, *musculi epicrani*) bewegen die Kopfhaut, Augenlid, Nase, Ohrmuskulatur.

Die einen Gesichtsmuskeln lassen uns glücklich aussehen, die anderen traurig. So sorgen, wenn wir glücklich sind, der Augenringmuskel (*musculus orbicularis oculi*) und der große Jochbeinmuskel (*m. zygomaticus major*) für Mimik um die entsprechenden Teile des Gesichts. Beispiele für »traurige« Muskeln sind der Stirnmuskel (*m. frontalis*) und der Mundwinkelniederzieher (*m. depressor anguli oris*).

Der Augen- und der Mundringmuskel, beides Schließmuskeln, sind für spezielle Aufgaben bestimmt, nämlich das Schließen der Augenlider und das Zusammenpressen der Lippen. Der Nasenmuskel (*m. nasalis*) kann die Nasenlöcher verengen und weiten.

▶ **DAS GESICHT**
Eine Vielzahl von Muskeln bedecken den Gesichtsschädel, von den winzigen an der Stirn bis zu den Ringmuskeln von Auge und Mund.

GESICHTSMUSKELN: SEITENANSICHT

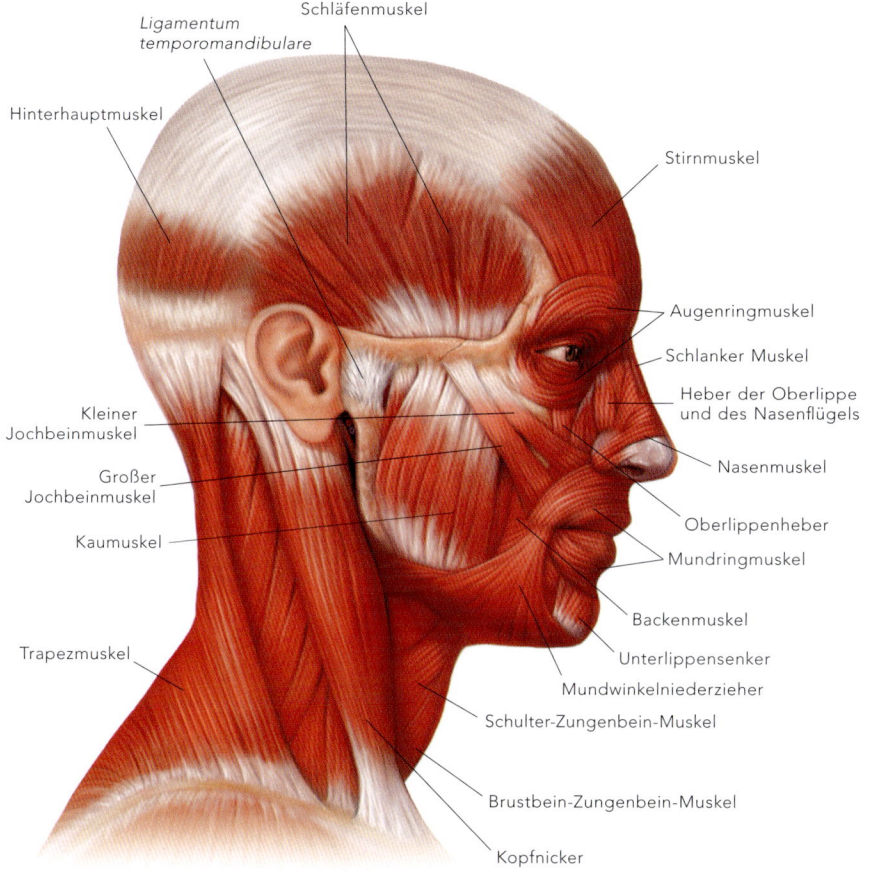

Oberflächliche und tief liegende Gesichtsmuskeln

DIE GESICHTSMUSKULATUR IST IN Lagen angeordnet – tief liegend und oberflächlich. Die oberflächlichen Muskeln strahlen in die Haut ein und steuern die Bewegungen des Gesichts. Der tiefer liegende Backenmuskel (*musculus buccinator*) wird beim Ausatmen aktiv. Der für die Bewegung der Augenbrauen verantwortliche kleine schlanke Muskel (*m. procerus*) entspringt über der Nasenwurzel und verläuft nach oben. Zwar werden diese Muskeln als tief liegend bzw. oberflächlich bezeichnet, aber es besteht kaum ein Unterschied, was ihre Schichtung und diejenige anderer Gewebe wie Faszien und Knorpel betrifft. Die als tief liegend geltenden Muskeln der Kopfhaut wie der Schläfenmuskel (*m. temporalis*) bilden die Schutzschicht des Schädels und sind außerdem für Bewegung in diesem Bereich verantwortlich. Sie sind durch Faszien mit anderen Muskeln verbunden.

▶ **MUSKELN DES MUNDES**
Die Ringmuskeln der Lippen bilden die Mundöffnung und sind auch am Sprechen mitbeteiligt.

OBERFLÄCHLICHE UND TIEF LIEGENDE GESICHTSMUSKELN

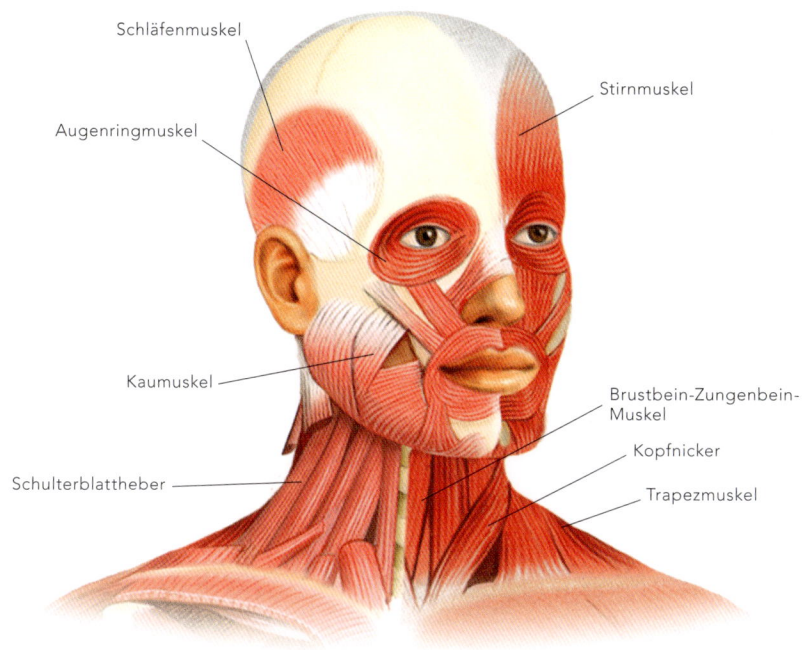

Kiefermuskulatur

DAS KIEFERGELENK (ARTICULATIO TEM*poromandibularis*) ermöglicht dem Menschen, den Unterkiefer zu heben, zu senken, nach vorne, hinten und zur Seite zu bewegen und damit zu kauen. Für eine ruhige Bewegung arbeiten die beiden Köpfe des Kiefergelenks zusammen. Beim Kauen heben der Schläfenmuskel (*musculus temporalis*) und der Kaumuskel (*m. masseter*) eine Seite des Unterkiefers an, und die Flügelmuskeln auf der Gegenseite kontrahieren.

Die Kiefermuskeln können sich auch unwillentlich zusammenziehen, zum Beispiel, wenn man die Zähne im Stress zusammenbeißt oder im Schlaf mit den Zähnen knirscht. Ihr Tonus ist relativ konstant: teilweise kontrahiert. Überaktivität dieser Muskeln verursacht nicht selten Kopf-

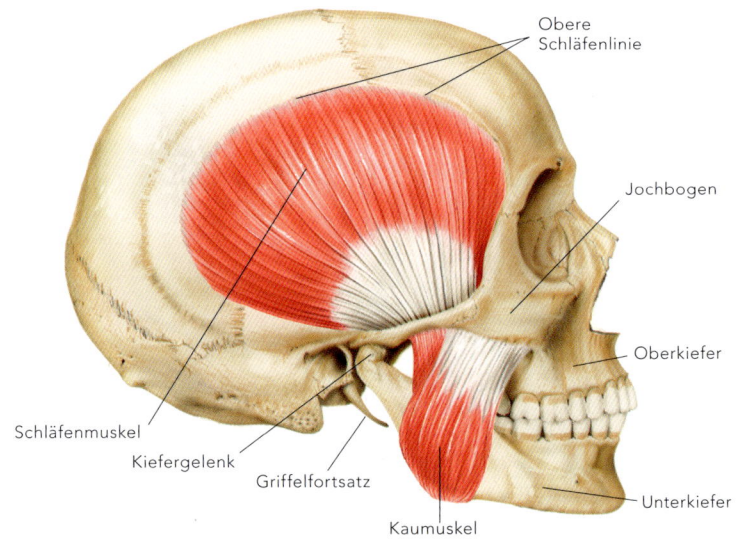

schmerzen in den Schläfen und vor den Ohren.

Die Folge der ständigen teilweisen Kontraktion können Spannungen an den Ansatzpunkten der Muskeln sein. Der innere (*m. pterygoideus medialis*) und der äußere Flügelmuskel (*m. pterygoideus lateralis*) werden in ihrer Funktion eingeschränkt, was eine verminderte Beweglichkeit des Kiefergelenks zur Folge hat und aufgrund von deren Nähe und des Einflusses der Muskeln in diesem Bereich mit Schmerzen oder eingeschränkter Beweglichkeit der Halswirbelsäule einhergeht.

▼ **KIEFERBEWEGUNGEN**

Die Muskeln rund um den Kiefer ermöglichen eine breite Palette an Bewegungen des Unterkiefers.

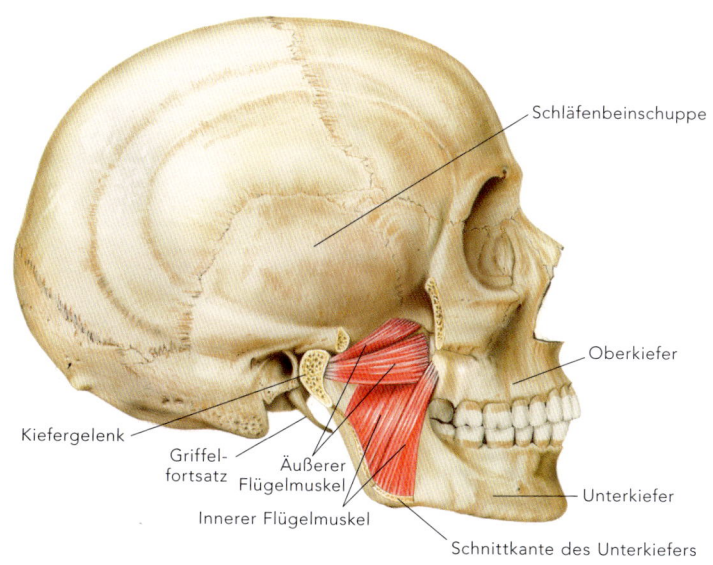

Halsmuskulatur
Einführung

DER HALS IST EINE KOMPLEXE KÖRPERregion, durch die zahlreiche anatomische Strukturen verlaufen. Seine tief liegenden und oberflächlichen Muskeln haben oft mehrere Funktionen. Sie sorgen nicht nur für Bewegungen im Halsbereich, sondern stützen auch den Kopf und stärken sowie stabilisieren die Halswirbelsäule. Die Halsmuskeln können nach ihrer Lage eingeteilt werden in vordere, hintere und äußere. Von den Muskeln, die rechts von der Seite gesehen abgebildet sind, bildet der Kopfnicker (*musculus sternocleidomastoideus*) eine Trennlinie zwischen den vorderen und seitlichen Halsmuskeln und teilt die seitliche Halspartie in zwei Dreiecke. Die Kontraktion eines seiner Köpfe bewirkt eine seitliche Neigung des Halses, die beider Köpfe zusätzlich eine Beugung nach hinten. Die Rippenhalter oder Treppenmuskeln (*m. scaleni*) befinden sich unmittelbar hinter dem Kopfnicker. Sie entspringen im rückwärtigen Bereich der Halswirbelsäule und verlaufen schräg nach vorne zu den obersten Rippen. Bei einseitiger Kontraktion beugen sie die Halswirbelsäule zur Seite, auf der sie liegen, bei beidseitiger Kontraktion heben sie den Brustkorb und unterstützen so die Atmung.

▸ **BEWEGUNG DER OBEREN WIRBELSÄULE UND DES KOPFES**
Für die Beweglichkeit der Halswirbelsäule sorgen die Muskeln auf allen Seiten des Halses.

HALSMUSKELN

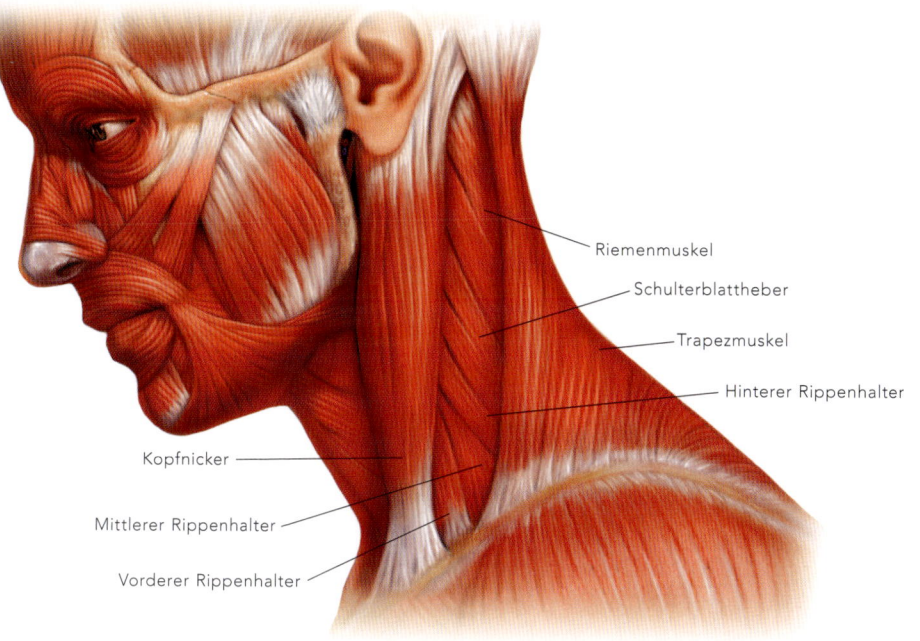

Riemenmuskel
Schulterblattheber
Trapezmuskel
Hinterer Rippenhalter
Kopfnicker
Mittlerer Rippenhalter
Vorderer Rippenhalter

Tief liegende und oberflächliche Halsmuskulatur

AUCH DIE VORDERSEITE DES HALSES weist oberflächliche und tief liegende Muskeln auf. Zu den wichtigsten zählen der Hautmuskel des Halses (*platysma*), der Kopfnicker (*musculus sternocleidomastoideus*) sowie die obere (suprahyale) und untere (infrahyale) Zungenbeinmuskulatur, die für dessen Bewegung verantwortlich sind und beim Schlucken und Erzeugen von Kehlkopflauten eine Rolle spielen.

Die Muskeln an der Rückseite des Halses sind von der Halsfaszie bedeckt. Der Trapezmuskel, dessen obere Fasern der Oberfläche am nächsten liegen, trägt in vielfältiger Weise zur Bewegung des Halses bei, so durch Neigung zur Seite und Drehung. Weiter innen, unter dem Trapezmuskel, befindet sich der Riemenmuskel (*m. splenius*), der den Hals streckt und dreht. Weitere Halsmuskeln sind der Rückenstrecker (die autochthone Rückenmuskulatur, *m. erector spinae*), der aus mehreren Gruppen besteht. Dazu gehören zum Beispiel der längste Muskel (*m. longissimus*) oder der Dornfortsatzmuskel (*m. spinalis*). Die kleineren Muskeln dieses Bereichs tragen wo nötig zur Stabilisierung von Bewegungen bei. Funktionieren die tiefer liegenden Muskeln nicht ordnungsgemäß, springen die oberflächlicheren ein, was jedoch oft zu Überbeanspruchung führt. Die Folge kann ein gesteigerter Muskeltonus sein, dessen Ursache in der ständigen Kontraktion des Muskels, selbst in Ruhephasen, zu suchen ist. Dies wiederum kann zu Problemen wie Spannungskopfschmerzen oder Schmerzen in der Halswirbelsäule führen.

▶ **STÜTZUNG VON KOPF UND WIRBELSÄULE**
Kräftige Muskeln rund um die Halsregion sorgen für die Stützung des Kopfes und stärken die Halswirbel.

NACKEN: TIEF LIEGENDE UND OBERFLÄCHLICHE MUSKELN

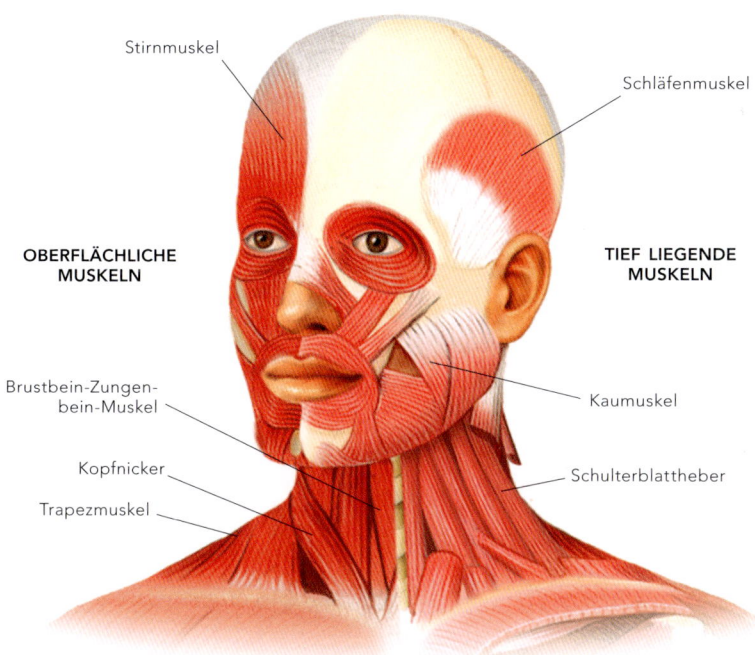

Querschnitt durch den Hals

EIN QUERSCHNITT DURCH DEN HALS AN seinem Ansatz legt wichtige, in seinem Inneren verborgene Strukturen offen. So befinden sich im vorderen Teil beispielsweise die Stimmbänder und die Speiseröhre, im hinteren das Rückenmark, aus dem das Armgeflecht (*plexus brachialis*) hervortritt. Dessen Nerven versorgen die oberen Gliedmaßen. Eine Schädigung dieses Geflechts äußert sich in Symptomen wie Kribbeln oder Taubheit im Arm der betroffenen Seite.

Des Weiteren finden wir hier Drüsen wie die Schilddrüse und Blutgefäße wie die Halsschlagader (*arteria carotis communis*) oder die Drosselvene (*vena jugularis interna* bzw. *externa*). Die Halsschlagader befördert das Blut zum Gehirn, die Drosselvene leitet es von ihm weg. Eine Beeinträchtigung des Blutflusses zum Gehirn führt zu einem erhöhten Hirnschlagrisiko.

Der Hals ist von grundlegender Bedeutung für die Versorgung von Kopf und Gehirn Nährstoffen, und bei der medizinischen Untersuchung in diesem Bereich ist besondere Vorsicht geboten.

▸ **STRUKTUREN DES HALSES**
Der Hals beherbergt eine komplexe Ansammlung von überlebenswichtigen Strukturen, darunter die Halsschlagader und die Drosselvenen.

QUERSCHNITT DURCH DEN HALS

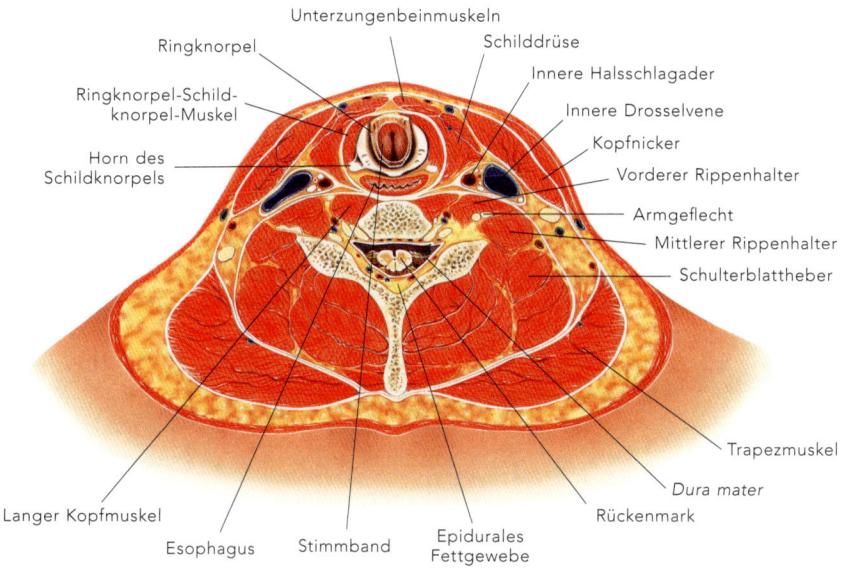

Gehirnerschütterung beim Sport

Eine Gehirnerschütterung, die milde Verlaufsform (Typ1) eines Schädel-Hirn-Traumas (SHT), wird durch die Wirkung von Kontakt- und Beschleunigungskräften auf das Gehirn verursacht. Beim Aufprall werden diese Kräfte auf das Gehirn übertragen und verursachen dort Mikrodeformationen. Ein SHT gilt dann als mild, wenn der Betroffene für weniger als 30 Minuten das Bewusstsein und/oder die Orientierung verliert. Auch wenn diese Form als mild bezeichnet wird, können Symptome wie Verhaltens- und emotionale Störungen eine Weile anhalten.

In jüngerer Zeit wurde darauf hingewiesen, dass bei einer wiederholten Gehirnerschütterung ein erhöhtes Risiko einer neurologischen Erkrankung wie CTE (Chronisch-traumatische Enzephalopathie) besteht. Diese führt zu einer fortschreitenden neuralen Degeneration und tritt nach wiederholten Stößen oder Schlägen auf den Kopf auf. Von den verheerenden Auswirkungen von CTE betroffen waren eine Reihe bekannter Profi-Kontaktsportler und auch Veteranen der Armee.

Jeder Spieler, der in Bewusstlosigkeit fällt, sollte bis zur gründlichen medizinischen Abklärung als von einer Gehirnerschütterung Betroffener betrachtet werden. Da die Symptome auch mit Verspätung auftreten können, dürfen Spieler, bei denen der Verdacht

▶ **KONTAKT**
Aufgrund der starken Kräfte, die beim Zusammenprall auf Kopf und Hals einwirken, zählen eine Gehirnerschütterung und die damit verbundene mögliche Schädigung des Gehirns zu den häufigeren Verletzungen bei Sportarten wie Football.

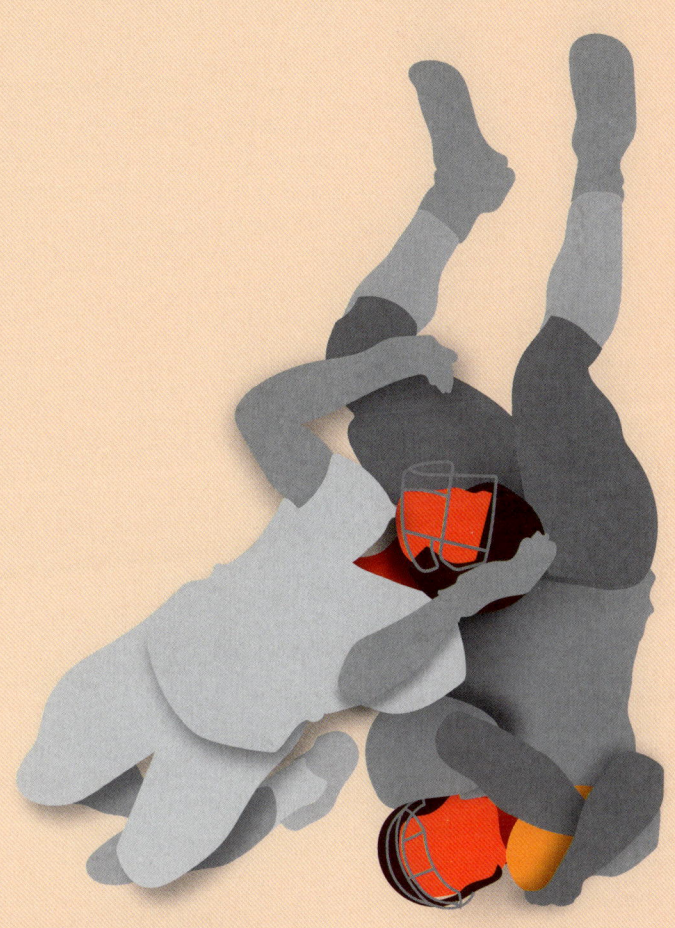

KOPF UND HALSWIRBELSÄULE

Gehirnerschütterung beim Sport *(Forts.)*

auf eine Gehirnerschütterung besteht, am selben Tag nicht erneut aufs Spielfeld. Auf jeden Fall sollten sie ein geregeltes Reha-Programm unter professioneller Überwachung und mit langsamer Steigerung der Trainingsintensität absolvieren. Dieses beginnt mit einer Phase der vollständigen körperlichen und geistigen Ruhe und endet mit Voll-Kontakt-Training. Erst dann darf der Spieler aufs Feld zurückkehren.

Die Schutzkleidung der Footballspieler schützt sie vor Verletzungen, die unmittelbar auf den Zusammenprall zurückgehen, nicht aber vor der Wirkung der dabei entstehenden Kräfte auf das Gehirn. In Ermangelung einer geeigneten Schutzausrüstung werden derzeit neue technische Hilfsmittel entwickelt, die den Betreuern von Kontaktsportlern ermöglichen, Häufigkeit und Intensität der auf deren Körper einwirkenden Kräfte zu beobachten. Auf längere Sicht erhofft man sich davon, die betreffenden Kräfte in den Griff zu bekommen und damit die Langzeitwirkungen von sportbedingten Gehirnerschütterungen zu vermindern.

▶ **HALSVERLETZUNGEN**
Hyperflexion des Nackens, auch bekannt als Schleudertrauma, ist eine häufige Folge von Autounfällen.

HYPEREXTENSION

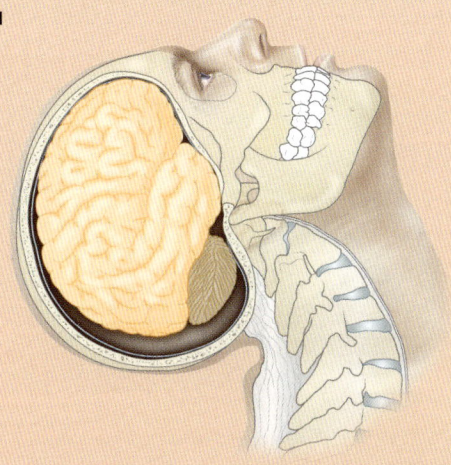

HYPERFLEXION

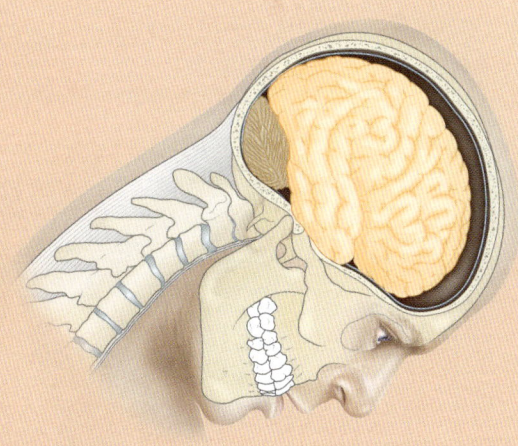

Kapitel 13:
Brustwirbelsäule und Rippen

Der mittlere Abschnitt des Rückgrats, die Brustwirbelsäule und die dort entspringenden Rippen, steht in vielerlei Hinsicht im Zentrum des menschlichen Körpers. So sind die Wirbel entscheidend für die Körperhaltung, während die Rippen Herz und Lunge schützen und eine entscheidende Rolle bei der Atmung spielen, indem sie sich heben und senken. Dies sorgt neben der abwechselnden Kontraktion und Entspannung des Zwerchfells für die Druckveränderungen, die die Luft in die Lungen und wieder hinauspressen.

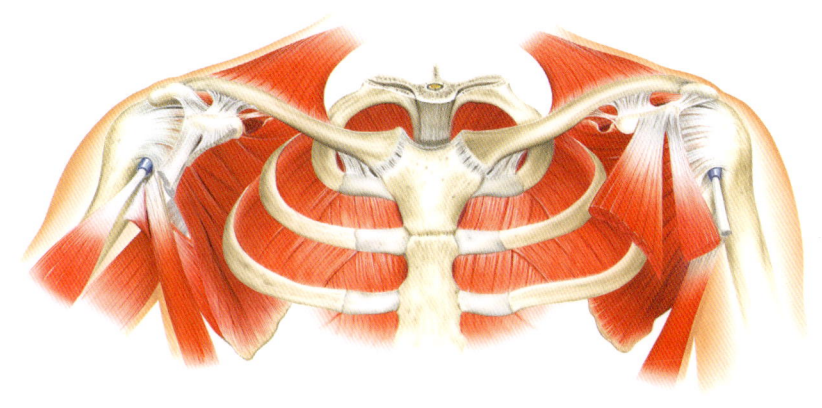
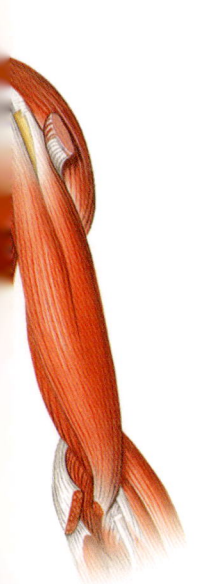
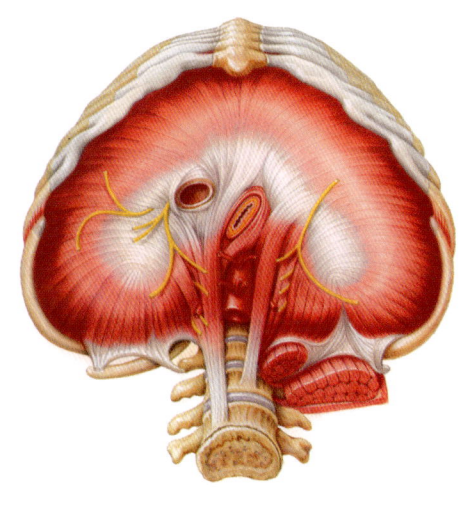

BRUSTWIRBELSÄULE UND RIPPEN | **343**

Die Brustwirbelsäule

DIE BRUSTWIRBELSÄULE BEFINDET SICH zwischen der Hals- und der Lendenwirbelsäule und enthält zwölf Wirbel: sieben typische (T2–T8) und fünf atypische (T1, T9–T12). Sie haben einen herzförmigen Wirbelkörper mit einem kleinen runden Wirbelloch und die typischen zwei Paare Gelenkgruben (*fovea costalis superior* bzw. *inferior*), die die Rippenköpfchen (*capita costae*) aufnehmen.

Der Dornfortsatz der meisten Brustwirbel ragt nach schräg unten und bedeckt mit seiner Spitze den Körper der folgenden Rippe. Vom Wirbelbogen mit den Gelenkflächen gehen der untere Gelenkfortsatz kaudal und der obere kranial ab. Die beiden Querfortsätze ragen nach seitlich hinten und weisen je eine ovale Gelenkfläche für das Rippenhöckerchen (*tuberculum costae*) auf. Bei den typischen Brustwirbeln bilden die obere und die untere Gelenkgrube sowie die entsprechende Bandscheibe ein Rippengelenk (*articulatio costovertebralis*) mit dem Rippenköpfchen. Dabei bilden zum Beispiel die obere Gelenkgrube von T6 mit der unteren Gelenkfläche des Kopfes der sechsten Rippe, die untere Gelenkgrube dagegen mit der oberen Gelenkfläche des Kopfes der siebten Rippe Gelenke.

Die atypischen Brustwirbel teilen zahlreiche Eigenschaften mit den typischen, zeigen aber auch einige Besonderheiten. So hat der erste Brustwirbel

▸ **BRUSTWIRBEL**

Ein typischer Brustwirbel hat einen herzförmigen Körper mit einem kleinen Wirbelloch. Zu beiden Seiten befinden sich je zwei Gelenkgruben für die Rippen – eine charakteristische Eigenschaft der Brustwirbel. Der Ansatz der Rippen im Bereich der Brustwirbelsäule erhöht ihre Stabilität, jedoch auf Kosten der Beweglichkeit.

BRUSTWIRBEL

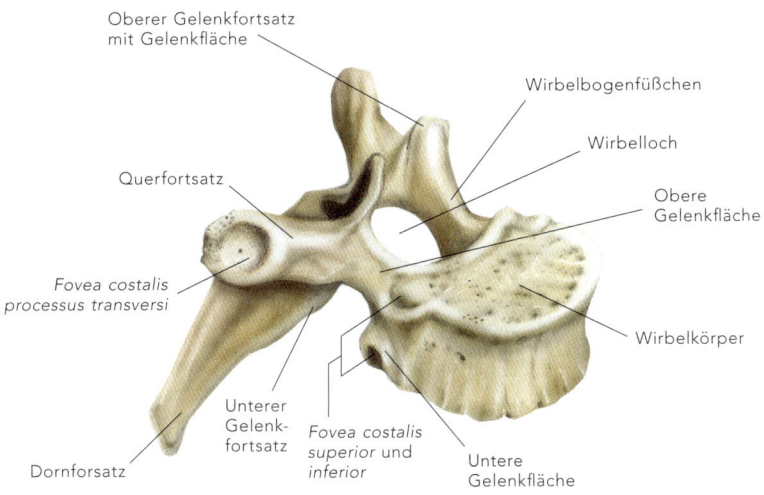

- Oberer Gelenkfortsatz mit Gelenkfläche
- Wirbelbogenfüßchen
- Wirbelloch
- Querfortsatz
- Obere Gelenkfläche
- Fovea costalis processus transversi
- Wirbelkörper
- Unterer Gelenkfortsatz
- Dornforsatz
- Fovea costalis superior und inferior
- Untere Gelenkfläche

Brustwirbelsäule *(Forts.)*

(T1) einen langen, dicken Dornfortsatz, der beinahe horizontal nach hinten ragt. Die erste und die zweite Rippe bilden ein Gelenk mit dem Brustwirbel T1 an dessen oberer Gelenkfläche bzw. unterer Gelenkgrube. Die Größe der Brustwirbel nimmt von T1 zu T12 zu, und sie werden den Lendenwirbeln immer ähnlicher – weniger beweglich, dafür stärker stützend. Besonders deutlich ist dies am zwölften Brustwirbel (T12), der einen großen Wirbelkörper, jedoch keine Gelenkflächen im unteren Bereich hat. Die dreieckigen Dornfortsätze von T11 und T12 ragen nach hinten, aber weniger nach unten als die der anderen Brustwirbel. Ein weiteres Merkmal von T12 sind seine kleinen Zitzenfortsätze (*processus mammilares*), die als Ansatz für den viel gefiederten Muskel (*musculus multifidus*) dienen. Verletzungen des zwölften Brustwirbels sind infolge der hohen Belastungen, die er aushalten muss, besonders häufig.

▸ **BRUSTWIRBELSÄULE**

Die Brustwirbelsäule besteht aus zwölf Wirbeln und liegt zwischen der Hals- und der Lendenwirbelsäule. Zusammen mit dem Brustbein und den Rippen bildet sie den Brustkorb, der als Schutz für die inneren Organe von Bauch und Thorax von vitaler Bedeutung ist. Die Größe der einzelnen Brustwirbelkörper nimmt nach unten zu; die Brustwirbelsäule wird dadurch immer stabiler, aber weniger beweglich. In der Brustregion bildet die Wirbelsäule eine Kyphose, das heißt, sie ist nach hinten gewölbt.

BRUSTWIRBELSÄULE

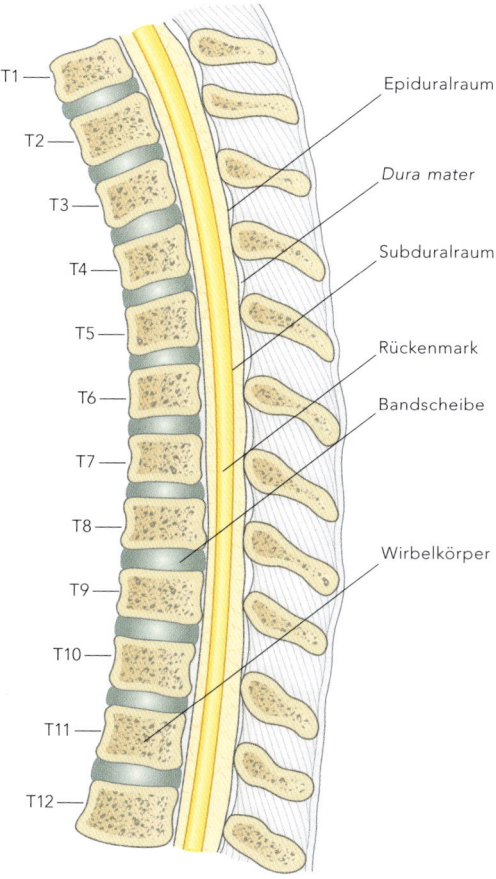

Rippen

DIE RIPPEN SIND GEBOGENE, FLACHE Knochen und bilden zusammen mit dem Brustbein und den Brustwirbeln den Brustkorb. Dieser besitzt drei wichtige Funktionen: Schutz der Organe von Bauch und Brust, Stützung der oberen Gliedmaßen und Ansatz für die Atemmuskeln.

Zu den typischen Rippen gehören die dritte bis neunte, die sich in Kopf, Hals, Höcker, Winkel und Schaft gliedern. Ihre Rippenköpfchen (*caput costae*) bilden mit ihren beiden Gelenkflächen Gelenke mit den oberen bzw. unteren Gelenkgruben der Wirbel. Der nach vorne oben verlaufende Rippenhals (*collum costae*) verbindet den Kopf der Rippe mit ihrem Körper (*corpus costae*). Der Rippenhöcker (*tuberculum costae*) am Übergang zwischen Hals und Körper bildet ein Gelenk mit dem Querfortsatz eines Wirbels. Auch der Körper (Schaft) der Rippe ist gebogen und tritt am markantesten am Rippenwinkel (*angulus costae*) hervor. Er weist eine konvexe Innenseite und eine konkave Außenseite auf. An der Innenseite verläuft die Rippenfurche (*sulcus costae*), die den Zwischenrippennerven und den dazugehörigen Blutgefäßen Schutz bietet.

Die erste, zweite, zehnte, elfte und zwölfte Rippe sind atypisch. Die erste, von hinten schräg nach vorne verlaufende Rippe ist die kürzeste, und ihr Kopf bildet über eine runde Gelenkfläche mit der ersten Brustrippe (T1) ein Gelenk. In zwei Furchen an ihrer Oberseite verlaufen die Schlüsselbeinvene (*vena subclavia*) und die Unterschlüsselbeinarterie (*arteria subclavia*). An der gerillten Innenseite befindet sich ein kleiner rauer Knochenhöcker (*tuberculum musculi scaleni anterioris*), an dem der vordere Rippenhalter (*musculus scalenus anterior*) ansetzt.

▶ **DIE RIPPEN**
Die Rippen, die jeweils paarweise an der Brustwirbelsäule befestigt sind, schützen die lebenswichtigen Organe in der Brusthöhle.

RIPPEN

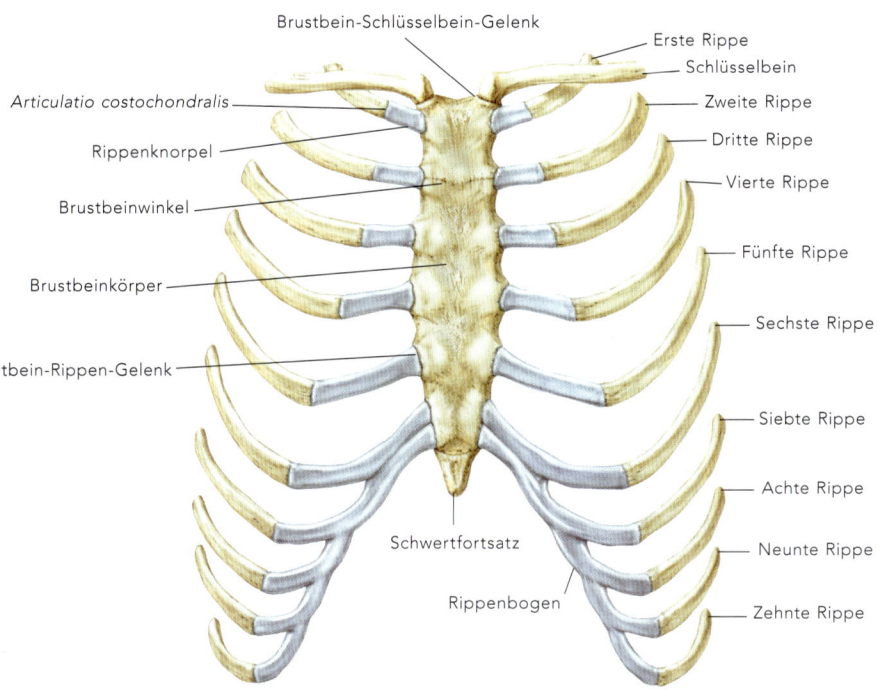

Schultergürtel

DER SCHULTERGÜRTEL BESTEHT AUS rechtem und linkem Schlüsselbein, den Schulterblättern sowie dem Brustbein. Er verbindet die Knochen der Arme (das obere appendikuläre Skelett) ausschließlich über die Schlüsselbeine mit dem Axialskelett. Anders als der Beckengürtel ist er rückseitig nicht mit dem Rumpf verbunden und ermöglicht so, als ungeschlossener Kreis die Arme einzeln zu bewegen.

Schulterblatt

Das Schulterblatt (*scapula*) bildet den hinteren Teil des Schultergürtels. Es ist ein flacher, dreieckiger Knochen und liegt schräg über dem rückseitigen Brustkorb (Rippen 2–7). Die ventrale, den Rippen zugewandte Fläche des Schulterblatts bildet eine große konkave Grube, die *Fossa subscapularis*, die dorsale Fläche wird durch die Schulterblattgräte (*spina scapulae*) in die kleinere Untergrätengrube (*fossa infraspinata*) und die größere Obergrätengrube (*fossa supraspinata*) unterteilt. Aus der dreieckigen, quer über die Rückenfläche des Schulterblatts verlaufenden Schulterblattgräte geht am äußeren Rand das Schulterdach (*acromion*) hervor.

Der dünne mittlere Rand des Schulterblatts verläuft zwischen seinem oberen und unteren Winkel, der dickere äußere Rand zwischen der Schulterpfanne und dem unteren Winkel. Der obere Rand ist der kürzeste und verläuft zwischen dem oberen Winkel und der Einkerbung (*incisura scapulae*) an der Innenseite des Rabenschnabelfortsatzes.

Brustbein

Das flache Brustbein bildet den Vorderteil des Brustkorbs. Es schützt dort lebenswichtige Organe wie das Herz und bildet mit dem Rippenknorpel ein Gelenk. Es gliedert sich in drei Teile: Handgriff (*manubrium sterni*), Körper und Schwertfortsatz (*processus xiphoideus*). Der Handgriff ist der breiteste, dickste und oberste Teil des Brustbeins und befindet sich etwa zwischen den Wirbeln T3 und T4. Er bildet mit dem Schlüsselbein (*articulatio sternoclavicularis*) und dem Rippenknorpel der ersten und zweiten Brustrippe Gelenke. Der Brustbeinkörper ist länger und

KNOCHEN DES SCHULTERGÜRTELS: VORDERANSICHT

dünner und befindet sich auf der Höhe der Brustwirbel T5–T9. Hier setzen die dritte bis sechste sowie ein Teil der siebten Rippe mit Gelenken an. Der Schwertfortsatz als kleinster und unterster Teil des Brustbeins befindet sich auf der Höhe der zehnten Brustrippe (T10).

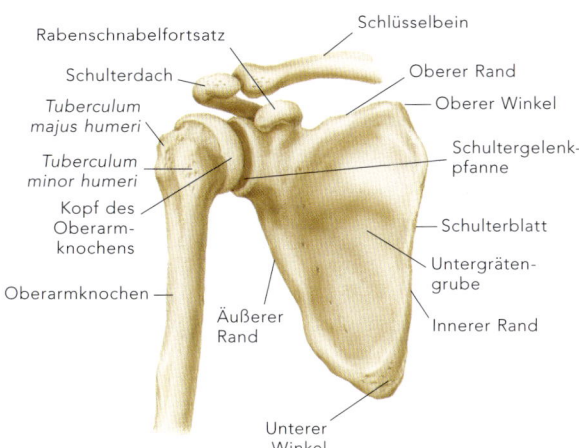

MUSKELN DES SCHULTERGÜRTELS

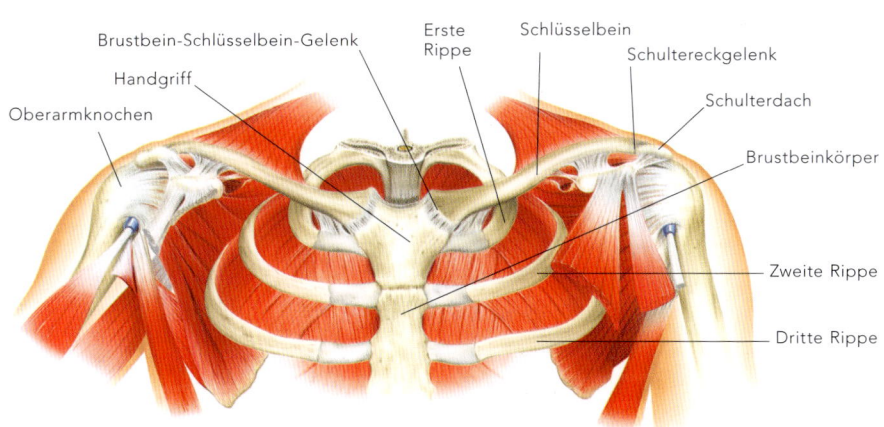

Das Schlüsselbein

DAS S-FÖRMIGE SCHLÜSSELBEIN (*clavicula*) verbindet einen Arm mit dem Rumpf und erstreckt sich vom Handgriff des Brustbeins (*manubrium sterni*) zum Schulterdach (*acromion*). Das innere Ende am Brustbein ist an der Vorderseite konvex, das äußere konkav.

Mit dem Brustbein bildet das Schlüsselbein das Sternoklavikulargelenk, wobei die Gelenkfläche des Schlüsselbeins deutlich größer ist als die des Brustbeins. Ein *Discus articularis* teilt den Gelenkspalt in zwei Hälften; beide sind mit Gelenkinnenhaut (*membrana synovialis*) ausgestattet. Lateral bildet das Brustbein mit dem Schulterdach das Schultereckgelenk (*articulatio acromioclavicularis*), ein ebenes Gelenk.

Das Schlüsselbein hat drei Funktionen: Erstens ermöglicht es als Befestigungspunkt dem Schulterblatt eine weitgehend freie Bewegung und hält es zugleich vom Brustkorb fern; zweitens dämpft es Stoßkräfte des Arms und leitet sie ans Axialskelett weiter; und drittens bildet das Schlüsselbein auch eine schützende Grenze für die zum Arm führenden Nerven- und Blutbahnen.

Die Oberfläche des Schlüsselbeins ist an der Oberseite glatt und an der Unterseite rau, da dort starke Bänder ansetzen. Diese verbinden es nach innen mit der ersten Rippe und nach außen mit dem Schulterblatt. Am Knochenvorsprung *Tuberculum conoideum* an der äußeren Unterfläche des Schlüsselbeins setzt das *Ligamentum conoideum* an.

▸ **DAS SCHLÜSSELBEIN**
Das Schlüsselbein stabilisiert das Schultergelenk, lässt ihm aber auch eine große Bewegungsfreiheit.

SCHLÜSSELBEIN

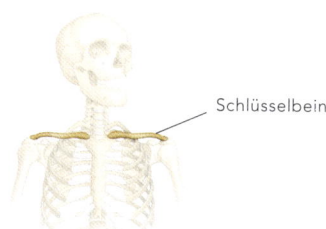

Schlüsselbein

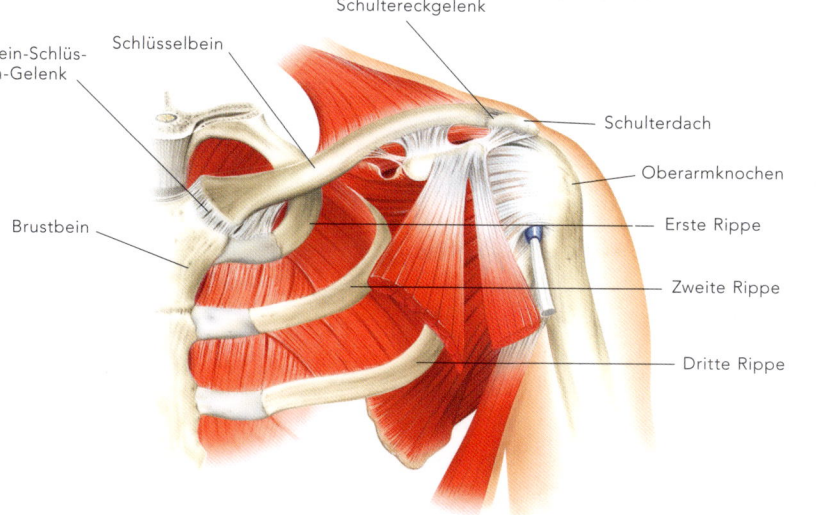

Brustbein-Schlüsselbein-Gelenk
Schlüsselbein
Schultereckgelenk
Schulterdach
Oberarmknochen
Brustbein
Erste Rippe
Zweite Rippe
Dritte Rippe

Muskeln der Brustwirbelsäule

IN DER HINTEREN BRUSTREGION LIEGT der mächtige Trapezmuskel (*musculus trapezius*) ganz an der Oberfläche, der seinen Namen von seiner Form ableitet. Streng genommen sind es eigentlich zwei Muskeln zu beiden Seiten der Wirbelsäule, die zusammen ein Trapez bildeln. Der Trapezmuskel entspringt am äußeren Drittel des Schlüsselbeins, läuft rückseitig über Schulterdach (*acromion*) und Schultergräte (*spina scapulae*) abwärts und setzt an den Dornfortsätzen der Brustwirbel an. Somit bedeckt er den Großteil der oberen Rückenpartie und befestigt Brustwirbelsäule, Schultergürtel und Schädelbasis. Die Fasern des Trapezmuskels verlaufen in drei verschiedene Richtungen und erfüllen ver-schiedene Aufgaben. Der obere Anteil verläuft von der Schädelbasis abwärts zum äußeren Rand des Schulterblatts und setzt in der Mitte an den Dornfortsätzen der untersten Hals- und der obersten Brustwirbel an. Er hebt Schulterblatt und Schultergürtel an. Die mittleren Fasern verlaufen beinahe horizontal von den Dornfortsätzen der mittleren Brustwirbelsäule zur Außenseite der Schultergräte sowie zur Rückseite des Schulterdachs. Dieser Anteil zieht die Schulter nach hinten. Die unteren Fasern verlaufen zwischen den Dornfortsätzen der unteren Brustwirbel und der unteren Schulterblattinnenseite schräg aufwärts nach außen. Durch ihre Kontraktion bewirken sie die Senkung des Schulterblatts.

▸ **BEWEGUNG DER WIRBELSÄULE**
Zahlreiche Rückenmuskeln tragen zu den unterschiedlichsten Bewegungen der Wirbelsäule bei.

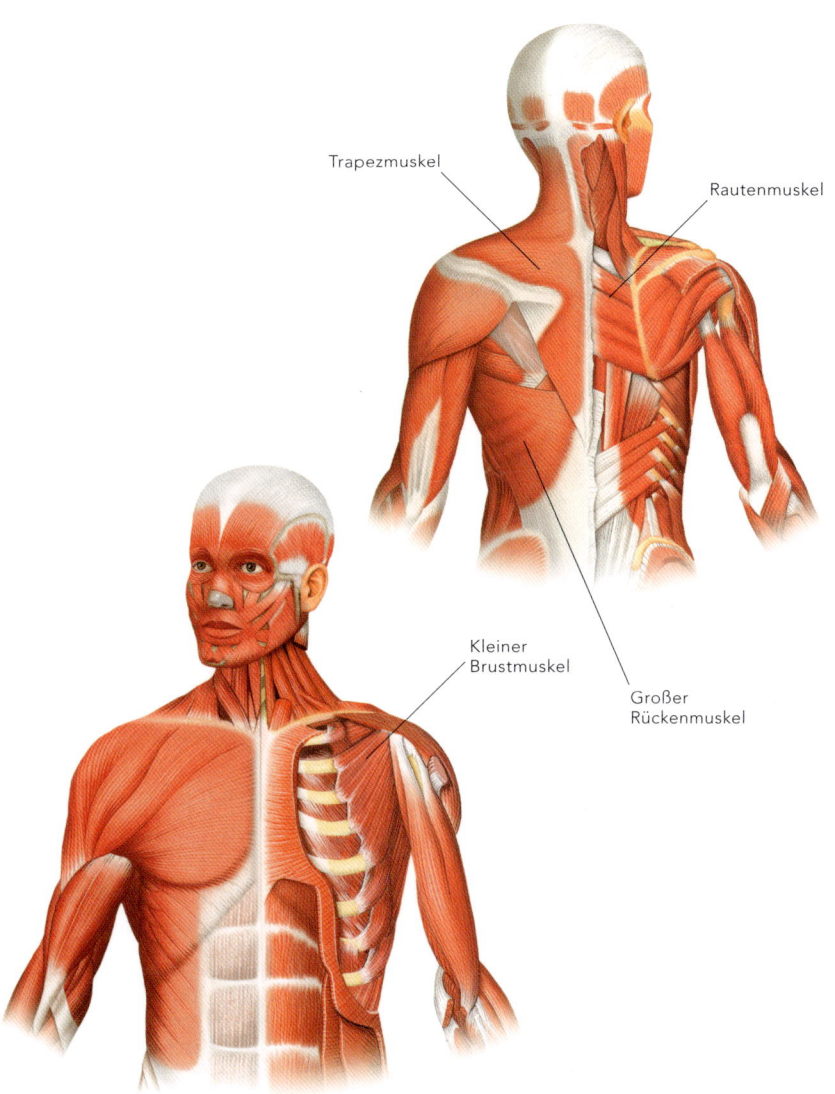

Muskeln der Brustwirbelsäule *(Forts.)*

Der andere oberflächliche Muskel an der Rückseite der Brustregion ist der große Rückenmuskel (*m. latissimus dorsi*). Er entspringt an der *Fascia thoracolumbalis* im unteren Rückenbereich sowie an den Dornfortsätzen der Lenden- und der unteren fünf Brustwirbel. Sein oberer Ansatz befindet sich in der Vertiefung zwischen den Höckerchen des Oberarmknochens (*sulcus intertubercularis humeri*). Bei konzentrischer Kontraktion erzeugt dieser Muskel Adduktion, Streckung und innere Drehung der Schulter. Unter den oberflächlichen hinteren Brustmuskeln liegen der große und der kleine Rautenmuskel (*m. rhomboideus major* bzw. *minor*), die kurz und horizontal von den Dornfortsätzen der Wirbel C7–T5 zur inneren Fläche des Schulterblatts (*margo medialis scapulae*) verlaufen. Sie sind für die Adduktion des Schulterblatts verantwortlich und fixieren es am rückwärtigen Brustkorb. Der vordere Sägemuskel (*m. serratus anterior*) zieht das Schulterblatt zur Körpervorderseite hin um den Brustkorb herum und trägt dadurch zu dessen Stabilisierung bei. Er entspringt an der äußeren Oberfläche der achten oder neunten Rippe und zieht sich von der Rückseite des Körpers unter dem Schulterblatt bis zu seinem Ansatz an dessen Innenseite.

▶ **DIE BRUSTWIRBEL**

An den Brustwirbeln setzen eine Reihe von Muskeln und die Rippen an. Ihre Wirbelkörper sind meist herzförmig und werden abwärts, zur Lende hin, immer größer. Der Dornfortsatz der Brustwirbel ragt nach unten, die Querfortsätze nach hinten seitwärts. Der Ansatz der Rippen in diesem Abschnitt der Wirbelsäule vergrößert die Stabilität, beschränkt jedoch die Beweglichkeit des Brustbereichs insgesamt.

BRUSTWIRBEL MIT BANDSCHEIBE

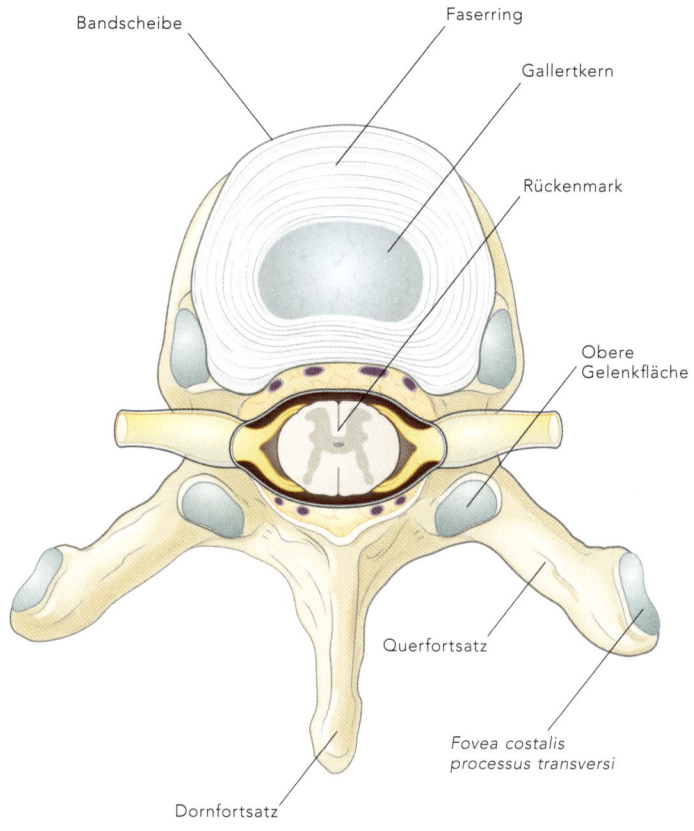

Muskeln der Brustwand

ZU DEN MUSKELN DER BRUSTWAND gehören der hintere Sägemuskel (*m. serratus posterior*), die Rippenheber (*m. levatores costarum*), die Unterrippen- (*m. subcostales*) und die Zwischenrippenmuskulatur (*m. intercostales*). Diese Muskeln dienen vornehmlich dazu, den Brustkorb zu stabilisieren, und steuern die Atmung. Die autochthonen Brustmuskeln bestehen jeweils aus drei Schichten: den äußeren sowie den inneren Zwischenrippenmuskeln (*m. intercostalis externus* bzw. *internus*) und dem innersten, dem *Musculus intercostalis intimus*; sie verlaufen vom unteren Rand einer Rippe zum oberen der benachbarten. Alle drei werden von den Zwischenrippennerven (*nervi intercostales*) versorgt. Die äußeren Zwischenrippenmuskeln heben den Brustkorb bei der Atmung an, die beiden inneren Schichten senken ihn und unterstützen damit das Ausatmen.

Die Unterrippenmuskeln verlaufen von der Unterseite der unteren Rippen zur über- bzw. überübernächsten Rippe unterhalb. Sie haben eine ähnliche Aufgabe wie die beiden inneren Schichten der Zwischenrippenmuskeln. Der obere Abschnitt des hinteren Sägemuskels (*m. serratus posterior superior*) entspringt an den Dornfortsätzen von C7–T3 und setzt an der Oberseite der zweiten, dritten und vierten Rippe an. Er hebt die Rippen, vergrößert damit den Umfang des Brustkorb und löst so das Einatmen aus. Der untere Abschnitt (*m. serratus posterior inferior*) verläuft von den Dornfortsätzen der Wirbel T7–T11 zur Unterseite der achten bis zwölften Rippe. Kontrahiert er, senkt sich der Brustkorb und man atmet aus. Die Rippenheber, zwölf kurze, fächerförmige Muskeln, ziehen sich zu beiden Seiten der sechs unteren Brustrippen von ihren Querfortsätzen zur nächstunteren Rippe. Sie tragen zur Stabilität des Brustkorbs und zu dessen Hebung bei der Atmung bei.

▸ **ZWISCHEN- UND UNTERRIPPENMUSKELN**
Diese Muskeln verleihen dem Brustkorb Stabilität und Flexibilität.

MUSKELN DER BRUSTWAND

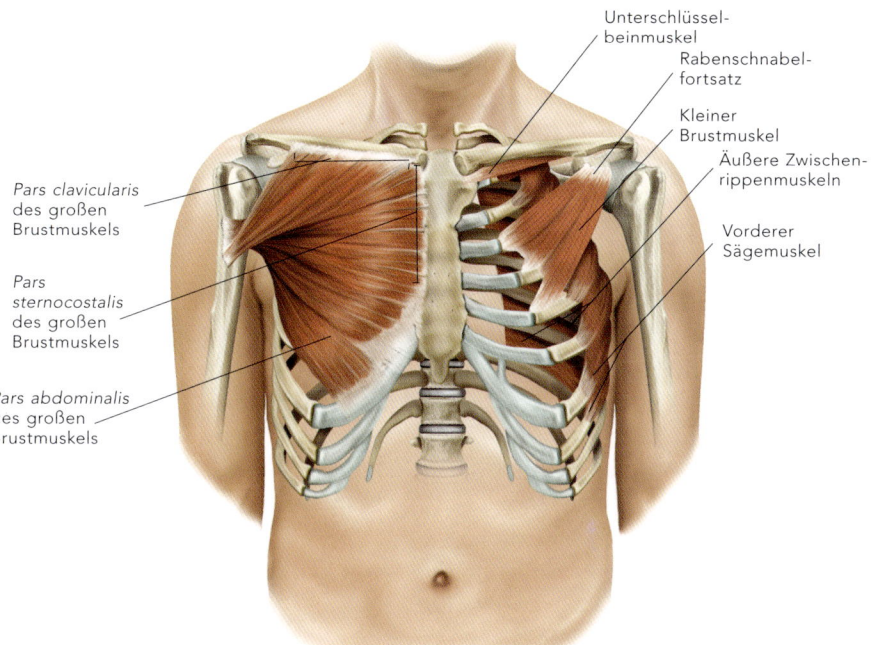

Unterschlüsselbeinmuskel
Rabenschnabelfortsatz
Kleiner Brustmuskel
Äußere Zwischenrippenmuskeln
Vorderer Sägemuskel

Pars clavicularis des großen Brustmuskels

Pars sternocostalis des großen Brustmuskels

Pars abdominalis des großen Brustmuskels

Muskeln des Brustkorbs

ZU DEN ÄUSSEREN MUSKELN DES Brustkorbs, die oberflächlich an der Vorderseite liegen, gehören der große und der kleine Brustmuskel (*musculus pectoralis major* bzw. *minor*). Beim dicken, fächerförmigen großen Sägemuskel können drei Anteile unterschieden werden, die gemeinsam über eine Sehne an der lateralen Bizepsrinne (*sulcus bicipitalis lateralis*) ansetzen. Er ist für unterschiedliche Bewegungen des Schultergelenks verantwortlich. Sein größter Anteil (*pars sternocostalis*) hat seinen Ursprung am Brustbein und am Knorpel der zweiten bis sechsten oder siebten Rippe und verläuft horizontal vom Brustbein. Der unterste Anteil (*pars abdominalis*) entspringt an der Sehnenplatte (Aponeurose) des äußeren schrägen Bauchmuskels (*m. obliquus externus abdominis*) und verläuft vertikal. Der obere Anteil (*pars clavicularis*) schließlich hat seinen Ursprung an der medialen Hälfte des Schlüsselbeins und verläuft schräg nach unten zum gemeinsamen Ansatz am Oberarmknochen. Kontrahieren alle drei Anteile gemeinsam, führt dies zur Adduktion und Einwärtsdrehung der Schulter; tut dies nur die P*ars clavicula*, erzeugt dies Beugung. Wenn die Schulter gebeugt ist, streckt die Kontraktion der *Pars sternocostalis* sie wieder.

Tief unter dem großen liegt der deutlich dünnere, dreieckige kleine Brustmuskel, der am medialen Rand der kranialen Oberfläche des Rabenschnabelfortsatzes (*processus coracoideus*) des Schulterblatts ansetzt und seinen Ursprung an den Knorpeln der dritten bis fünften Rippe hat. Er trägt zur Stabilisierung des Schulterblatts bei, indem er es nach unten zieht und nach vorne in Richtung Brustkorb kippt.

▶ **BEWEGUNGEN DER SCHULTER**
Eine wichtige Rolle spielen die beiden Brustmuskeln bei der Bewegung der Schultern.

DIE BEIDEN BRUSTMUSKELN

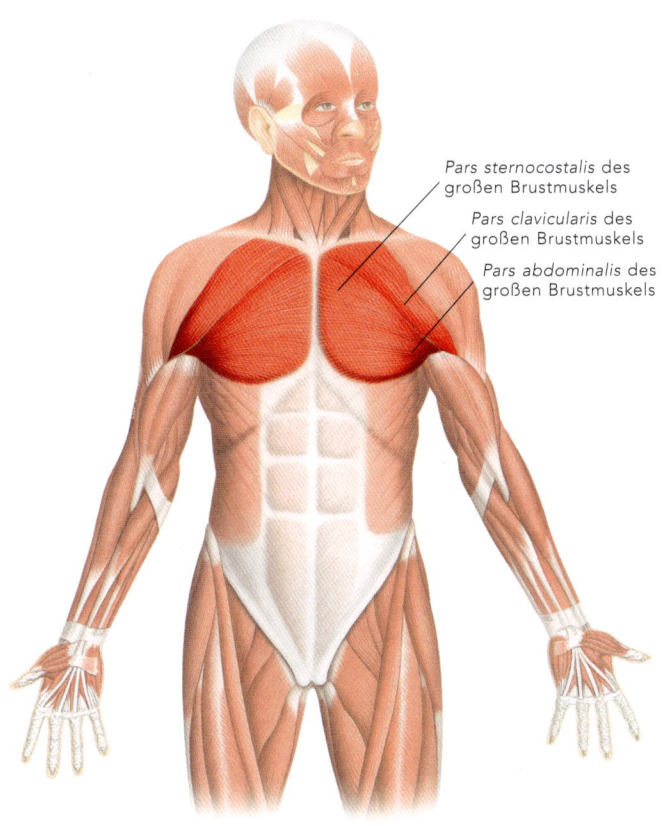

Pars sternocostalis des großen Brustmuskels

Pars clavicularis des großen Brustmuskels

Pars abdominalis des großen Brustmuskels

Das Zwerchfell

DAS ZWERCHFELL (DIAPHRAGMA) IST ein großes Muskel-Sehnen-Gebilde, das horizontal am unteren Ende des Brustkorbs ansetzt und von grundlegender Bedeutung für die Atmung ist. Aus anatomischer Sicht trennt es den Brustkorb von der Bauchhöhle. Es hat die Form einer doppelten Kuppel, mit der Wölbung zur Brusthöhle. Die rechte Kuppel ist leicht höher als die linke, sodass sie mehr Raum für die unterhalb gelegene Leber schafft. In der Zwerchfellmitte befindet sich eine dicke Sehne, die vorne in den Schwertfortsatz (*processus xiphoideus*) des Brustbeins einstrahlt. Der Herzbeutel (Perikard) ruht auf diesem mittleren Teil, während die Muskelbereiche sich seitlich davon befinden. Die Muskelfasern verlaufen horizontal von ihrem Ansatz an der Basis des Brustkorbs und den Lendenwirbeln zur Aponeurose und Sehne in der Mitte des Zwerchfells. Sie straffen das Zwerchfell und ziehen es nach unten und initiieren damit den Atemzyklus. Da das Zwerchfell über der Bauchhöhle liegt, spielt es eine grundlegende Rolle bei der Druckregulierung in diesem Bereich und damit auch für die Aufrechterhaltung der Stabilität im Lendenbereich der Wirbelsäule.

▶ **DAS ZWERCHFELL**
Zu den lebenswichtigen anatomischen Strukturen, die durch das Zwerchfell verlaufen, gehören die Speiseröhre, die Aorta und die untere Hohlvene.

DAS ZWERCHFELL

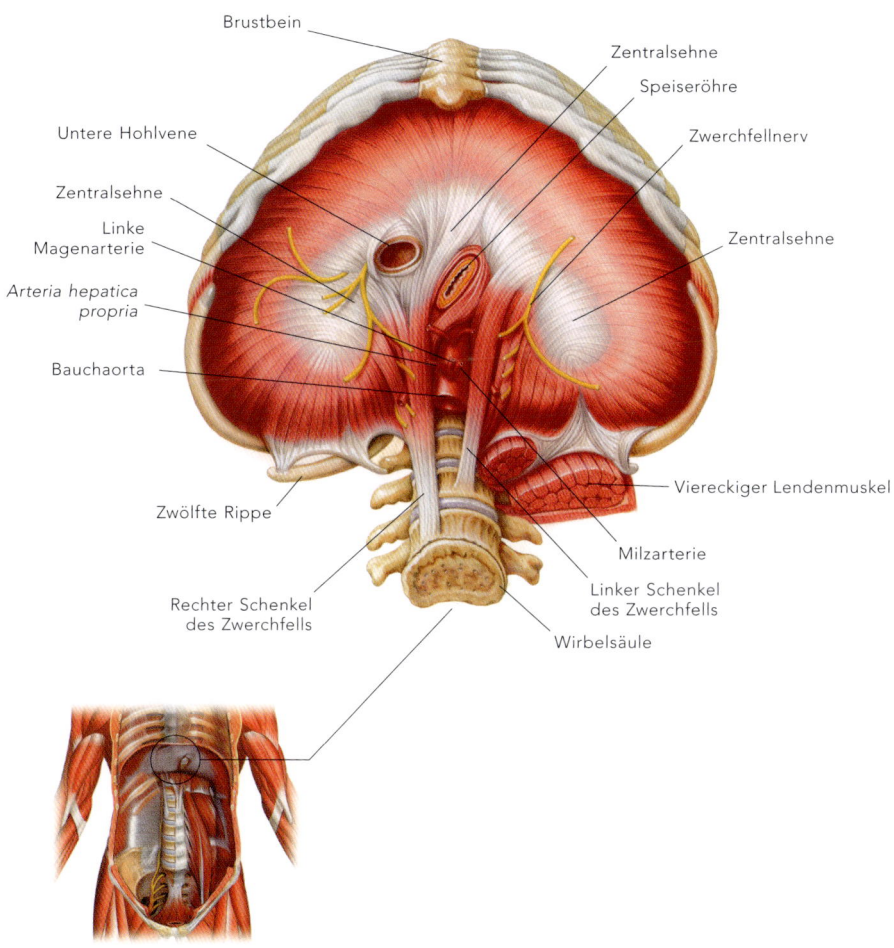

Atemmechanik

DAS GESETZ VON BOYLE-MARIOTTE beschreibt die Beziehung zwischen Druck und Volumen eines Gases und besagt, dass der Druck mit zunehmendem Volumen abnimmt. So strömt, wenn der Druck im Bauchraum unter den atmosphärischen abfällt, Luft in die Lungen und Sauerstoff gelangt ins Blut. Der Atmungsprozess wird von einer Reihe von Muskeln ausgelöst, die am Brustkorb ansetzen. Kontrahiert die äußere Muskelschicht des Zwerchfells, zieht es dessen mittleren Teil nach unten. In der Folge kontrahieren die äußere Schicht des Zwischenrippenmuskels, der obere Teils des hinteren Sägemuskels (*m. superior serratus posterior*) sowie der Rippenheber (*m. levatores costarum*), und der Brustkorb hebt und weitet sich. Aufgrund des Anstiegs des Brustkorbvolumens und des daraus folgenden Druckabfalls strömt Luft in die Lungen und der Prozess des Atmens wird in Gang gesetzt.

Wenn das Diaphragma und die Atemmuskeln sich entspannen, wird ausgeatmet. Dabei senkt sich der Brustkorb und sein Volumen verringert sich, was wiederum einen Anstieg des Drucks und das Ausströmen von Luft aus den Lungen verursacht. Im Allgemeinen ist der Prozess des Ausatmens ein passiver. Dennoch kann er in einigen Fällen mit aktiver Beteiligung erfolgen, etwa beim Ausblasen einer Kerze, wo der Luftstrom stärker sein soll.

Bei dieser forcierten Ausatmung sind weitere Muskeln wie die beiden tiefen Schichten der autochthonen Brustmuskulatur (*m. intercostalis internus* bzw. *intimus*) mit beteiligt, deren Kontraktion den Brustkorb stärker anhebt und senkt und damit mehr Luft aus den Lungen gepresst wird.

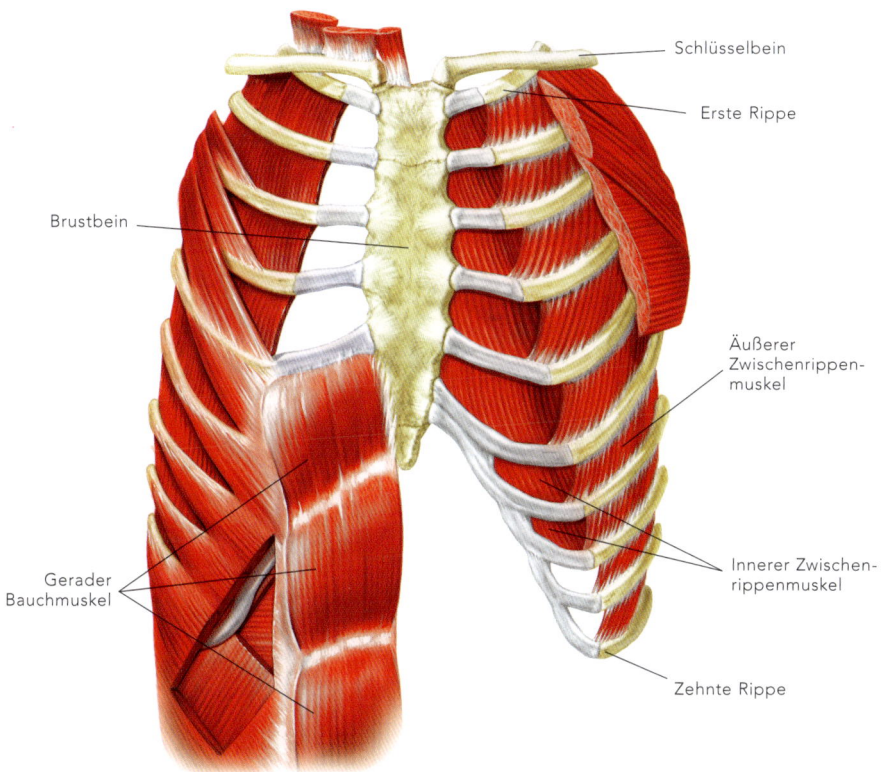

▲ DIE AUTOCHTHONE BRUSTMUSKULATUR

Die äußeren und die darunterliegenden inneren Zwischenrippenmuskeln vergrößern sich im Verbund zwischen zwei benachbarten Rippen.

Kapitel 14:
Lendenwirbelsäule und Becken

Dieser Bereich des Körpers sorgt sowohl für Stabilität und Festigkeit als auch für Flexibilität und Bewegung. Kräftige Muskeln gewährleisten die erforderliche Stabilität, ohne die viele Bewegungen unmöglich wären, während starke Knochen sicherstellen, dass der Körper Kräften standhalten kann, die von schnellen und heftigen Bewegungen verursacht werden.

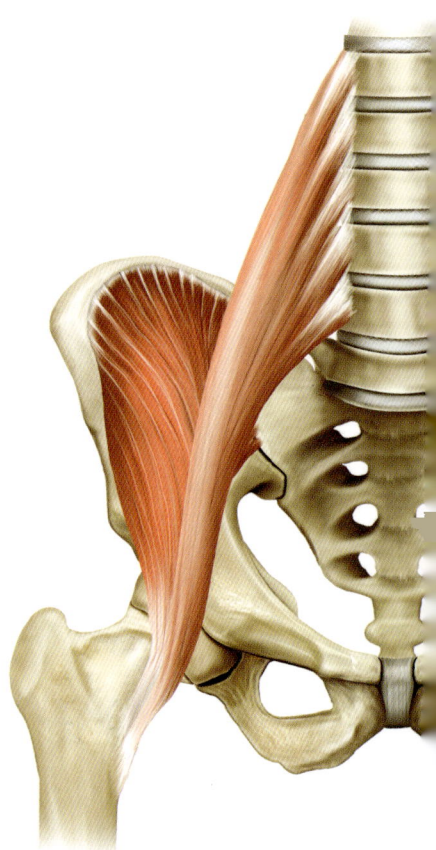

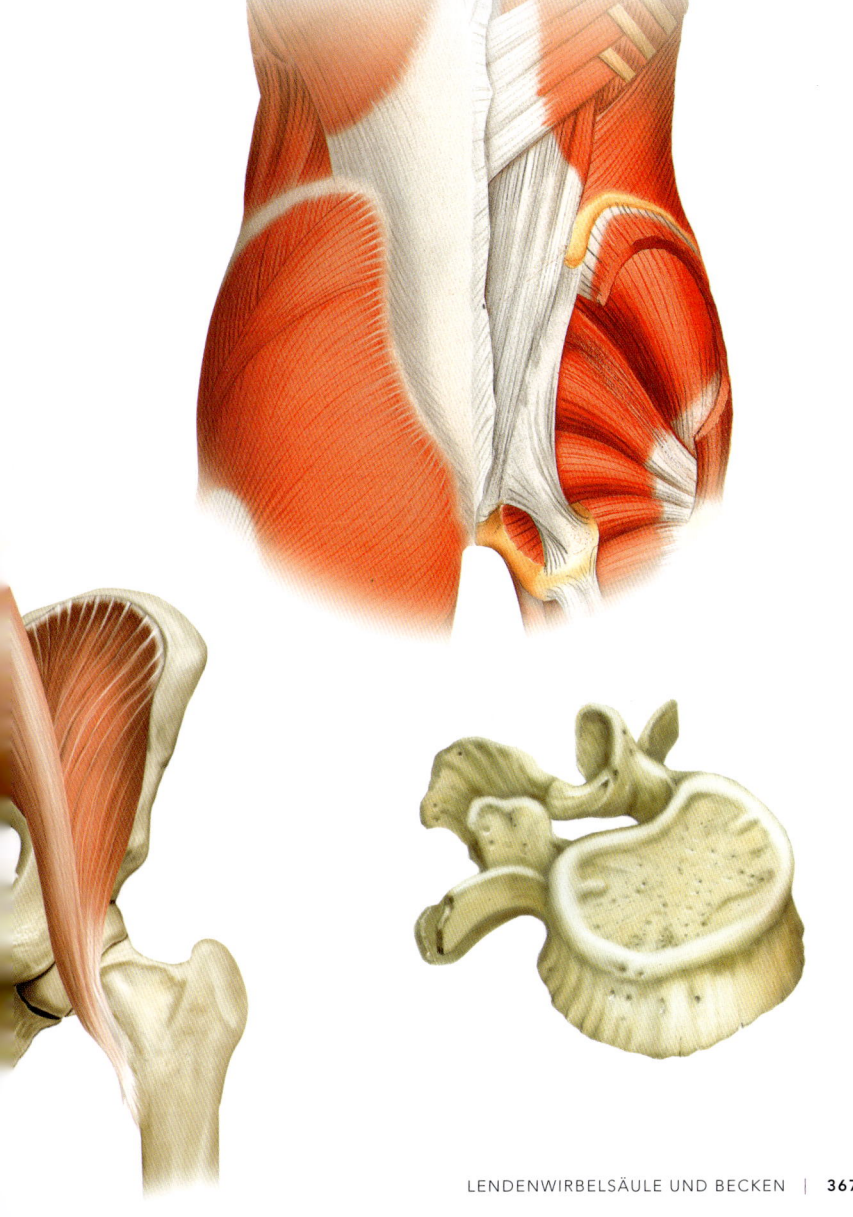

LENDENWIRBELSÄULE UND BECKEN

Die Lendenwirbel

DER LENDENBEREICH DER WIRBELSÄULE zwischen dem Brustbereich und dem Kreuzbein besteht aus fünf großen, unregelmäßigen Wirbeln. Wie die der anderen Abschnitte werden auch sie von oben nach unten durchnummeriert (L1–L5). Die Lendenwirbel besitzen einen großen, zentralen Körper, der für eine gleichmäßige Kräfteverteilung sorgt, und sind stark genug, um das auf ihnen lastende Gewicht zu tragen, das aufgrund ihrer Lage bedeutend größer ist als in den darüber gelegenen Bereichen der Wirbelsäule. Deshalb ist die Masse der fünf Lendenwirbel etwa doppelt so groß wie die der sieben Halswirbel.

Form und Aufbau der Lendenwirbel sind einheitlich: kurzer, dicker Wirbelbogen (*arcus vertebrae*) mit Füßchen (*pediculi arcus vertebrae*) und Querfortsätzen, die annähernd gerade aus dem massiven Wirbelkörper zur Seite herausragen, sowie weitere Fortsätze. Die dünnen Querfortsätze laufen spitz zu, nur L5 besitzt dicke und breite Querfortsätze. An diesen können aufgrund ihrer abweichenden Größe zu beiden

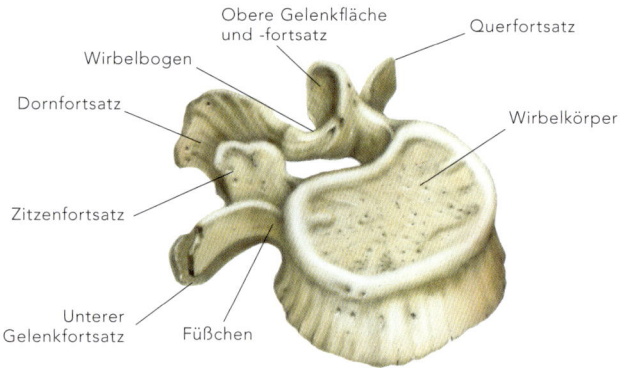

LENDENWIRBEL

Seiten die Darmbein-Lendenbein-Bänder (*ligamenta iliolumbares*) ansetzen, die den fünften Lendenwirbel mit dem Darmbeinkamm (*crista iliaca*) im oberen Becken verbinden, die Bewegung zwischen beiden einschränken sowie zur Stabilisierung des Iliosakralgelenks (*articulatio sacroiliaca*) beitragen. An der Rückfseite jedes Querfortsatzes entspringt ein Hilfsfortsatz (*processus accessorius*), an dem die kleinen, stabilisierenden Zwischenquerfortsatzmuskeln (*m. intertransversarii*) ansetzen. Außerdem besitzt jeder Lendenwirbel obere und untere Gelenkflächen für die Gelenkbildung mit dem benachbarten Wirbel. An der Rückseite der oberen Gelenkfortsätze setzt am Zitzenfortsatz der viel gefiederte Muskel (*m. multifidus*) an.

Die Flächen der Lendenwirbelgelenke sind beinahe vertikal ausgerichtet. Dies erleichtert Beugung und Streckung in der Lendenwirbelsäule und begrenzt zugleich die Drehbarkeit der einzelnen Wirbel.

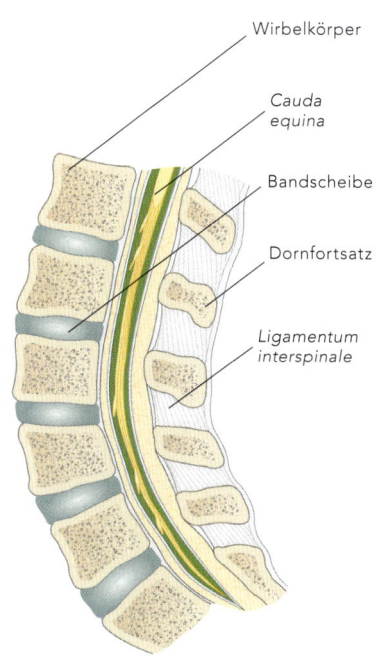

LENDENWIRBELSÄULE

Das Iliosakralgelenk (JSG)

Das Kreuzbein (os sacrum), ein großer dreieckiger Knochen an der Basis der Wirbelsäule, besteht aus fünf Wirbeln, die während des Heranwachsens beim Menschen verschmelzen. Der äußere Rand des Kreuzbeins bildet mit dem Darmbein das Iliosakralgelenk. Dieses ist von besonderer Bedeutung für die Übertragung von Kräften zwischen Oberkörper und Beinen und wird sowohl durch das hochkongruente Gelenk als auch mehrere dicke Bänder stabilisiert. An der Vorderseite gehört dazu das vordere Kreuzbein-Darmbein-Band (*ligamentum sacroiliacum anterius*) als Teil der Gelenkkapsel. Weiter verstärkend wirken das *Ligamentum sacroiliacum interosseum* und das hintere Kreuzbein-Darmbein-Band (*ligamentum sacroiliacum posterius*).

LAGE DES ILIOSAKRALGELENKS

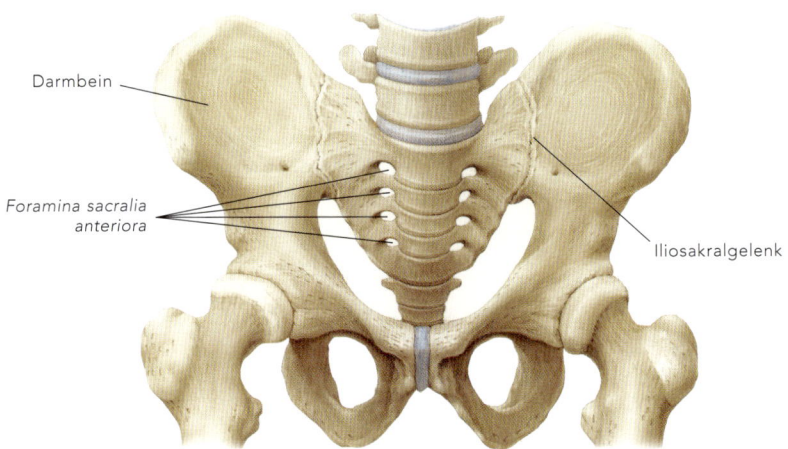

Diese breiten, dicken Bänder verlaufen schräg vom Kreuzbein zum Darmbein nach oben und ziehen Letzteres, wenn eine Last nach unten wirkt, nach innen; so stabilisieren sie das Gelenk zusätzlich.

In der Kindheit und frühen Pubertät ist das Iliosakralgelenk frei beweglich, verknöchert aber im frühen Erwachsenenalter allmählich. Das dadurch stabilere Gelenk ist ziemlich starr und ermöglicht nur geringe Bewegungen wie die kaum messbare sogenannte Nutation. Dabei kippt die Basis (Spitze) des Kreuzbeins in der Sagittalebene nach vorne gegen das Becken; bei der Gegenbewegung, der Kontranutation, neigt es sich gegen das Darmbein nach hinten.

ILIOSAKRALGELENK

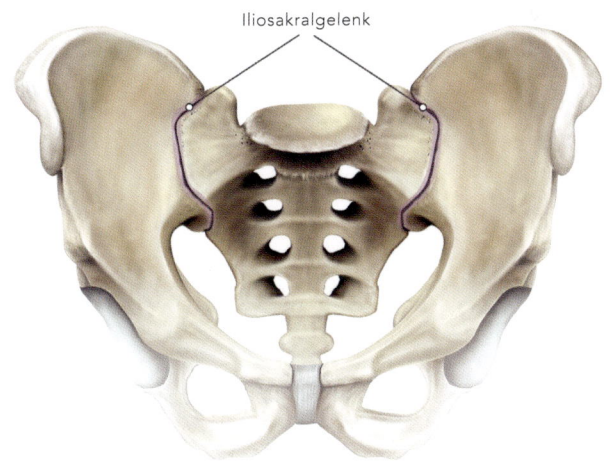

Das Becken

DAS BECKEN WIRD VON ZWEI VERschmolzenen Knochenstrukturen, die als Hüftknochen bekannt sind, gebildet: Beide sind vorne durch die knorpelige Schambeinfuge (*symphysis pubica*), hinten durch das Iliosakralgelenk (*articulatio sacroiliaca*) verbunden. Das Becken übernimmt drei sehr unterschiedlich wichtige Funktionen: Erstens setzen hier etliche Muskeln des Oberschenkels und des Rumpfes an; zweitens schützt es die Fortpflanzungs-, Harn- und Verdauungsorgane. Und schließlich spielt das Becken eine wichtige Rolle bei der Kraftübertragung und -verteilung zwischen der oberen und der unteren Hälfte des Körpers.

Jedes Hüftbein (*os coxae*) besteht aus drei miteinander verschmolzenen Knochen(-Anteilen): Schambein (*os pubis*),

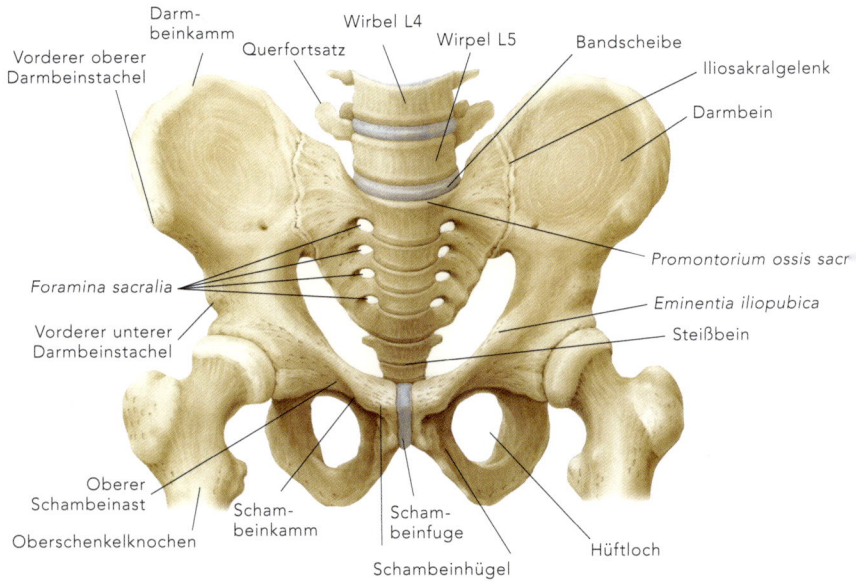

Darmbein (*os ilium*) und Sitzbein (*os ischii*). Von außen betrachtet lassen sich drei Merkmale erkennen: Am oberen vom Darmbein gebildeten Abschnitt des Hüftbeins ragt der Darmbeinkamm (*crista iliaca*) markant hervor. Im unteren Drittel laufen die drei Anteile in der Hüftpfanne (*acetabulum*) zusammen, die mit dem Hüftkopf (*caput femoris*) das Hüftgelenk bildet. Unmittelbar unterhalb der Hüftpfanne liegt das Hüftloch (*foramen obturatum*). Es ist das größte Foramen im menschlichen Körper und von einer dicken Fasermembran bedeckt, an dem der äußere (*musculus obturator externus*) sowie der innere Hüftlochmuskel (*m. obturator internus*) ihren Ursprung haben.

▼ **BECKEN**

Das männliche (links) und das weibliche Becken (rechts)

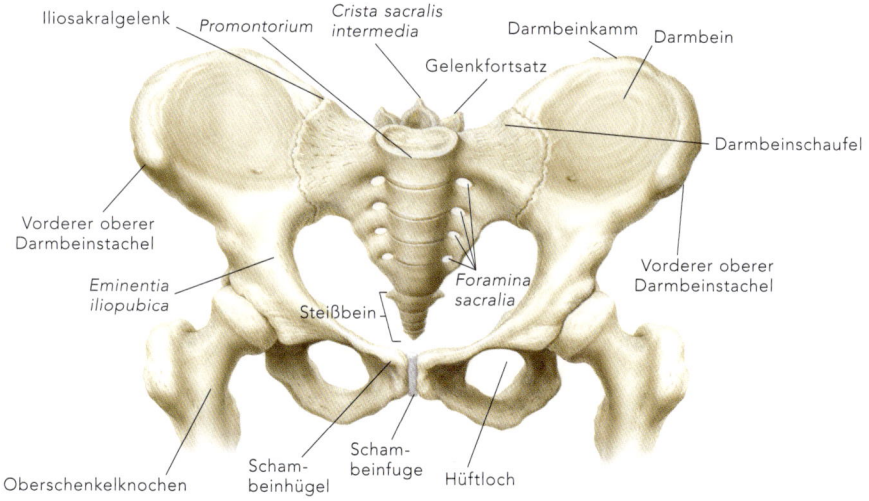

Das Darmbein

DAS DARMBEIN (OS ILIUM) IST EIN großer, flacher Knochen, der sich vom unteren Drittel des Beckens aufwärts erstreckt. Seinen gerundeten, beim Menschen oft gut sichtbaren oberen Rand bezeichnet man als Darmbeinkamm (*crista iliaca*). Am vordersten Punkt des Darmbeinkamms ragt der vordere obere Darmbeinstachel (*spina iliaca anterior superior, SIAS*) hervor. An diesem Knochenvorsprung entspringt der Schneidermuskel (*musculus sartorius*), der sich leicht ertasten lässt. Unmittelbar unterhalb befindet sich der kleinere vordere untere Darmbeinstachel (*spina iliaca anterior inferior*), an dem der gerade Schenkelmuskel (*m. rectus femoris*) des Quadrizeps seinen Ursprung hat. Nach hinten führt der Darmbeinkamm zum hinteren oberen Darmbeinstachel (*spina iliaca posterior superior*). Wenn man die Haut genau betrachtet, ist er meist als kleines Grübchen im unteren Rücken gut sichtbar. Wenig unterhalb davon befindet sich der weniger markante hintere untere Darmbeinstachel (*spina iliaca posterior inferior*) als Begrenzung der Knocheneinkerbung *Incisura ischiadica major*, durch die das Lenden-Kreuz-Geflecht (*plexus lumbosacralis*) zum Bein verläuft. An der Außenseite des Darmbeins sind drei feine Knochenlinien zu erkennen: die *Linea glutea posterior*, *anterior* und *inferior*, an denen der große, mittlere bzw. kleine Gesäßmuskel (*m. gluteus maximus, medius bzw. minimus*) entspringen. Im Bereich einer konkaven Knochenmulde an der Innenseite des Darmbeins, der Darmbeingrube (*fossa iliaca*), hat der für die Beugung der Hüfte verantwortliche Darmbeinmuskel (*m. iliacus*) seinen Ursprung.

▶ **SIAS**
Am vorderen oberen Darmbeinstachel entspringt der Schneidermuskel.

DARMBEIN

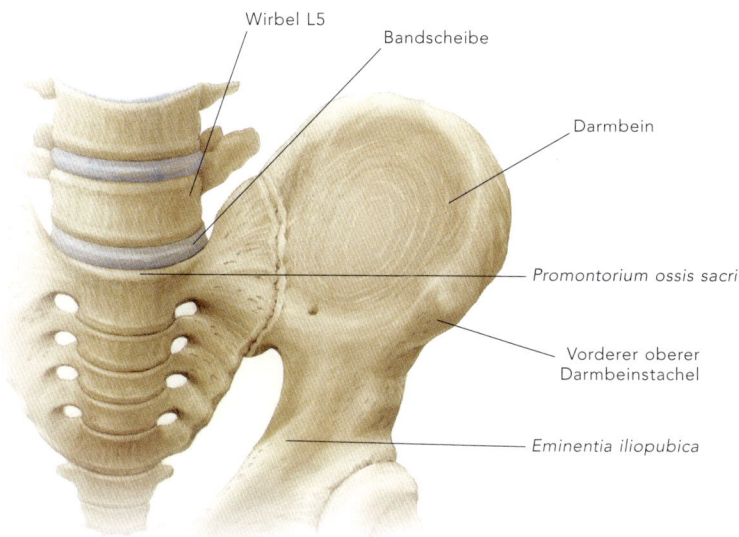

- Wirbel L5
- Bandscheibe
- Darmbein
- *Promontorium ossis sacri*
- Vorderer oberer Darmbeinstachel
- *Eminentia iliopubica*

Das Sitzbein

DAS KLEINE SITZBEIN (OS ISCHII) befindet sich rückwärtig unterhalb des Darmbeins und ist mit diesem an der Rückseite des Beckens bis zur Basis des Hüftlochs verwachsen. Dort ragt am hinteren Rand der spitze Sitzbeinstachel (*spina ischiadica*) hervor. Unterhalb davon befindet sich die sichelförmige Knochenvertiefung *Incisura ischiadica minor*. Im Weiteren verläuft das Sitzbein nach unten und bildet den markanten Sitzbeinhöcker (*tuber ischiadicum*), an dem etliche Beinmuskeln, darunter die Flexorengruppe des Oberschenkels, entspringen.

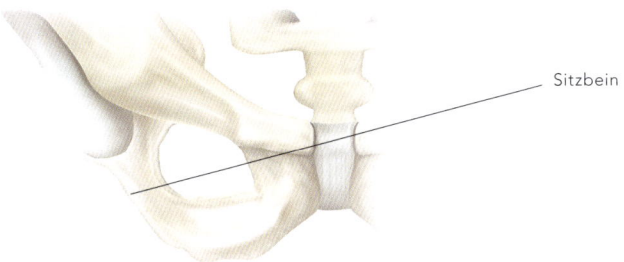

DAS SITZBEIN

Das Schambein

DAS SCHAMBEIN (OS PUBIS) IST DER kleinste Anteil des Hüftbeins. Es erstreckt sich von der Hüftpfanne aus nach vorne unten als oberer Schambeinast (*ramus superior ossis pubis*), bevor es zum Körper des Schambeins abflacht. Zwischen dem oberen Schambeinast und dem Körper befindet sich eine dünne Knochenleiste namens *Linea pectinea*, an der der Kammmuskel (*musculus pectineus*) endet. Der obere Rand ist die Knochenkante (*crista pubica*), an der medial der gerade Bauchmuskel (*m. rectus abdominis*) ansetzt. Am unteren Ende treffen sich die beiden Hälften des Körpers in der Mitte und bilden die Schambeinfuge (*symphysis pubica*), eine aus Faserknorpel bestehende Gelenkverbindung. Diese ist eher starr und ermöglicht kaum Bewegung – etwa zwei Millimeter Translation und minimale Drehung. Stabilität verleihen dem Gelenk die knorpelige Scheibe in der Mitte und zwei Bänder oben und unten (*ligamentum pubicum superius* bzw. *inferius*).

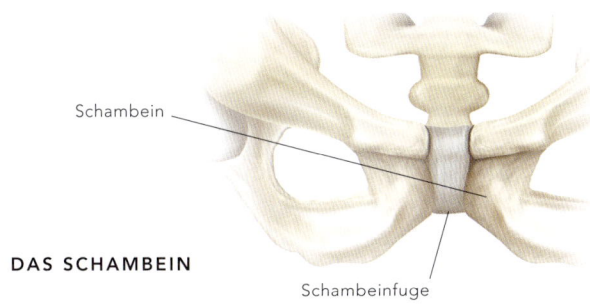

DAS SCHAMBEIN

Schambein

Schambeinfuge

Untere Rücken-, Bauch- und Beckenbodenmuskulatur

DER GROSSTEIL DES KÖRPERGEWICHTS konzentriert sich vor der Wirbelsäule; daher stabilisieren die Rückenmuskeln die Wirbelsäule im rückseitigen Bereich. Die untere Rückenmuskulatur kann in zwei klar erkennbare Gruppen gegliedert werden: eine extrinsische (von außen kommende) und eine intrinsische (auf die Region begrenzte). Erstere steuert die Bewegungen der Gliedmaßen und die Atmung, Letztere trägt lokal zur Stabilität der Wirbelsäule bei und sorgt so für eine aufrechte Haltung.

UNTERE RÜCKENMUSKELN

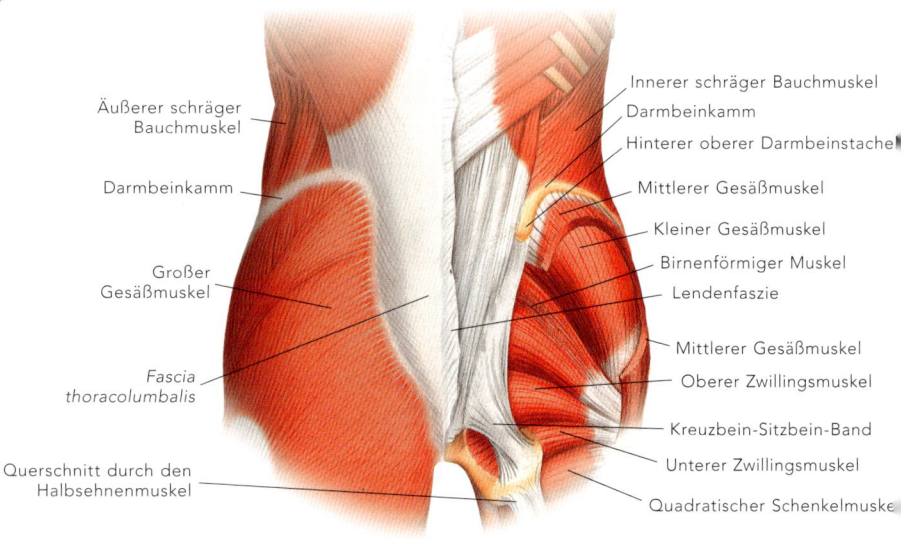

OBERFLÄCHLICH — TIEF

- Äußerer schräger Bauchmuskel
- Darmbeinkamm
- Großer Gesäßmuskel
- Fascia thoracolumbalis
- Querschnitt durch den Halbsehnenmuskel
- Innerer schräger Bauchmuskel
- Darmbeinkamm
- Hinterer oberer Darmbeinstachel
- Mittlerer Gesäßmuskel
- Kleiner Gesäßmuskel
- Birnenförmiger Muskel
- Lendenfaszie
- Mittlerer Gesäßmuskel
- Oberer Zwillingsmuskel
- Kreuzbein-Sitzbein-Band
- Unterer Zwillingsmuskel
- Quadratischer Schenkelmuskel

Extrinsische untere Rückenmuskeln

Der fächerförmige große Rückenmuskel (*musculus latissimus dorsi*) entspringt an den Querfortsätzen (*processi spinosi*) der unteren fünf Lendenwirbel, um dann in die *Fascia thoracolumbalis* zu münden. Er erzeugt Bewegung im Schultergelenk, spielt aber auch eine Rolle bei der Stabilisierung des unteren Rückens, indem er die *Fascia thoracolumbalis* dreht.

Intrinsische untere Rückenmuskeln

Der Rückenstrecker (die autochthone Rückenmuskulatur, *m. erector spinae*) verbindet die Dornfortsätze benachbarter Wirbel von der Lendenregion an aufwärts bis zur Schädelbasis. Er ist der Hauptstrecker der Wirbelsäule und spielt eine zentrale Rolle bei der Sicherung einer aufrechten Haltung. Diese Muskelgruppe wird in zwei Trakte gegliedert: Die Dornfortsatzmuskeln (*m. spinales*) gehören dabei zum medialen Trakt, der längste Muskel (*m. longissimus*) und der Darmbein-Rippenmuskel (*m. iliocostalis*) zum lateralen, ebenso das spinotransversale System mit dem Halbdornmuskel (*m. semispinalis*), dem viel gefiederten Muskel (*m. multifidus*), und den Drehmuskeln (*m. rotatores*). Diese verlaufen in der Grube zwischen Dorn- und Querfortsatz der Wirbel.

Die Bauchmuskulatur

IN DER VORDEREN BAUCHWAND FINDEN wir vier paarige Muskeln. Die Fasern dreier Paare – des äußeren schrägen Bauchmuskels (*musculus obliquus externus abdominis*), des inneren schrägen Bauchmuskels (*m. obliquus internus abdominis*) und des queren Bauchmuskels (*m. transversus abdominis*) – verlaufen horizontal und die entsprechenden Muskeln sind flach. Der gerade Bauchmuskel (*m. rectus abdominis*) mit deutlich größerem Querschnitt dagegen verläuft vertikal. Er entspringt an der Knochenkante des Schambeins (*crista pubica*) und setzt am Schwertfortsatz (*processus xiphoideus*) an der Basis der Rippen an. Aufgrund der Ausrichtung seiner Fasern besteht die Hauptaufgabe dieses Muskels – bei konzentrischer Kontraktion – in der Beugung der Wirbelsäule nach vorne. Bei gleichzeitiger isometrischer und exzentrischer Kontraktion steuert er die Streckung der Wirbelsäule. Der am tiefsten liegende Muskel der vorderen Bauchwand ist der quere Bauchmuskel, der vom Darmbeinkamm (*crista iliaca*) zu den unteren sechs Rippen verläuft. Aufgrund der horizontalen Ausrichtung seiner Muskelfasern kann er an der Wirbelsäule kein Drehmoment und damit auch keine Bewegung erzeugen. Seine Bedeutung verdankt er der Fähigkeit, die Bauchhöhle zusammenzupressen und Drehung in der Lendengegend zu erzeugen, die diese zusätzlich stabilisiert. Über dem queren Bauchmuskel, näher an der Oberfläche, liegen der innere und der äußere schräge Bauchmuskel, deren Muskelfasern ebenfalls horizontal verlaufen. Die Beugung des Rumpfes und das Kippen des Beckens nach vorne gehen auf ihre Kontraktion zurück.

▶ **DER BAUCH**

Die wichtigsten Muskeln im Bauchbereich sind der gerade Bauchmuskel sowie der äußere und der innere schräge Bauchmuskel.

TIEF LIEGENDE BAUCHMUSKELN

OBERFLÄCHLICHE BAUCHMUSKELN

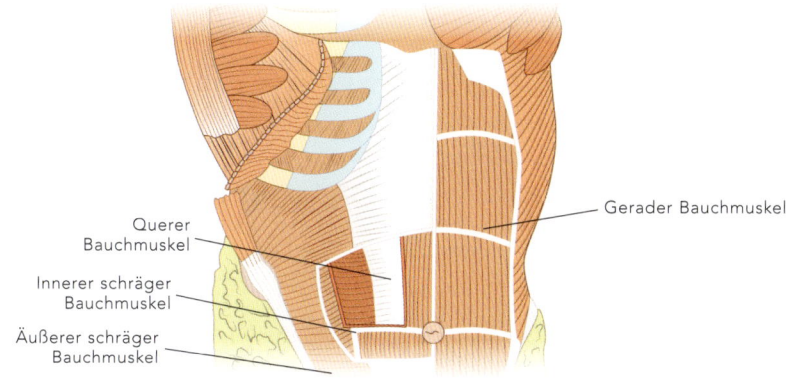

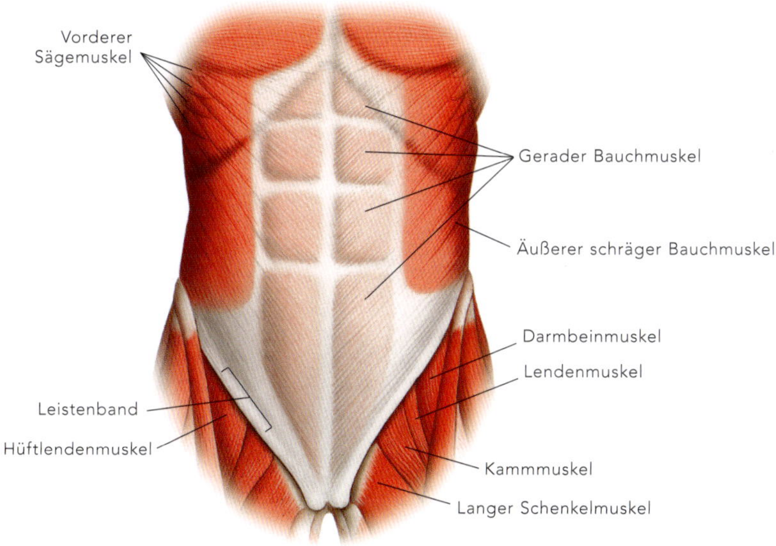

- Gerader Bauchmuskel
- Querer Bauchmuskel
- Innerer schräger Bauchmuskel
- Äußerer schräger Bauchmuskel
- Vorderer Sägemuskel
- Gerader Bauchmuskel
- Äußerer schräger Bauchmuskel
- Darmbeinmuskel
- Lendenmuskel
- Leistenband
- Hüftlendenmuskel
- Kammmuskel
- Langer Schenkelmuskel

LENDENWIRBELSÄULE UND BECKEN

Die Bauchmuskulatur (*Forts.*)

Die hintere Bauchwand enthält zwei großen Muskeln, die ein Drehmoment generieren: den viereckigen (*m. quadratus lumborum*) und den großen Lendenmuskel (*m. psoas major*). Der viereckige Lendenmuskel mit Ursprung an der Innenseite des Darmbeinkamms verläuft unmittelbar vor den Querfortsätzen der vier oberen Lendenwirbel und setzt an diesen an. Zudem verleiht er der Lendenwirbelsäule Stabilität, wenn er beidseitig kontrahiert. Bei einseitiger Kontraktion wirkt er bei der Seitwärtsneigung des Rumpfes mit. Tief liegend unter dem viereckigen Lendenmuskel befindet sich der große Lendenmuskel, der an den Querfortsätzen der Wirbel T12–L5 und seitlich an den Bandscheiben dazwischen entspringt. Er vereint sich mit dem Darmbeinmuskel (*m. iliacus*) und setzt gemeinsam mit diesem als Sehne am kleinen Rollhügel des Oberschenkelknochens (*trochanter minor femoris*) an. Die Hauptaufgabe dieses Muskels besteht in der Beugung der Hüfte, außerdem neigt er die Lendenwirbelsäule zur Seite und trägt zu ihrer vertikalen Stabilität bei.

▶ **DIE BAUCHWAND**
Die Muskeln der Bauchwand stützen die inneren Organe und spielen eine Rolle bei der Atmung.

HINTERE BAUCHWAND

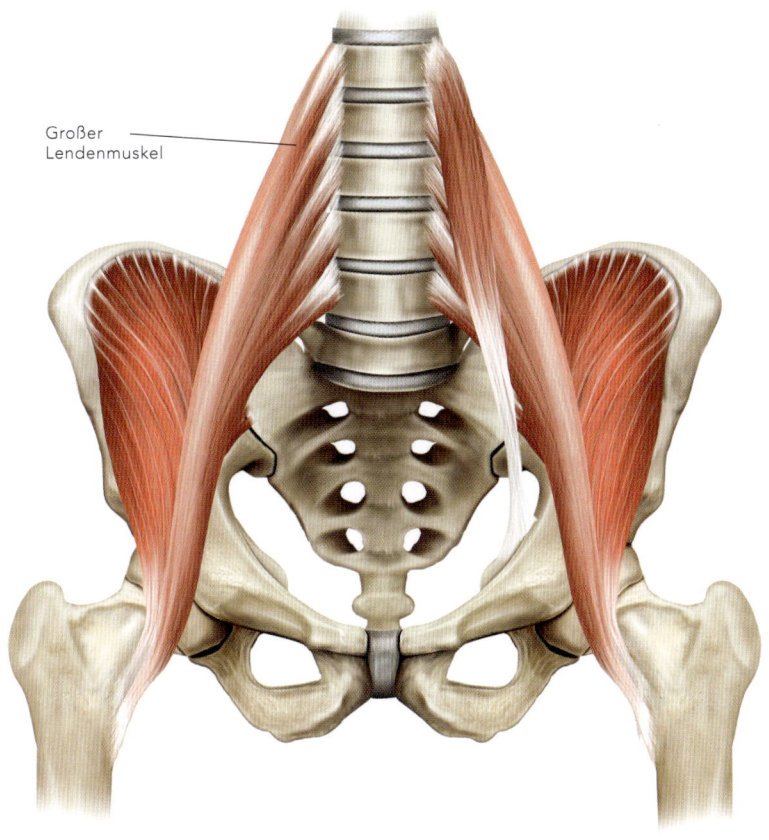

Großer Lendenmuskel

Die Beckenbodenmuskulatur

DER BECKENBODEN IST DIE UNTERE Begrenzung der Beckenhöhle. Seine Muskeln verlaufen horizontal und entspringen an den knochigen Strukturen des unteren Beckens. Der hintere Beckenbodenteil, das *Diaphragma pelvis*, wird vom Steißbeinmuskel (*musculus coccygeus*) und dem Afterhebermuskel (*m. levator ani*) gebildet. Der Beckenboden ist von einer dicken Bindegewebsschicht umgeben.

Der Steißbeinmuskel entspringt am Sitzbeinstachel (*spina ischiadica*) und setzt am unteren Ende des Kreuzbeins und am Steißbein an. Der größere Afterhebermuskel hat seinen Ursprung an der Rückseite des Schambeins und setzt vereint mit der darüberliegenden Faszie rückseitig am unteren Kreuzbein an. Das *Diaphragma pelvis* wirkt optisch wie eine Hängematte, die an den unteren Beckenknochen aufgehängt ist. Im vorderen Bereich befindet sich der *Hiatus urogenitalis*, durch das die Harnröhre und bei der Frau auch die Scheide treten.

Die Beckenbodenmuskulatur stützt die Organe in der Urogenitalregion, fängt bei einer Druckerhöhung im Bauchraum den Druck der Beckenorgane ab und unterstützt die Schließmuskeln von Harnröhre und After, die die Kontinenz gewährleisten.

▶ **DIE BECKENBODENMUSKULATUR**
Die Beckenbodenmuskeln umgeben das Becken an den Seiten und bilden ein Muskelbett für die Beckenorgane.

BECKENBODENMUSKULATUR

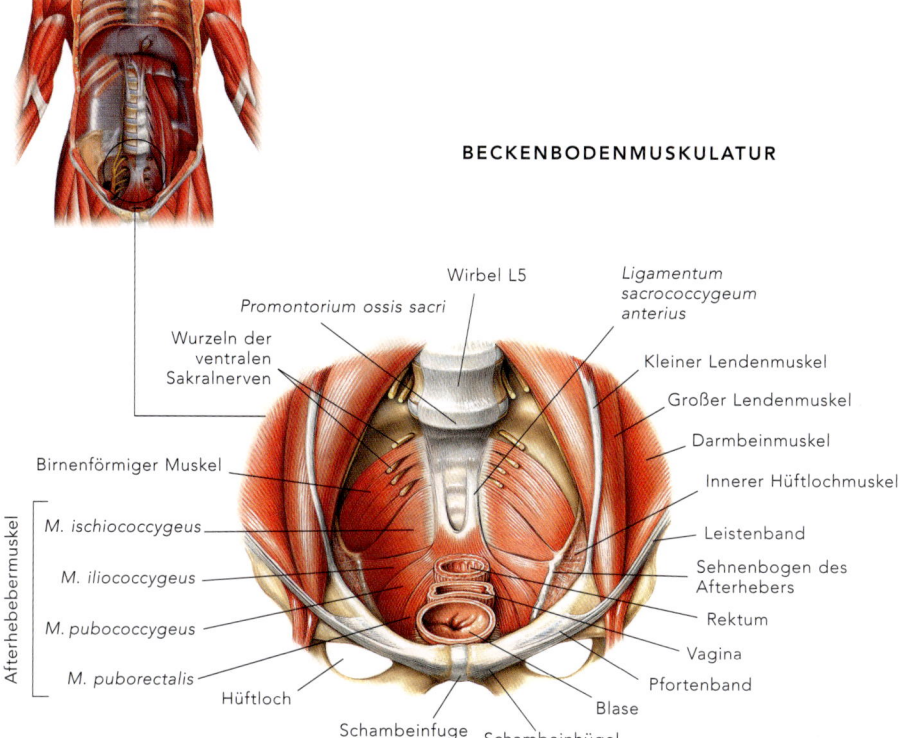

- Wirbel L5
- Promontorium ossis sacri
- Wurzeln der ventralen Sakralnerven
- Ligamentum sacrococcygeum anterius
- Kleiner Lendenmuskel
- Großer Lendenmuskel
- Darmbeinmuskel
- Innerer Hüftlochmuskel
- Birnenförmiger Muskel
- Leistenband
- Sehnenbogen des Afterhebers
- Rektum
- Vagina
- Pfortenband
- Blase
- Schambeinhügel
- Schambeinfuge
- Hüftloch

Afterhebermuskel:
- *M. ischiococcygeus*
- *M. iliococcygeus*
- *M. pubococcygeus*
- *M. puborectalis*

LENDENWIRBELSÄULE UND BECKEN

Kernmuskulatur beim Sport

Die untere Rücken-, Bauch- und Beckenbodenmuskulatur trägt wesentlich zur Stabilität der Lendenwirbelsäule bei. Diese Muskelgruppen werden vor allem im Zusammenhang mit Sport und Physiotherapie als Kernmuskulatur (Körpermitte) bezeichnet. Beim Sport ist dieser Körperbereich starken Kräften ausgesetzt, sodass die dort vorhandenen Muskeln extrem beansprucht werden. Somit ist ein geeignetes und effizientes Training unverzichtbar. Wer Trainingsprogramme für eine verbesserte Leistung bei gleichzeitiger Verminderung des Verletzungsrisikos (mit) entwickelt, muss daher unbedingt über das nötige Wissen zur funktionellen Anatomie der Kernmuskulatur verfügen.

Nach dem SAID-Prinzip (*Specific Adaptation to Imposed Demands*, spezifische Anpassung an vorhandene Anforderungen) sollten die Muskeln im Hinblick auf ihre funktionelle Rolle trainiert werden.

Nahe der Wirbelsäule verlaufende Muskeln wie der viel gefiederte Muskel (*musculus multifidus*) stabilisieren ihren Abschnitt des Rückgrats durch anhaltende Kontraktionen und sorgen so für eine aufrechte Haltung. Folglich sollte man diese Muskeln auf Ausdauer und nicht auf Kraft trainieren. Das Core-Training wird entsprechend vor allem Sportlern verschrieben, die über längere Zeit statische Haltungen aufrechterhalten müssen. Sportliche Bewegungen sind aber von Natur aus sehr dynamisch und laufen den Prinzipien des Core-Trainings zuwider. Statische Haltungen können lokale Muskeln in allgemeiner Weise auf ihre Aufgaben vorbereiten, doch um die Muskeln für die spezifischen Herausforderungen der jeweiligen Sportart zu konditionieren, sind zusätzliche Trainingstrategien erforderlich.

Zudem kann die funktionelle Rolle einiger Muskeln von derjenigen abweichen, die ihre Anatomie (Ursprung und Ansatz) erwarten lässt. So wird vom geraden Bauchmuskel (*m. rectus abdominis*) angenommen, seine Hauptfunktion bestehe in der Beugung der Wirbelsäule, und er wird oft mit Rumpfbeugen trainiert. Dies ist nicht gerade funktionell; außerdem müssen Sportler ihren Rumpf nur sehr selten mithilfe ihres geraden Bauchmuskels vorwärts beugen. Allerdings kann die Aufgabe dieses Muskels auch darin bestehen, durch gleichzeitige isometrische und exzentrische Kontraktion die übermäßige Streckung der Lendenwirbelsäule zu verhindern. Somit bereitet ein Training, das sich allein auf die Verkürzung des Muskels ausrichtet, den Muskel nicht effizient auf seine Aufgaben vor.

ISOMETRISCHE ÜBUNG: DAS BRETT

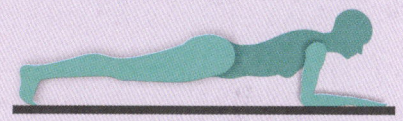

DYNAMISCHE ÜBUNG: HOLZFÄLLEN

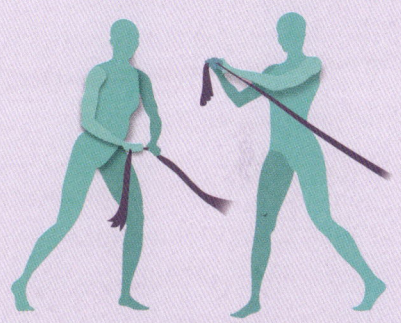

▲ **CORE-TRAINING**
Übungen zur Stärkung der Kernmuskulatur sorgen für mehr Stabilität in der Lendenwirbelsäule.

Kapitel 15:
Unser Gang

Die Menschen sind mit ihrer Fortbewegungsart, dem aufrechten Gang auf zwei Beinen, einzigartig. Wird der Gang schneller, wechseln wir vom Gehen (ohne Flugphase) zum Laufen (mit Flugphase). Spitzensportler erreichen dabei Geschwindigkeiten von mehr als 35 Stundenkilometer. Der Fuß, der als einziger Körperteil Bodenkontakt hat, muss dabei Kräfte erzeugen und Gegenkräften widerstehen können, die erforderlich sind, um den Körper in die gewünschte Richtung zu bewegen.

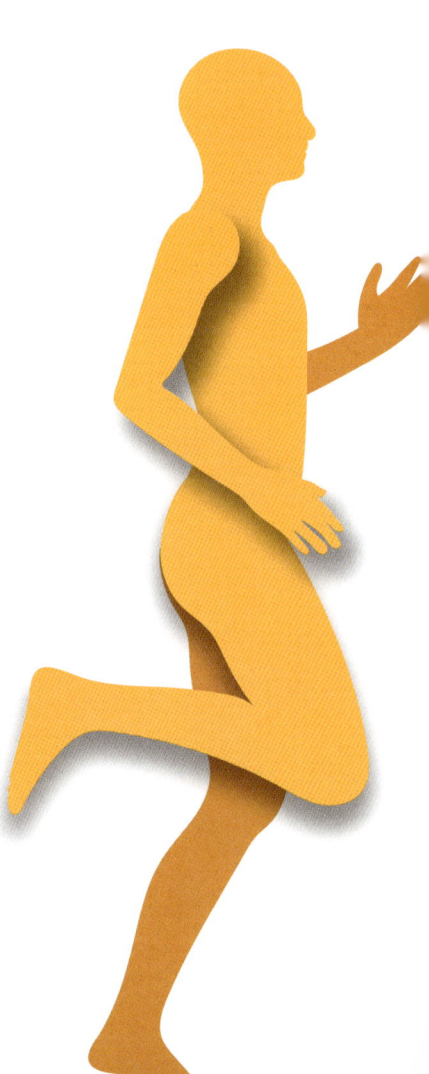

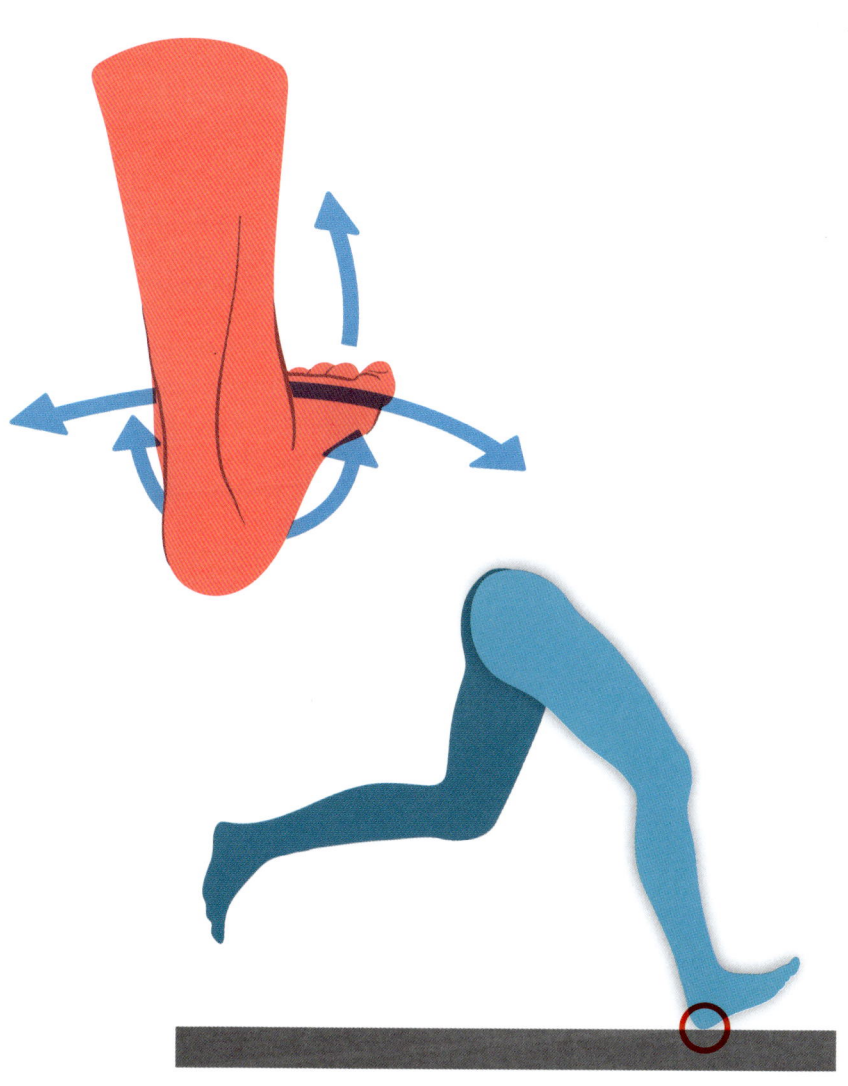

Gangphasen: Gehen und laufen

»GANG« BEZIEHT SICH HIER AUF DIE beiden Gangarten Gehen und Laufen. Wie man geht und läuft, ist wichtig, denn Abweichungen vom normalen Gang gelten als Mitursache von Verletzungen des Bewegungsapparats, insbesondere der Beine und möglicherweise auch des Rumpfes. Die Kenntnis der verschiedenen Phasen des Gangzyklus und des Zusammenspiels der Beinabschnitte ist von grundlegender Bedeutung für eine individuelle Ganganalyse. Damit kann man die möglichen Faktoren identifizieren, die zur Verletzung der betreffenden Person geführt haben. Da beim Menschen Größe und Körperbau und damit auch die Gangmechanik stark voneinander abweichen, geht man bei der Ganganalyse nicht von einem angenommenen »normalen Gang«, sondern von einer idealen Bandbreite aus. So

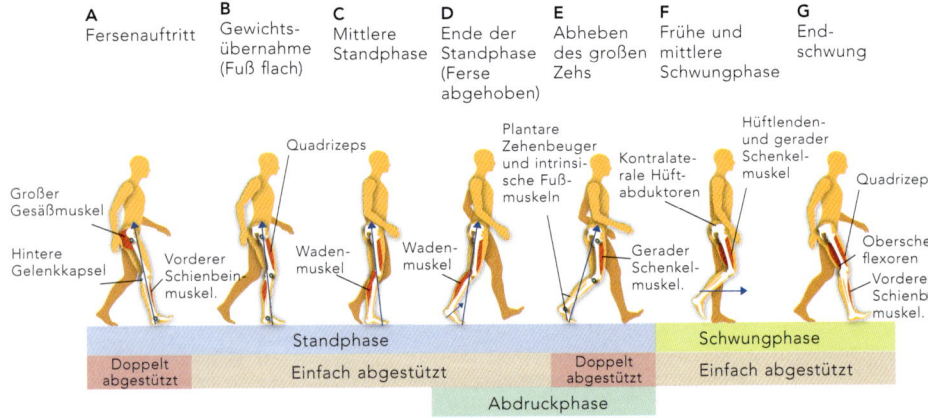

A Fersenauftritt
B Gewichtsübernahme (Fuß flach)
C Mittlere Standphase
D Ende der Standphase (Ferse abgehoben)
E Abheben des großen Zehs
F Frühe und mittlere Schwungphase
G Endschwung

wird zum Beispiel der Winkel bei der Dorsalflexion am Sprunggelenk während der Standphase des Gehens in bestimmte Bandbreiten gegliedert. Ein von der Norm abweichender Gang muss aber nicht zwangsweise zu Problemen oder gar Verletzungen führen.

Der Gangzyklus wird aufgrund der Lage der Beine in eine Stand- und eine Schwungphase gegliedert und diese wiederum in Unterphasen, wie sie auf der linken Seite unten dargestellt sind. Bei der Erforschung eines von der Norm abweichenden und pathologischen Ganges beschäftigt man sich vor allem mit der Standphase, dem Auftreten des Fußes und mit der Reaktion auf Belastungen (Stoßdämpfung). Zudem schenkt man heute dem Abheben des großen Zehs verstärkte Aufmerksamkeit, da es darüber entscheidet, wie der Gehende vorwärts kommt.

◀ **GANGZYKLUS**
Die beiden Phasen des Gehens, Stand- und Schwungphase, werden in sieben Unterphasen gegliedert (A bis G). Außerdem können Abschnitte mit Zweibeinstand und Einbeinstand unterschieden werden. In der Abbildung sind auch die jeweils beteiligten Muskeln zu sehen.

Gangphasen:
Gehen und laufen *(Forts.)*

Auch beim Laufen können Phasen unterschieden werden. Es weicht insofern vom Gehen ab, als es eine Phase ohne Bodenkontakt gibt. Die Dauer der Phase, in der sich beide Beine in der Luft befinden, hängt vom Tempo des Läufers ab. Auch der Punkt des Fußes, mit dem er zuerst den Boden berührt, ist wichtig, da sich das auf die Mechanik der unterschiedlichen beteiligten Teile des betreffenden Beines auswirkt.

Unten sind die Kräfte dargestellt, die von außen auf einen Läufer einwirken und in teilweise verringertem Ausmaß auch beim Gehen auftreten. Die Illustration auf der rechten Seite zeigt eine Art des pathologischen Ganges. Besondere Beachtung verdient dabei das Absinken des Beckens für die einzelnen Teile des Beines.

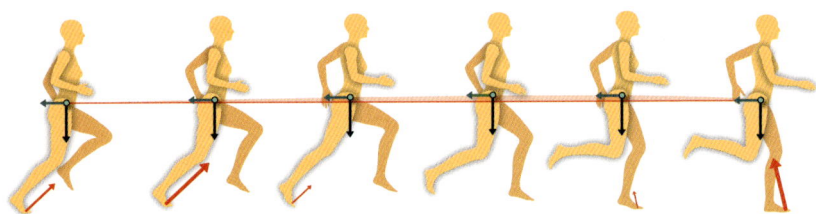

F_d Aerodynamische Zugkraft ⟵ Massenmittelpunkt des Läufers

F_r Bodenreaktionskraft F_g Schwerkraft

Die Kraftvektoren sind in der Darstellung nicht skaliert

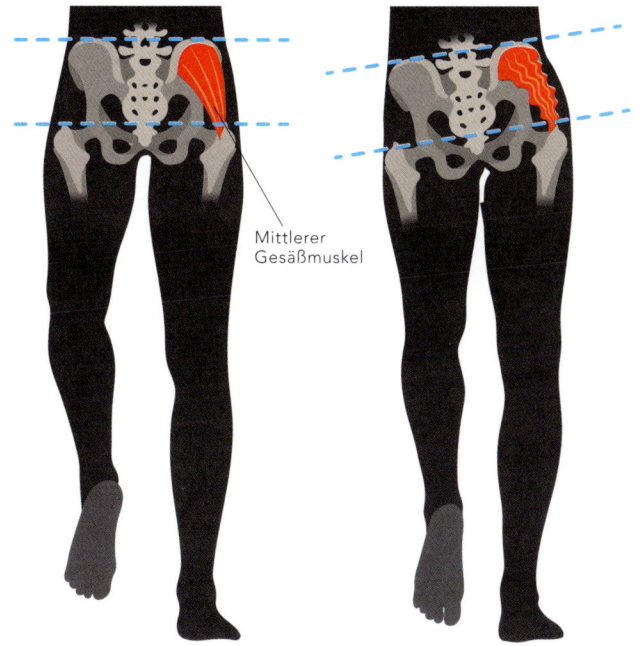

NORMALE STELLUNG

ABKIPPEN DES BECKENS

Mittlerer Gesäßmuskel

◀ **LAUFZYKLUS**

Die Kräfte, die während des Laufzyklus auf den Körper einwirken

▲ **ABKIPPEN DES BECKENS**

Das hier gezeigte Abkippen des Beckens bezeichnet man als Trendelenburg-Zeichen. Es kann ernsthafte Auswirkungen auf die Beweglichkeit des Beins haben.

Fußauftritt

MIT »FUSSAUFTRITT« IST DER ERSTE Bodenkontakt des Fußes gemeint, der von Person zu Person unterschiedlich erfolgen kann. Beim Gehen tritt man meist zuerst mit der Ferse auf, idealerweise leicht lateral der Mittellinie. Einen Einfluss auf die Erstkontaktstelle hat die Fußstellung (siehe unten). Somit entscheidet die Ausgangsposition des hinteren Fußes einer Person darüber, ob sie mit einer anderen Stelle des Fußes auftritt. Dies wiederum hat erhebliche Auswirkungen auf die Bewegung des Fußes in der Gewichtsübernahmephase.

Der erste Bodenkontakt des Fußes kann also auch mit dem Mittel- oder gar Vorderfuß erfolgen. Der Auftritt in diesen Fußbereichen wird jedoch beim Gehen als abnormal betrachtet und kann auf eine neurologische Störung oder eine andere Einschränkung im Körper hinweisen, die durch den abweichenden Fußauftritt kompensiert wird.

PRONATION UND SUPINATION

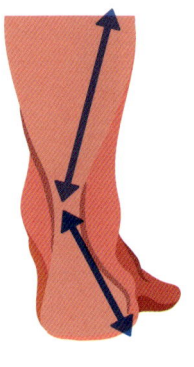
Pronation

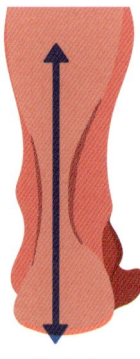
Neutral

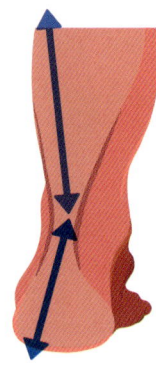
Supination

DER LAUFZYKLUS

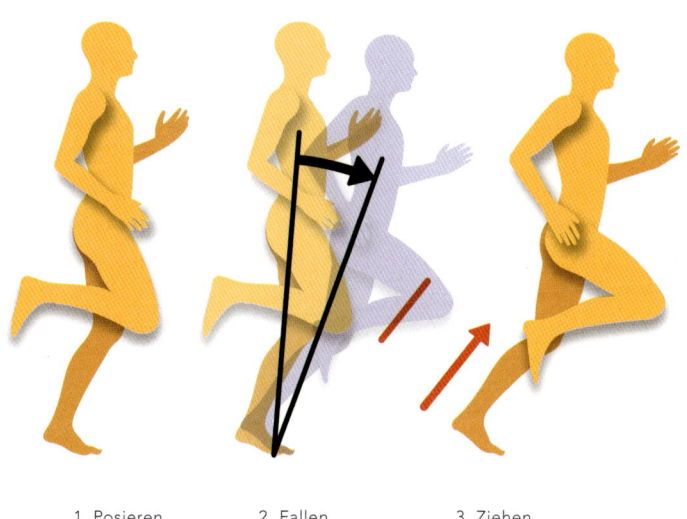

1. Posieren   2. Fallen   3. Ziehen

▲ BODENKONTAKT

Der für das Laufen typische erste Bodenkontakt mit dem Vorderfuß verändert die Mechanik des Gangzyklus und die dabei wirkenden Kräfte.

Fußauftritt *(Forts.)*

Beim Laufen dagegen treten die meisten von uns eher mit dem Mittel- oder Vorderfuß und nicht mit der Ferse wie beim Gehen auf, auch wenn dies von der Laufdistanz und dem Tempo abhängt. Der Rückfuß- oder Fersenlauf ist der in der wissenschaftlichen Literatur am eingehendsten untersuchte Laufstil. Viele Schuhe sind für den Fersenauftritt beim Gehen optimiert. Beim Fersenauftritt mit anschließender Pronation kann der Fuß einen Teil der dabei entstehenden Bodenreaktionskräfte absorbieren und hat genug Zeit, durch Supination in die Ausgangsposition zurückzukehren, um die Fortbewegung zu ermöglichen.

Der Vorderfußlauf hat in jüngerer Zeit an Beliebtheit gewonnen und gilt nun als natürlicher Laufstil des Menschen. In der Folge änderte sich das Design der Laufschuhe entsprechend, und auch das Barfußlaufen wurde immer wieder propagiert. Die Abbildung

FUSSAUFTRITT

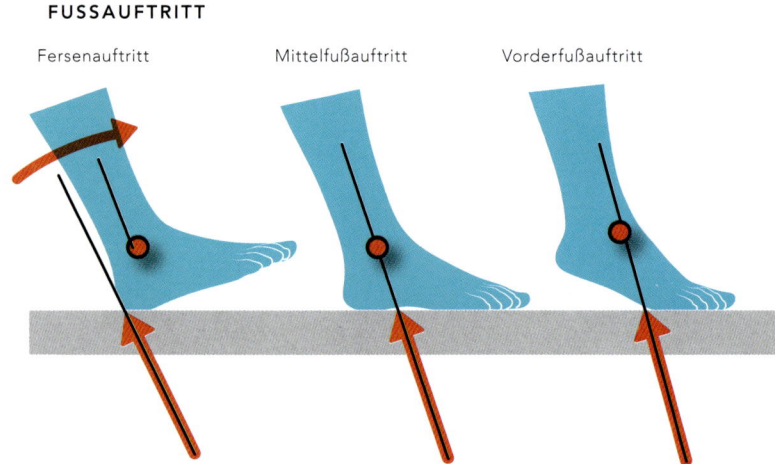

Fersenauftritt — Mittelfußauftritt — Vorderfußauftritt

▼ **FERSENAUFTRITT**
Der Fersenauftritt trägt dazu bei, die entstehenden Kräfte zu dämpfen.

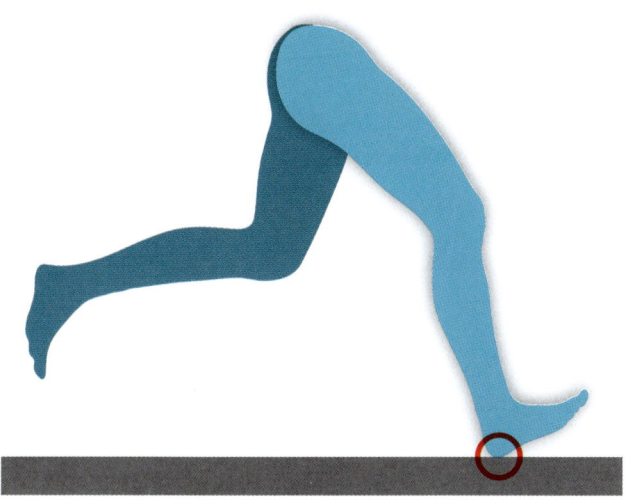

Fußauftritt *(Forts.)*

auf Seite 409 zeigt, wie sich Mechanik und Richtung der Bodenreaktionskraft beim Vorderfußauftritt ändern. In zahlreichen Veröffentlichungen zu diesem Thema wird die Meinung vertreten, dieser Laufstil sei vorteilhaft und vermindere das Risiko von Verletzungen des Bewegungsapparats im Bereich der unteren Gliedmaßen. Dies kann mit der Mechanik des Fußes und den Bewegungen bei Fersen- bzw. Vorderfußauftritt in Verbindung gebracht werden. Die Forscher sind sich in Bezug auf den vorteilhaftesten Laufstil noch unschlüssig, und so sollte jeder seinen Laufstil finden, der bei maximaler Leistung sein Verletzungsrisiko möglichst gering hält.

Außerdem sollte eine Besonderheit angesprochen werden, die sich auf multidirektionale Sportarten bezieht. Wie aus der Abbildung rechts ersichtlich, hat laterale Bewegung diverse Auswirkungen auf die Körpermechanik und die Bodenreaktionskräfte, die auf ihn einwirken. Die Ganganalyse in ihrer einfachsten Form ist nicht gerade von Nutzen, da sie nur die Bewegung in der Sagittalebene berücksichtigt. Der Mensch und sein Körper bewegen sich jedoch beim Sport und im Alltag auf allen drei Ebenen. Auch wenn es den Anschein erwecken könnte, Gehen und Laufen fänden nur auf einer Ebene statt, darf nicht vergessen werden, dass es auch multiplanare Bewegung gibt und damit Probleme auf allen beteiligten Ebenen auftreten können.

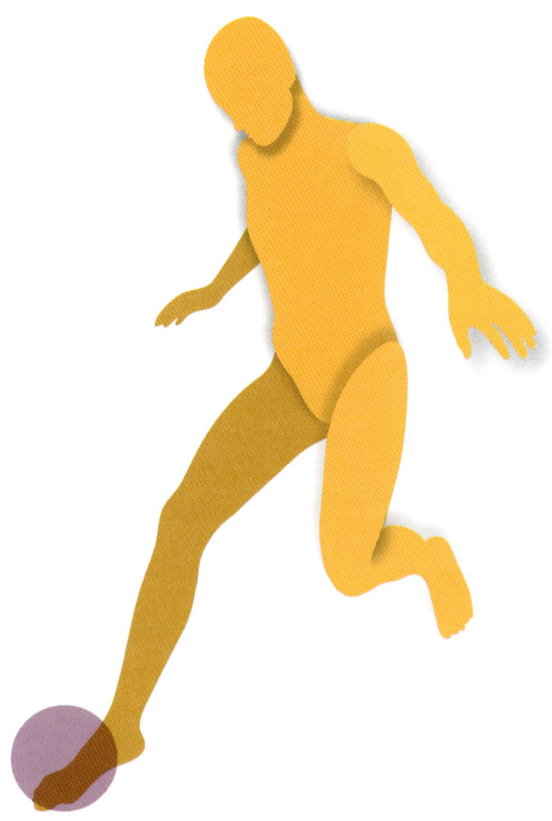

▲ **FUSSAUFTRITT**

In Bezug auf Gehen und Laufen darf nicht vergessen werden, dass Sportler sich in unterschiedliche Richtungen bewegen und so auch unterschiedliche Fußauftrittsmuster erzeugen können.

Bewegung des Fußes

AUF DEN FUSSAUFTRITT FOLGT EINE komplexe Bewegungssequenz, um die auf das Bein einwirkenden Kräfte zu absorbieren. Weitere Bewegungen kommen in der Phase der Gewichtsverlagerung auf das andere Bein hinzu. Auf der rechten Seite ist vereinfacht dargestellt, wie sich der Fuß vom Fersenauftritt bis zum Abheben des großen Zehs bewegt. Der ideale Bewegungsablauf beinhaltet ein gewisses Maß an Pronation, Über- oder Unterpronation kann jedoch zu Problemen im Fuß oder oberhalb davon führen.

Die nach dem Fußauftritt erfolgende Pronation des Fußes dient dazu, die Bodenreaktionskräfte zu dämpfen; sie geht auf ein Zusammenspiel von Bewegungen des hinteren unteren Sprunggelenks (*articulatio subtalaris*) und des Chopart-Gelenks (*a. tarsi transversa*) zurück. Die Pronation erlaubt die Verteilung der Kräfte auf eine größere Fläche durch deren Ableitung zum Längsgewölbe des Fußes. Die Abbildung auf Seite 185 zeigt die Verschiebung des Druckmittelpunkts während der Standphase bei idealer Bewegung. Nach der Pronation muss der Fuß erneut supinieren – die Gelenke im Fuß werden blockiert, sodass ein starrer Hebelarm entsteht und der Gehende das Gewicht auf das andere Bein verlagern kann. Bei vorhandenen Einschränkungen oder Schwächen anderswo im Körper sind Abweichungen in der Standphase jederzeit möglich.

Bei einer pronierten, nach innen gekippten Ferse befindet sich der Druckmittelpunkt weiter medial als gewünscht. Überpronation ist eine häufige Folge. Tritt jemand mit dem Außenrand der Ferse auf, so nennt man das Unterpronation. Dabei verbleibt der Fuß beim Gehen in einer relativ supinierten Lage. Jemand, der für längere Zeit sein Gewicht auf die äußere Seite des Fußes verlagert, kann schnell oder auch zu spät pronieren, und sein Fuß plumpst zu Boden. In beiden Fällen ist es fraglich, ob sich der Fuß des Gehenden in der idealen, resupinierten Lage befindet, die eine reibungslose Fortbewegung ermöglicht.

Die Bewegungen im Fuß und im Unterschenkel hängen miteinander

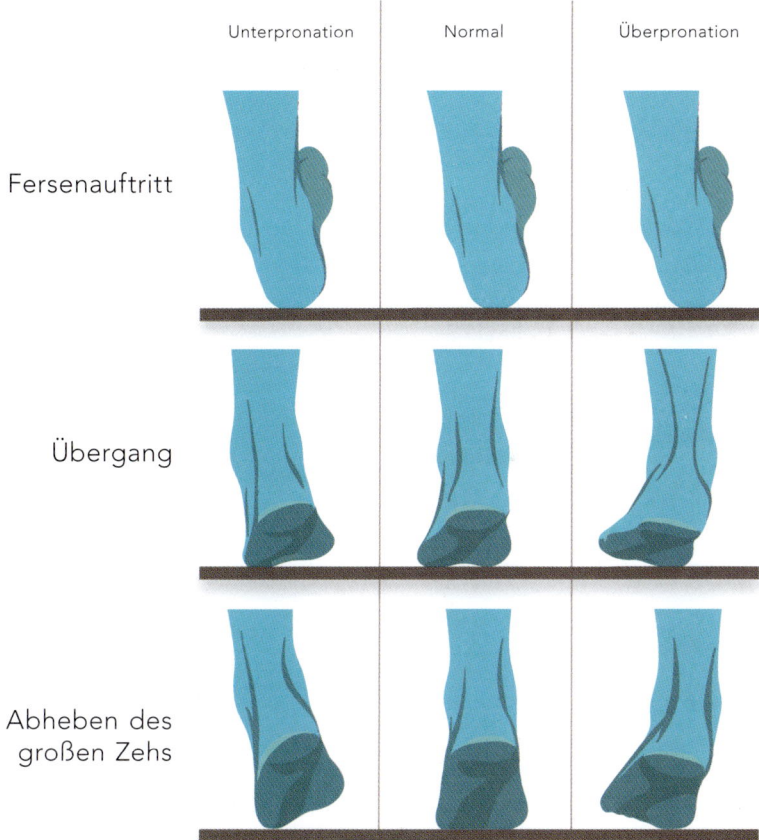

Bewegung des Fußes *(Forts.)*

zusammen. Die Pronation des Fußes führt zu einer Einwärtsdrehung des Schienbeins und in der Folge auch des Oberschenkelknochens. Der Resupination des Fußes folgt entsprechend eine Auswärtsdrehung des Schienbeins und des Oberschenkelknochens. Findet diese Bewegungsabfolge in zeitlicher Hinsicht falsch oder gar nicht statt, führt dies zu Problemen. Zu zeitlichen Abweichungen kann es bei Schwäche der beim Gehen beteiligten Muskeln oder bei eingeschränkter Funktion der Gelenke im Unterschenkel kommen.

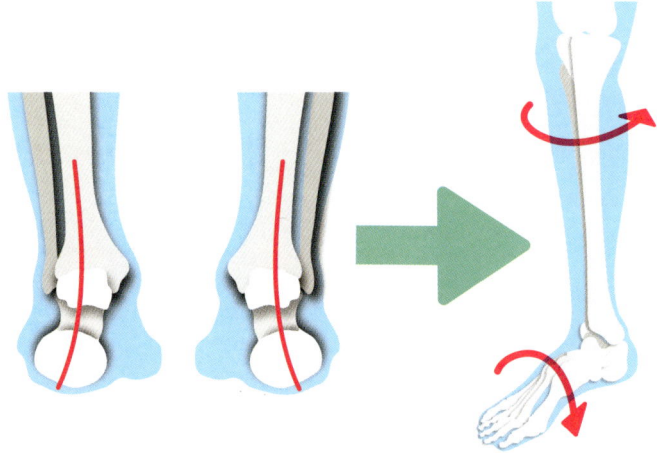

▲ **PRONATION**

Bewegungen im Fuß und im Unterschenkel hängen zusammen. Die Pronation des Fußes zieht die Einwärtsdrehung des Schienbeins und des Oberschenkelknochens nach sich.

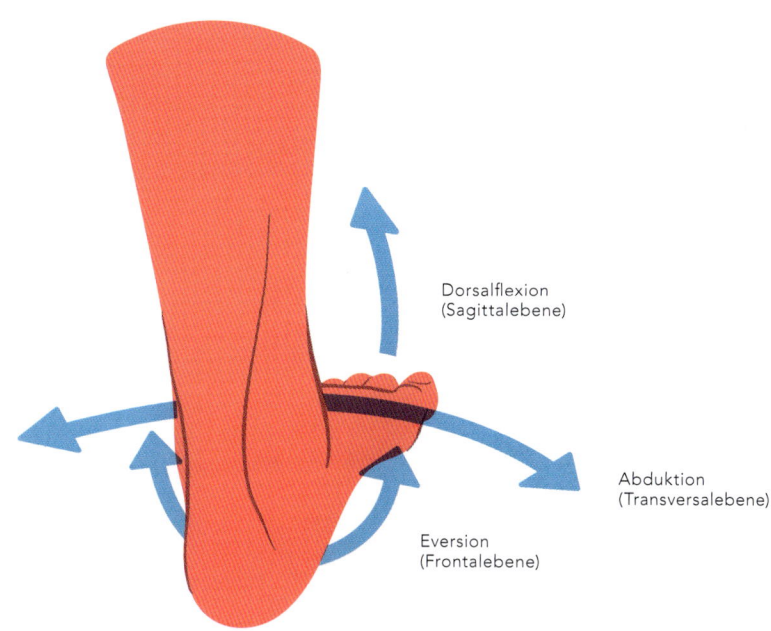

▲ **PRONATION**

Pronation umfasst die Bewegung auf allen drei Ebenen.

Hüft- und Kniewinkel beim Gehen

BEUGUNG UND STRECKUNG VON HÜFTE und Knie verändern sich im Verlauf des Gangzyklus. Beim ersten Bodenkontakt ist die Hüfte leicht gebeugt. Während Gewichtskräfte auf sie einwirken und weitergeleitet werden, wechselt die Hüfte allmählich in einen gestreckten Zustand. In welchem Ausmaß dies geschieht, ist von Person zu Person verschieden, je nach Anatomie der Hüfte oder muskulären Einschränkungen wie verkürzten Hüftflexoren, die die Streckung verhindern. Als Ursache übermäßiger Bewegung auf der Frontalebene kommt eine Muskelschwäche in Frage. So kann es zu einer Adduktion der Hüfte (des Oberschenkelknochens) während der Gewichtsübernahmephase kommen, wenn die Gesäßmuskeln schwach sind und die Bewegung nicht zu steuern vermögen. Dies ist individuell und

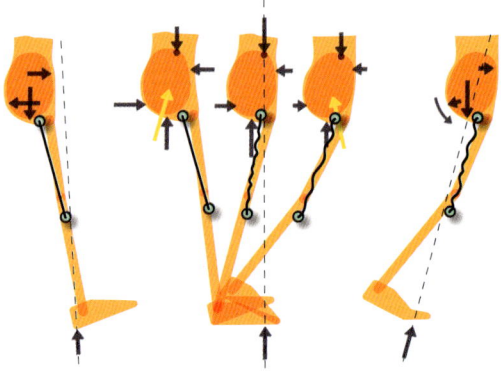

▲ **HÜFT- UND KNIEWINKEL**
Die Winkel von Hüfte und Knie beim normalen Gang.

wird von Faktoren wie der Beckenbreite beeinflusst.

Das Knie bewegt sich ebenfalls auf der Sagittalebene, wie eine einfache Ganganalyse aufzeigt. Auch in diesem Fall bestimmen Faktoren wie Schrittlänge, Tempo oder Beweglichkeit des Knies über das Ausmaß. Beim ersten Bodenkontakt ist das Knie beinahe vollständig gestreckt, es sei denn, es wird durch Schmerz oder Ähnliches daran gehindert. Der Grad der Kniebeugung hängt von einer Reihe von Faktoren ab, darunter die Beweglichkeit anderer Gelenke, zum Beispiel des Hüft- und Sprunggelenks. Sind diese Gelenke nur eingeschränkt beweglich, können Kompensationsmechanismen wie stärkere Bewegung am Knie Probleme verursachen. Deshalb sollten Menschen mit Knieschmerzen vor dem Laufen einen qualifizierten Spezialisten aufsuchen, der eine Ganganalyse durchführen kann.

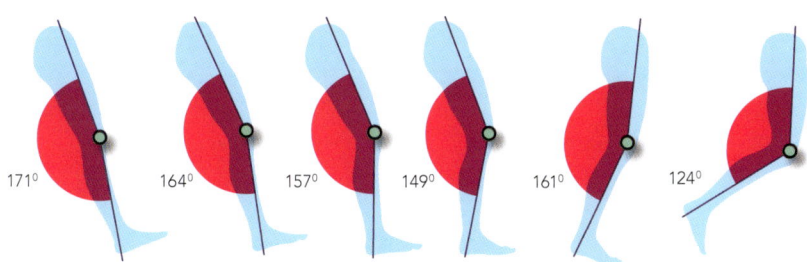

▲ **KNIEBEUGUNG BEIM GEHEN**
Die unterschiedlichen Kniewinkel beim Gehen.

Bergauf und bergab laufen

LÄUFER BEZIEHEN BEI IHREM TRAINING oft auch Steigungen mit ein, denn dies hat besondere Auswirkungen auf den Körper und belastet Gelenke und Muskeln anders als beim Laufen in der Ebene. Die Abbildungen auf dieser Doppelseite vermitteln ein vereinfachtes Bild davon, wie sich der Winkel des Oberkörpers beim Laufen an einer Steigung verändert, um den auf ihn einwirkenden Kräften entgegenzuwirken.

Läuft man bergauf, ist der Körper meist mehr oder weniger vornübergebeugt und auch in den Hüften tritt Flexion auf, denn das Knie wird stärker angehoben, damit der Läufer sich aufwärts fortbewegen kann.

Läuft man dagegen abwärts, wirken stärkere Belastungen auf den Körper, besonders aber die Muskeln. Da die Schwerkraft den Körper nach unten zieht, müssen die Muskeln exzentrisch kontrahieren, um die Geschwindigkeit

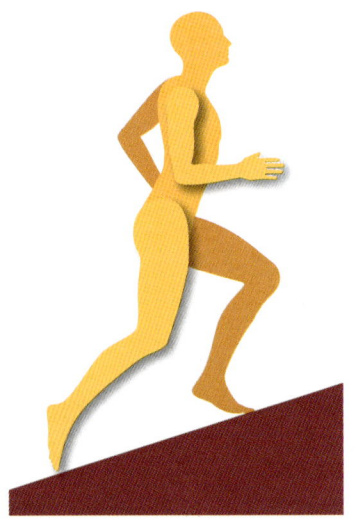

◀ **BERGAUF**
Bei Bergauflaufen ist das Knie meist stärker gebeugt.

zu steuern. Diese exzentrische Last stärkt die Muskeln, strapaziert sie aber zugleich auch stark. Die Folge ist der allseits bekannte Muskelkater. Beim Bergablaufen ist der Rumpf in einer beinahe aufrechten Position, um dem Schwung des Körpers, der ihn vorwärtszieht, entgegenzuwirken. So verlagert sich der Schwerpunkt nach hinten. Sowohl das Bergauf- als auch das Bergablaufen sind für den Trainierenden nützlich, da sie mit unterschiedlichen Belastungen verbunden sind und deshalb Kraft und Ausdauer steigern. Dennoch sollte diese Art Training langsam angegangen werden, damit der Körper sich an die verschiedenen Kräfte gewöhnen kann, denen er ausgesetzt wird, und auch die Muskeln mit dieser neuen Herausforderung zurechtkommen lernen.

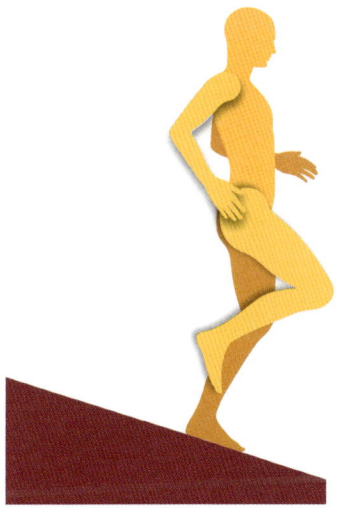

◀ **BERGAB**

Das Bergablaufen belastet die Beinmuskeln exzentrisch.

Barfuß laufen

Seit einigen Jahren besteht ein Trend hin zum Barfußlaufen, und Sportschuhhersteller entwickeln Schuhe, die dasselbe Gefühl vermitteln sollen. Verfechter des Barfußlaufens führen an, es verringere das Verletzungsrisiko, sei wirksamer und verbessere die Laufleistung. Dies könnte mit dem Verhältnis zwischen der Bodenreaktionskraft und deren Absorbierung in Gelenken zusammenhängen.

Barfußläufer treten meist mit dem Vorderfuß auf (siehe Abbildung gegenüber rechts) auf; das ist völlig natürlich. Dieser Laufstil führt zu einer aufrechteren Haltung und fördert eine stärkere Beugung von Knie und Hüfte, um die sonst auf das gestreckte Knie einwirkenden Kräfte zu absorbieren. Dies, so die verbreitete Meinung, sei in mechanischer Hinsicht von Vorteil, denn die Unterschenkelmuskeln widerstünden den Kräften und die Gelenke müssten sie daher nicht absorbieren. Letztere würden damit weniger abgenutzt und seien einer geringeren Verletzungsgefahr ausgesetzt.

Es gibt gute Gründe anzunehmen, dass einige Laufver-

▸ **HIGH-IMPACT STYLE**

   Verfechter des Barfußlaufens führen zu dessen Gunsten an, die bei diesem Laufstil auf den Körper einwirkenden Kräften seien geringer. Außerdem verursache der Fersenauftritt eine größere Belastung im gestreckten Unterschenkel.

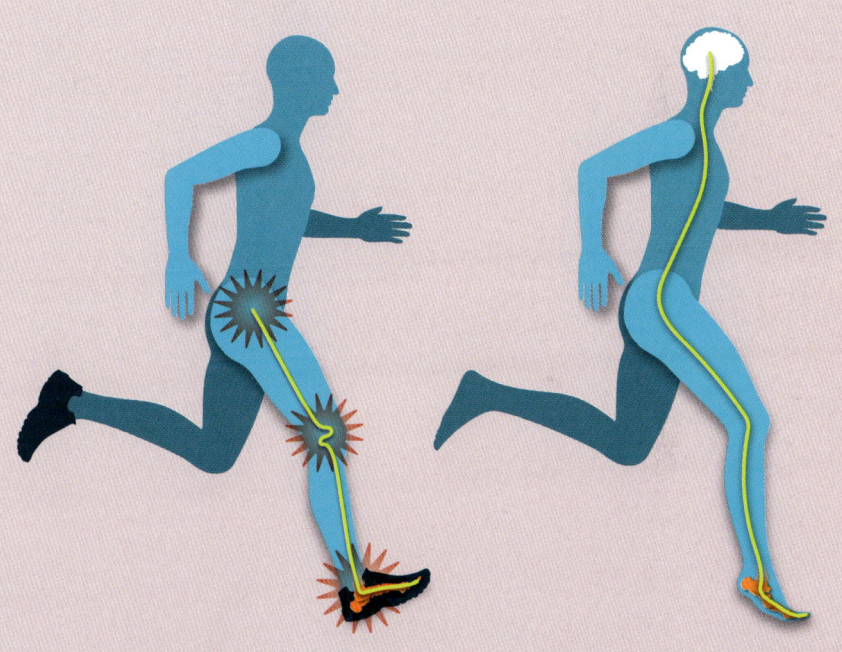

Barfuß laufen *(Forts.)*

letzungen auf Überpronation zurückzuführen sind. Symptome von Überpronation sind zum Beispiel das Schienbeinkantensyndrom oder eine Tendopathie der Achillessehne.

Der Vorderfußauftritt beim Barfußlaufen beseitigt das Risiko derartiger Verletzungen. Die größere Stoßdämpfung durch die Unterschenkelmuskeln reduziert außerdem die Belastung der Gelenke des Unterschenkels und des unteren Rückens.

Sogar bei Fersenauftritt weist das Barfußlaufen noch Vorteile auf: Die Schrittlänge ist dabei meist kleiner und die Landung auf der Ferse deshalb weicher. In der Phase der Gewichtsübernahme fällt die Pronation des Fußes leichter, da er dabei nicht von

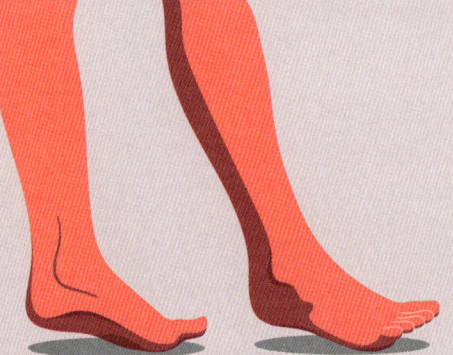

▶ **BARFUSSLAUFEN**
Barfußlaufen sei deshalb von Vorteil, weil dabei die größere Auftrittfläche mehr Kraft absorbieren kann. Außerdem, so einige Verfechter, sei dies unsere natürliche Weise des Gehens.

einem Schuh behindert wird. So kann der Fußballen sich frei ausdehnen und den Bodenreaktionskräften widerstehen. Zudem stärkt Barfußlaufen die intrinsischen Muskeln und andere anatomische Strukturen des Fußes, was für das Abheben des großen Zehs von Nutzen ist, da dafür der Fuß eher starr sein sollte. Das Barfußlaufen birgt jedoch auch Risiken. Die offensichtlichste Quelle für Verletzungen ist dabei die Umgebung, so beim Barfußlaufen auf hartem Untergrund, beispielsweise auf Beton, was unter anderem Blasen verursachen kann. Da beim Vorderfußauftritt die Mittelfußknochen stark belastet werden, gehören Frakturen in diesem Bereich zu den Verletzungsrisiken beim Barfußlaufen. Auch die Un-

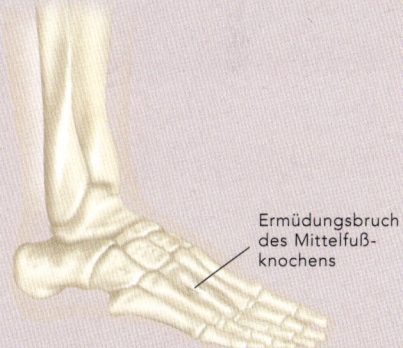

Ermüdungsbruch des Mittelfußknochens

▶ **ERMÜDUNGSBRUCH**
Ermüdungsbrüche und Verletzungen der Mittelfußknochen werden oft mit Barfußlaufen in Verbindung gebracht.

Barfuß laufen *(Forts.)*

terschenkelmuskeln werden beim Barfußlaufen stärker beansprucht als bei den anderen Laufstilen, was hier zu einem zusätzlichen Verletzungsrisiko führt. So klagen nicht wenige Läufer, die den Vorderfußauftritt ausprobieren, über schmerzende Wadenmuskeln, die dabei stärker belastet werden als beim Fersenauftritt.

Offensichtlich hat das Barfußlaufen sowohl Vor- als auch Nachteile. Wer immer daran denkt, zu diesem Laufstil zu wechseln, sollte dies langsam tun und dabei den Untergrund, auf dem er läuft, unbedingt berücksichtigen.

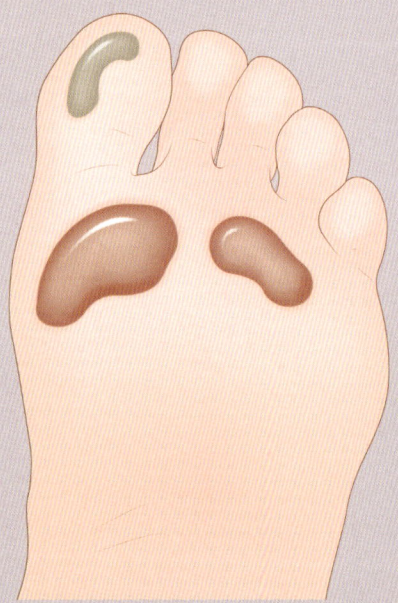

▶ **BLASEN**
Schmerzhafte Hautreaktionen wie Blasen sind eine mögliche Nebenerscheinung des Barfußlaufens.

BARFUSSAUFTRITT

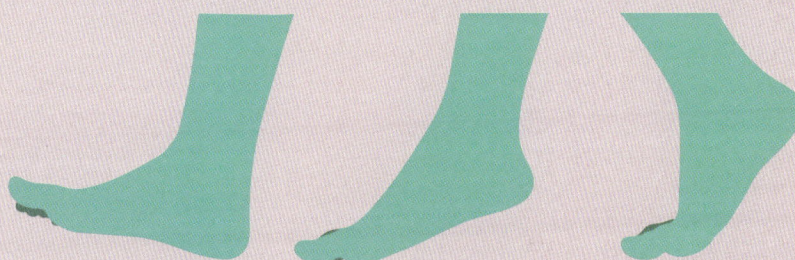

Kürzere Schritte erlauben einen sanfteren Fersenauftritt mit leicht gebeugtem Knie – diese Gangart eignet sich gut für den Strand.

Ein natürlicher Schritt über die vordere äußere Ecke des Fußes, bevor der Fußballen auftritt und sich auf dem Boden langsam verbreitert.

Unsere Zehen sind wie geschaffen, um uns einen kräftigen Abstoß zu ermöglichen, der uns nahtlos zum nächsten Schritt übergehen lässt.

Normbereiche und Normwerte

Nervensysteme und Sinnesorgane

Leitgeschwindigkeit großer myelinisierter Fasern: 80–120 m/s

Leitgeschwindigkeit kleiner unmyelinisierter Fasern: 0,5–2 m/s

Spinalnerven, die das Zwerchfell versorgen: C3 bis C5

Spinalnerven, die die Arme versorgen: C5 bis T1

Spinalnerven, die die sympathischen Efferenzen versorgen: T1 bis L1

Spinalnerven, die die Beine versorgen: L2 bis S3

Spinalnerven, die die Eingeweide und die Blase versorgen: S2 bis S4

Spinalnerven, die die parasympathischen Efferenzen versorgen: Hirnnerven 3, 7, 9 und 10; S2 bis S4

Nahpunkt (minimale Sehweite, in der etwas scharf zu sehen ist): 100 mm im Alter von 25 Jahren

Frequenzbereich des menschlichen Gehörs: 20–20 000 Hz

Normale Gesprächslautstärke: 60–70 dB

Herz-Kreislauf-System

Puls
   Ruhepuls: 60–70 pro Minute
   Maximale Trainingsbelastung:
     200 pro Minute
Schlagvolumen
   Ruhe: 70 ml
   Training: 200 ml
Blutdruck bei Ruhe
   Systolisch: 120 mm Hg
   Diastolisch: 80 mm Hg
Blutdruck beim Training
   Systolisch: 180 mm Hg
   Diastolisch: 85 mm Hg
Blutfluss
   Ruhe: 20 % zum Skelettmuskel
   Training: 80 % zum Skelettmuskel
Blutvolumen insgesamt: 5 l

Atmungssystem

Atemfrequenz
   Ruhe: 12 Atemzüge pro Minute
   Maximale Trainingsbelastung:
     30 Atemzüge pro Minute
Tidalvolumen: 500 ml
Anatomischer Totraum: 150 ml
pO_2 Luft: 160 mm Hg
pCO_2 Luft: 0,3 mm Hg
pO_2 Alveolen: 105 mm Hg
pCO_2 Alveolen: 36 mm Hg
Sauerstoffaufnahme:
   Ruhe: 3 ml/kg/min
   Maximale Trainingsbelastung:
     70 ml/kg/min

Maximale Sauerstoffaufnahme: Männer

Bewertung	Alter in Jahren					
	18–25	26–35	36–45	46–55	56–65	65+
ausgezeichnet	>60	>56	>51	>45	>41	>37
gut	52–60	49–56	43–51	39–45	36–41	33–37
überdurchschnittlich	47–51	43–48	39–42	36–38	32–35	29–32
durchschnittlich	42–46	40–42	35–38	32–35	30–31	26–28
unterdurchschnittlich	37–41	35–39	31–34	29–31	26–29	22–25
mangelhaft	30–36	30–34	26–30	25–28	22–25	20–21
sehr mangelhaft	>30	>30	>26	>25	>22	>20

Maximale Sauerstoffaufnahme: Frauen

Bewertung	Alter in Jahren					
	18–25	26–35	36–45	46–55	56–65	65+
ausgezeichnet	>56	>52	>45	>40	>37	>32
gut	47–56	45–52	38–45	34–40	32–37	28–32
überdurchschnittlich	42–46	39–44	34–37	31–33	28–31	25–27
durchschnittlich	38–41	35–38	31–33	28–30	25–27	22–24
unterdurchschnittlich	33–37	31–34	27–30	25–27	22–24	19–21
mangelhaft	28–32	26–30	22–26	20–24	18–21	17–18
sehr mangelhaft	>28	>26	>22	>20	>18	>17

Magen-Darm-Trakt
pH der Magensäfte: 1,5 bis 3,5
Durchgangszeit durch den Verdauungstrakt: 18–72 Stunden

Harnwege
Glomeruläre Filtrationsrate: 125 ml pro Minute
Tubuläre Reabsorptionsrate: 124 ml pro Minute
Urinproduktion: 1 ml pro Minute oder ca. 1,5 l pro Tag

Zusammensetzung des Urins
Osmotische Konzentration: 850–1340 mOsm/l
Spezifische Dichte: 1,003 bis 1,030
pH: 4,5 bis 8,0, im Mittel 6,0
Bakteriengehalt: null, Urin sollte steril sein
Rote Blutkörperchen: 100 pro ml
Weiße Blutkörperchen: 500 pro ml
Natrium: 330 mg/dl
Kalium: 166 mg/dl
Chlor: 530 mg/dl
Kalzium: 17 mg/dl
Harnstoff: 1,8 g/dl
Kreatinin: 150 mg/dl
Ammoniak: 60 mg/dl
Harnsäure: 40 mg/dl
Urobilin (gelbes Pigment): 125 µg/dl

Blutchemie

Partialdruck O_2 des systemischen arteriellen Blutes: 75–100 mm Hg
Partialdruck CO_2 des systemischen arteriellen Blutes: 35–45 mm Hg
Natrium: 0,138 mol/l
Kalium: 0,0044 mol/l
Chlor: 0,106 mol/l
Bikarbonat: 0,027 mol/l
pH des Blutes
   Ruhe: 7,4
   Maximale Trainingsbelastung: 7,1
Harnstoff: 10–20 mg/dl
Kreatinin: 1–1,5 mg/dl
Ammoniak: < 0,1 mg/dl
Albumin: 3,6–4,7 g/dl
Nüchternglukose: 3,3–5,6 mM (60 bis 100 mg/dl)
Hämoglobin
   Männer: 13,8–18,0 g/dl
   Frauen: 12,1–15,1 g/dl
Hämatokrit (in Prozent des Blutvolumens)
   Männer: 38–54 %
   Frauen: 35–48 %

Zelluläre Zusammensetzung
Rote Blutkörperchen, Durchschnittsvolumen: 80–100 fl (Femtoliter 10^{-15})
Rote Blutkörperchen, Durchnittskonzentration Hb: 310–360 g/l
Leukozyten: 4,0–11,0 x 10^9/l
Neutrophile: 2,0–7,5 x 10^9/l
Lymphozyten: 1,0–4,0 x 10^9/l
Monozyten: 0–1,0 x 10^9/l
Eosinophile: 0–0,5 x 10^9/l
Basophile: 0–0,3 x 10^9/l
Platelete: 150–450 x 10^9/l

Kraftverlust

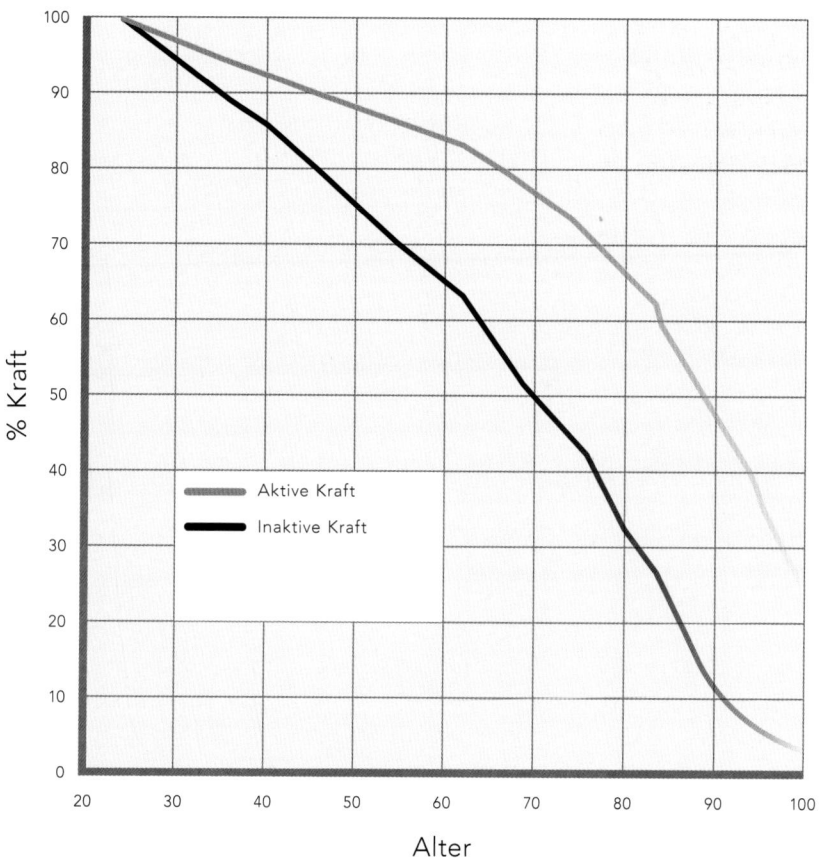

Index

A
Abduktion 32 f.
Abkippen des Beckens 392 f.
Absteigende motorische Nervenbahn 132
Acetylcholin 128
Achillessehne 284 f.
Adduktion 32
Adenosintriphosphat (ATP) 80
Afterheber 384 f.
Aktin 42, 80, 88 f., 96, 98, 104
Aktionspotentiale 130 f.
Anatomische Strukturen, Lage von 34
Aponeurosis musculi bicipitis 214
Apraxie 168
Arachnoidea mater 112
Arm
  Knochen 18 f., 208 ff.
  Muskeln 212 ff.
Arteria carotis 336 f.
Articulatio carpometacarpalis 242 ff.
A. costovertebralis 302
A. radioulnaris distalis 234
A. sacroiliaca 20, 302, 370 f.
A. sternoclavicularis 216 f., 352 f.
Assoziationskortex 160
Atemmechanik 364 f.
Atlantoaxialgelenk 324 f.
Atlantookzipitalgelenk 324
Atlas 18 f., 324 f.
Auswärtsdreher 232, 239
Auswärtsdrehung 32 f.
Außenknöchel 278 f.
Äußerer Hüftlochmuskel 268
Äußerer Linsenkern 162 f.
Äußerer Schenkelmuskel 24 f., 260, 274 f., 294
Äußerer schräger Bauchmuskel 380 f.
Axone 126 f., 131
  Regeneration 136 f.

B
Balancieren 153 f., 188 f.
Bänder 64 f.
  Eigenschaften 68 f.
  Struktur 46 f.
Bandscheiben 301, 308 f.
  Bandscheibenvorfall 312 f.
Basalganglien 162 f.
Bauchmuskeln 380 f., 382, 383
Becken 16, 372 ff.
Beckenbodenmuskulatur 384 f.
Beckenknochen 256, 262 f.
Bein
  Knochen 16, 256, 267
  Muskeln 258 ff.
Beschleunigung 196 f.
Bewegung 194 ff.
Bindegewebsgelenke 56
Birnenförmiger Muskel 258 f., 268
Bizeps 28 f., 82, 212 ff., 222 f., 230 f., 233
Bogenförmiges Kniekehlenband 272
Brustbein 14, 216 f., 350 f.
Brustbein-Schlüsselbein-Gelenk 216 f., 352 f.
Brustmuskeln 22 f., 360 f.
  M. pectoralis major 83, 222, 250
  M. pectoralis minor 222 f., 250
Brustwand, Muskeln der 358 f.

C

Calcaneus 286 f.
Cauda equina 120 f.
Chronisch-traumatische Enzephalopathie (CTE) 338

D

Darmbein 16 f., 262, 265, 372, 374 f.
Darmbeinschenkelband 264 f.
Daumenmuskeln 248 f.
Dehnreflex 146
Deltaband 279 f.
Deltamuskel 28 f., 214 f., 224 f., 250
Dendriten 126 f.
Dermatome 124 f.
Dermis 50 f.
Detraining 102 f.
Divergenz 143
Dorsalaponeurose 246
Dorsalflexion 32 f.
Drehgelenk 60 f.
Drehimpuls 196 f.
Dreiköpfiger Muskel 85
Druck 184 ff.
Dura mater 112, 121

E

Ebenen, anatomische 34 f.
Ebenes Gelenk 58 f.
Echtes Gelenk 54 f., 58 ff.
Eigelenk 58 f.
Einwärtsdrehung 32 f.
Elastischer Knorpel 44 f.
Elle 210 f., 226 f.
Ellenbogenmuskel 232, 241
Ellenbogen
 Bänder und Sehnen 228 f.
 Gelenk 60
 Knochen 226 f.
 Muskeln 230, 231, 232 f.
Endomysium 86 ff.
Epidermis 50 f.
Epimysium 86 f., 89
Epiphysenfuge 38 ff.
Erbsenbein 234 f.
Eversion 32 f.
Extension 32 f.
Extrinsische Muskeln 378 f.
Exzentrische Muskelkontraktion 96 f.

F

Fascia lata 260
Faserknorpel 44 f.
Faszie 28
Faszikel 88
Feedback 144
Feed-forward 144
Femur 16 f., 20, 256 f., 270 f.
Fersenbein 286 f.
Fibula 16 f., 256 f., 271
Fiederung 82
Fingerknochen 242 f., 256
Fingerstrecker 246
 langer 290 f.
 kurzer 24 f., 260 f., 290 f.
Flexion 32 f., 71
Foramen magnum 120, 320 f.
Fossa 208 f.
Fossa intercondylaris femoris 270
Fußauftritt 394 ff.
Fußwurzel 256 f., 286
Fuß
 Bänder und Sehnen 288 f.
 Bewegung 400 ff.
 Knochen 16, 286 f.
 Muskeln 290 ff.

G

Gamma-Motoneuronen 146
Gang 390 ff., 393 ff.

Gehirnerschütterung 338 ff.
Gehirn
  Basalganglien 162, 163
  Kortex 158, 161
  Lappen 118
  Regionen nach Funktion 119
  Retikulärformation 164 f.
  Rinde 158, 161
  Übersicht 116 f.
Gelenkbänder 54, 236, 244, 250
Gelenke
  Beweglichkeit 70 f.
  Echte 54 f., 58 ff.
  Rezeptoren 14, 149
  Typen 54 ff.
  Verletzungen 74 f.
Gelenkkapsel 54
Gerader Bauchmuskel 22 f., 380 f.
Gerader Schenkelmuskel 24 f., 260, 266, 274 f., 296
Gesäß 26, 258
Geschwindigkeit 198
Gesichtsmuskeln 326 ff., 329
Gewicht und Kraft 181
Glatter Muskel 42 f., 79
Gleichgewicht 188 f.
Gleichgewichtsorgan 166 f.

Gomphose 56
Graue Substanz 120 f., 160
Großer Gesäßmuskel 26, 27, 260, 261, 268, 269, 294, 296
Großer Jochbeinmuskel 29, 326
Großer Lendenmuskel 266, 382 f.
Großer Rückenmuskel 26 f., 222 f., 250, 310 f., 356, 379
Großer Rundmuskel 223, 250
Großer Schenkelanzieher 24 f., 258 f., 261, 266 f.
Großes Hinterhauptloch 120, 320 f.
Großes Vieleckbein 234, 235
Großhirn 116 f.
Großzehenbeuger 292
Gyri 117 f., 158

H

Hakenarmmuskel 222
Hakenbein 234 f.
Hakenfortsatz 74, 227, 241
Halbsehnenmuskel 26 f., 260 f., 268 f., 276 f.

Hals 322 ff.
  Muskeln 332 ff.
Halsschlagader
Handgelenk
  Bänder und Sehnen 236 237
  Knochen 234, 325
  Muskeln 238 ff.
Handwurzelknochen 234
Hand
  Bänder und Sehnen 244 f.
  Knochen 242 f.
  Muskeln 246 ff.
Haut 50, 51
Hebel 72 f., 190, 193
Hebelarm 182 f.
Herzmuskel 42 f., 78 f.
Hinterer Sägemuskel 310 f., 358
Hinterhorn 120
Hirnrinde 116, 119, 158 ff.
Hüftadduktoren 258 f.
Hüftgelenk 60
  Bänder 264 f.
  Knochen 262 f.
  Muskeln 266 ff.
Humerus 208 f., 216 f., 226
Hyaliner Knorpel 44 f., 56 f., 62
Hypermobilität 74

I

Iliosakralgelenk 20, 302, 370 f.
Impuls 196 f.
Incisura trochlearis 210 f., 226
Infantile Zerebralparese (CP) 170 f.
Innenknöchel 278 f.
Innerer Hüftlochmuskel 258, 268
Innerer Schenkelmuskel 24 f., 260, 274 ff.
Innerer schräger Bauchmuskel 380 f.
Interkarpalgelenke 234
Interneuronen 48, 150
Intrinsische Muskeln 26, 378 f.
Inversion 32 f.
Ionenkanäle 130 f.
Isometrische Muskelkontraktion 96 f., 104

K

Karpalband 238, 240
Karpometakarpalgelenk 242 ff.
Kernmuskulatur 386 f.
Kiefermuskulatur 330 f.
Kilopascal (kPa) 184
Kinematik 176
Kinetik 176
Kleiner Gesäßmuskel 268 f.
Kleiner Rundmuskel 224 f., 252
Kleines Vieleckbein 234 f.
Kleinfingerstrecker 245 f.
Kleinhirn 116 f.
Kleinhirnseitenstrangbahn 132
Kleinmolekulare Neurotransmitter 128
Knieaußenband 66 f., 272 f.
Knieband 273
Knieinnenband 66 f.
Kniekehlenmuskel 276
Kniescheibe 270
Knie
 Bänder 66 f., 272, 273
 Beweglichkeit 70 f.
 Knochen 270 f.
 Mechanorezeptoren 148
 Muskeln 274, 277
 Patellarsehnenreflex 150 f.
 Struktur 62 f.
 Winkel beim Gehen 404 f.
Knochenhaut 38 f.
Knochenmark 38 f.
Knochennähte 56
Knochen
 Aufbau 38 f.
 Skelett 14 ff.
Knorpel 44 f.
Knorpelgelenke 56
Knorpellippe 252
 Riss der 252 f.
Konvergenz 143
Konzentrische Muskelkontraktion 94 f., 104
Kopfbein 234 f.
Kopfnicker 22 f., 332 ff.
Körperbewegungen 32 f.
Körperfernes Speichen-Ellen-Gelenk 234
Körperregionen 30 f.
Kortex 116, 119, 158 f., 160, 161
Kraft 176, 180, 183
 und Geschwindigkeit 104 f.
Kreuzband 66 f., 272 f.
Kugelgelenke 60 f.
Kurzer Handstrecker 231, 240
Kurzer Schenkelanzieher 24, 258 f., 266 f.
Kurzer Wadenbeinmuskel 282, 283
Kurzer Zehenbeuger 292 f.
Kyphose 20, 303

L

Langer Großzehenbeuger 292 f., 296
Langer Großzehenstrecker 24 f., 260, 290 f.
Langer Handstrecker 238, 240
Langer Schenkelanzieher 24 f., 258 f., 261, 266 f.
Langer Wadenbeinmuskel 282 f.
Langer Zehenbeuger 285, 292
Laufen 392 f.
  barfuß 408 ff.
  bergauf und bergab 406 f.
Lederhaut 50 f.
Ligamentum acromioclaviculare 220 f.
L. anulare radii 228 f.
L. calcaneofibulare 280 f.
L. calcaneonaviculare plantare 288 f.
L. collaterale carpi radiale 236
L. collaterale carpi ulnare 236
L. collaterale radiale 228 f.
L. collaterale tibiale 66 f., 272 f.
L. collaterale ulnare 228, 252
L. coracoacromiale 220 f.
L. coracoclaviculare 220 f.
L. coracohumerale 221
L. costoclaviculare 220
L. deltoideum 279 f.
L. fibulare collaterale 66 f., 272 f.
L. glenohumeralia 221
L. iliofemorale 264 f.
L. interclaviculare 220
L. patellae 273
L. popliteum arcuatum 272
L. radiocarpale dorsale 236
L. talocalcaneum interosseum 288 f.
L. talofibulare anterius und *posterius* 280 f.
L. ulnocarpale palmare 236
Lordose 20, 303
Luftwiderstand 180 f.

M

Malleolus lateralis 278 f.
Malleolus medialis 278 f.
Massenmittelpunkt 186 ff., 194
Masse und Kraft 181
Mechanischer Vorteil (MV) 190
Mechanorezeptoren des Gelenks 148
Membrana interossea cruris 56 f.
Meningen 112, 121
Mitochondrien 90, 92, 100 f.
Mittelfußknochen 256 f., 286 f.
Mittelhandknochen 242 f.
Mittlerer Gesäßmuskel 268 f., 294
Mittlerer Schenkelmuskel 24, 259, 274 f.
Mondbein 234 f.
Motorische Bahnens 132 f.
Musculus adductor brevis 24, 258 f., 266 f.
M. adductor longus 24 f., 258 f., 261, 266 f.
M. adductor magnus 24 f., 258 f., 261, 266 f.
M. anconeus 232, 241
M. biceps brachii 28 f., 82, 212 ff., 222 f., 230 f., 233
M. biceps femoris 26 f., 260 f., 268 f., 276 f., 294
M. brachialis 28 f., 212 f., 215, 230 f., 233
M. brachioradialis 29, 230 f., 233

M. coracobrachialis 222
M. deltoideus 28 f., 214 f., 224 f., 250
M. erector spinae 26, 334, 379
M. extensor carpi radialis brevis 231, 240
M. extensor carpi radialis longus 238, 240
M. extensor digiti minimi 245 f.
M. extensor digitorum 246
brevis 24 f., 260 f., 290 f.
longus 290 f.
M. extensor hallucis longus 24 f., 260, 290 f.
M. extensor indicis 246
M. flexor carpi radialis 212 f., 215, 233, 238 f.
M. flexor carpi ulnaris 27, 212 f., 215, 233, 238 f.
M. flexor digiti minimi brevis 248, 292 f.
M. flexor digitorum brevis 292 f.
M. flexor digitorum longus 285, 292
M. flexor digitorum profundus 248
M. flexor digitorum superficialis 248
M. flexor hallucis brevis 292

M. flexor hallucis longus 292 f., 296
M. flexor pollicis longus 248
M. gastrocnemius 25 ff., 260 f., 276, 284 f., 294, 296
M. gemellus inferior und superior 258 f., 268 f.
M. gluteus maximus 26 f., 260 f., 268 f., 294, 296
M gluteus medius 268 f., 294
M. gluteus minimus 268 f.
M. gracilis 24 f., 258 f.
M. infraspinatus 224, 250, 252
M. latissimus dorsi 26 f., 222 f., 250, 310 f., 356, 379
M. levator ani 384 f.
M. levator scapulae 310 f.
M. obliquus externus abdominis 380 f.
M. obliquus internus abdomini 380 f.
M. obturator externus 268
M. obturator internus 258, 268
M. palmaris longus 212, 238 f.
M. pectineus 24 f., 258 ff., 266 f.
M. peroneus brevis 282 f.

M. peroneus longus 282 f.
M. peroneus tertius 260, 282 f.
M. piriformis 258 f., 268
M. popliteus 276
M. pronator quadratus 237 f.
M. pronator teres 230, 233
M. psoas major 266, 382 f.
M. quadratus lumborum 382
M. quadriceps femoris 24, 258, 260 f., 274
M. rectus abdominis 22 f., 380 f.
M. rectus femoris 24 f., 260, 266, 274 f., 296
M. sartorius 24 f., 260, 266, 296
M. semimembranosus 26 f., 260 f., 268 f., 276 f., 294
M. semitendinosus 26 f., 260 f., 268 f., 276 f.
M. serratus anterior 222, 250, 356
M. serratus posterior 310 f., 358
M. soleus 26 f., 258 f., 284, 294
M. splenius 310, 334
M. sternocleidomastoideus 22 f., 332 ff.

M. subscapularis 218, 224, 250
M. supinator 232, 239
M. supraspinatus 224 f., 252
M. teres major 223, 250
M. teres minor 224 f., 252
M. tibialis anterior 24 f., 260 f., 282 f., 296
M. transversus abdominis 380 f.
M. trapezius 26, 222 f., 250, 310 f., 334 f., 354 f.
M. triceps brachii 28 f., 212, 214, 224 f., 232 f.
M. vastus intermedius 24, 259, 274 f.
M. vastus lateralis 24 f., 260, 274 f., 294
M. vastus medialis 24 f., 260, 274 ff.
M. zygomaticus major 29, 326
Musculi intercostales 358 f.
M. interossei dorsales 246 f.
M. levatores costarum 358
M. lumbricales pedis 247 ff., 290, 293
M. rhomboidei 310, 355 f.
M. scaleni 332 f.
M. subcostali 358
Muskelfasern 80
Muskelhypertrophie 100 f., 252
Muskelspindel 146 f.
Muskulatur 22 ff.
Myelin 126 f.
Myofibrille 88 f., 100
Myosin 42, 80, 88 f., 96, 98, 104
Myotom 124
Myozyten 80

N

Nervengeflecht 122
Nervengewebe 48 f.
Nervensystem
  Aufbau 112 f.
  sensorische Bahnen 142 f.
  sensorische und motorische Bahnen 132 f.
  Überblick 110 f.
Nervenzelle 48, 126 f., 132
Nervus musculocutaneous 124
Neuroaktive Peptide 128
Neuroglia 48, 136
Neuron 48, 126 f., 132
Neurotransmitter 128, 129
Newton (N) 176
Newtonsche Gesetze 177 ff.
Nissl-Schollen 126
Normalbereiche und -werte 414, 416 ff.
Nucleus caudatus 162 f.
Nucleus subthalamicus 162 f.

O

Oberarmknochen 208 f., 216 f., 226
Oberarmmuskel 28 f., 212 f., 215, 230 f., 233
Oberarm-Speichenmuskel 29, 230 f., 233
Oberes Kopfgelenk 324
Oberflächlicher Fingerbeuger 248
Obergrätenmuskel 224 f., 252
Oberhaut 50 f.
Oberschenkelflexoren 26, 260, 268 f., 276 f., 294, 296
  Verletzungen der 200 ff.
Oberschenkelknochen 16 f., 20, 256 f., 270 f.
Ohr *siehe* Vestibularorgan
Olecranon 74, 227, 241
Os capitate 234 f.
Os hamatum 234 f.
Os ilium 16 f., 262, 265, 372, 374 f.
Os ischii 16 f., 262, 376

Os lunatum 234 f.
Os pisiforme 234 f.
Os pubis 16, 262, 377
Osteoblasten 40
Osteoklasten 40
Osteoporose 40, 44
Osteozyten 40
Os trapezium 234 f.
Os trapezoideum 234 f.
Ossa cuneiformia 286 f.
Ossa metacarpalia 242 f.
Ossa metatarsalia 256 f., 286 f.
Ossa tarsalia 256 f., 286

P
Pallidum 162
Parasympathicus 114 f.
Pascal (Pa) 184
Periost 38 f.
Peripheres Nevensystem (PNS) 48, 112, 134
Pfannenband 288 f.
Pia mater 112, 121
Plantarflexion 32 f.
Plattsehnenmuskel 26 f., 260 f., 268 f., 276 f., 294
Processus coracoideus 218 f.
Pronation 32 f.
Propriozeption 144 ff.
Putamen 162 f.

Q
Quadratischer Einwärtsdreher 237, 238
Quadrizeps 24, 258, 260 f., 274
Querer Bauchmuskel 380 f.

R
Radfahren 294 ff.
Radialer Handbeuger 212 f., 215, 233, 238 f.
Radiu 210 f., 227
Rami 122
Rautenmuskeln 310, 355 f.
Reflexe 150 f.
Reibung 181
Retikulärformation 164 f.
Retinaculum extensorum 240 f.
Retinaculum flexorum 238, 240
Riemenmuskel 310, 334
Rippen 14, 348 f.
Rippengelenk 302
Rippenhalter 332 f.
Rippenheber 358
Rotatorenmanschette 224 f., 252
Rückenmuskeln 310 f., 378 f.
Rückenstrecker 26, 334, 379
Runder Einwärtsdreher 230, 233

S
Sarkomer 42, 80, 88 f., 96, 98
Sarkoplasmatisches Retikulum 80 f., 88 f.
Sattelgelenk 58 f.
Schädel 14, 316 ff.
Schädigungen und Krankheiten der Neven 168 f., 1270 f.
Schambein 16, 262, 377
Scharniergelenk 60 f.
Schienbein 16 f., 20, 256 f., 270 f.
Schienbein 16 f., 256 f., 271
Schlanker Muskel 24 f., 258 f.
Schlüsselbein 216, 352 f.
Schneidermuskel 24 f., 260, 266, 296
Schollenmuskel 26 f., 258 f., 284, 294
Schulterblatt 18 f., 216 ff., 350 f.
Schulterblattheber 310 f.

Schultergürtel 18, 216, 223, 350 f.
Schulter
  Bänder und Sehnen 220 f.
  Knochen 216, 219
  Muskeln 222, 225
Schweifkern 162 f.
Schwerkraft 180 f.
  Massenmittelpunkt 186 ff., 194, 392
Sehne 46 f.
Sehnenscheide 236
Sehnenspindel 146 ff.
Sensorische Nervenbahnen 132 f., 142 f.
Sinne 140 ff.
  Rehabilitation des Sinnessystems 152 ff.
Sinus 318
Sitzbein 16 f., 262, 376
Skalar 198 f.
Skelett 14 ff.
Skelettmuskeln 22, 42 f.
  exzentrische Kontraktion 96 f.
  Fasereigenschaften 92 f.
  Faserstruktur 80 f.
  Fasertypen 90 f.
  Gewebe 78 f.
  Isometrische Kontraktion 96 f., 104
  konzentrische Kontraktion 94 f., 104
  Kraft und Geschwindigkeit 104 f.
  Muskeltypen 82 ff.
  Struktur 86 ff.
  Verhältnis von Länge zu Spannung 98
SLAP-Riss 252 f.
Speiche 210 f., 227
Speichenband 228 f.
Speichenringband 228 f.
Spinalnerven 120, 122 ff.
Spinngewebshaut 112
Sprungbein 20, 256 f., 278 f., 286 f.
Sprunggelenk
  Bänder und Sehnen 280 f.
  Bewegung 32
  Knochen 278 f.
  Muskeln 282 ff.
  Verstauchung 145, 149, 152 ff.
Starke Wechselwirkung 180
Sternum 14, 216 f., 350 f.
Streckseitige Zwischenknochenmuskeln 246, 247
Streifenkörper 162
Striatum 162
Subintima 62
Substantia nigra 162 f.
Sulci 117 f., 158
Supination 32 f.
Suturen 56
Sympathikus 114 f.
Symphyse 56
Synapse 130
Synapsenvesikel 128 f.
Synchondrose 56
Syndesmose 56

T

Talus 20, 256 f., 278 f., 286 f.
Tempo 198
  und Kraft 104 f.
Thalamus 162
Tibia 16 f., 20, 256 f., 270 f.
Tiefensensibilität 144 ff.
Tiefer Fingerbeuger 248
Titin 88
Tractus iliotibialis 260 f.
Tractus spinocerebellaris 132
Training und Detraining 100 ff.
Trapezmuskel 26, 222 f., 250, 310 f., 334 f., 354 f.
Treppenmuskeln 332, 333
Trizeps 28 f., 212, 214, 224 f., 232 f.

Trochlea humeri 226 f.
Tuberositas deltoidea 208 f.

U
Ulna 210 f., 226 f.
Ulnarer Handbeuger 27, 212 f., 215, 233, 238 f.
Unteres Kopfgelenk 324 f.
Unterrippenmuskel 358
Unterschulterblattmuskel 218, 224, 250
Unterstützungsfläche 186 ff.
Untergrätenmuskel 224, 250, 252

V
Vater-Pacini-Körperchen 140, 148
Vegetatives Nervensystem (VNS) 112, 114 f.
Vektor 198 f.
Vestibularorgan 166 f.
Viereckiger Lendenmuskel 382
Vierköpfiger Schenkelstrecker 24, 258, 260 f., 274
Vorderer Sägemuskel 222, 250, 356
Vorderhorn 120

W
Weiße Substanz 120 f., 160
Widerstandstraining 100 f.
Wirbel 304 f.
  Brustwirbel 18, 344 ff.
  Halswirbel 18, 307, 322 f.
  Lendenwirbel 18, 307, 368 f.
Wirbelsäule
  Abschnitte 306 f.
  Bänder 302
  Biegung 20, 303
  Rückenmark 120 f.
  Übersicht 300 ff.
  Verletzungen 134 ff., 312 f.
Wurfbewegung 250 ff.
Würfelbeine 286 f.
Wurmförmige Fußmuskeln 247 ff., 290, 293

Z
Zehenknochen 257, 286 f.
Zeigefingerstrecker 246
Zentralnervensystem (ZNS) 48, 112, 134
Zirkumduktion 32 f.
Zweiköpfiger Muskel 85
Zweiköpfiger Oberschenkelmuskel 26 f., 260 f., 268 f., 276 f., 294
Zwerchfell 362 f.
Zwillingsmuskel (oberer, unterer) 258 f., 268 f.
Zwillingswadenmuskel 25 ff., 260 f., 276, 284 f., 294, 296
Zwischenrippenmuskeln 358 f.

Danksagung

Der Herausgeber möchte sich herzlich bei den Autoren bedanken: Elaine Mullally MSc BSc (Hons) FHEA GSR, Senior Lecturer in Sportrehabilitation an der *St. Mary's University*, UK (Kapitel 6, 8, 12, 13 und 15); Oliver Blenkinsop BSc GSR MSc AT, Dozent für Sportrehabilitation an der *St. Mary's University*, UK (Kapitel 5, 8, 12 und 13); Nic Perrem, Dozent für Sportrehabilitation an der *St. Mary's University*, UK (Kapitel 7, 8 und 12–14); Dr. Michael Baker PhD ESSAM AES AEP, Senior Lecturer, *School of Exercise Science* der *Australian Catholic University* (Kapitel 1–4, 9 und 10).